朱良春 审

陈党红 著

# 朱良春

## 疑难杂症辨治薪传实录

U0235548

人民卫生出版社

**图书在版编目（CIP）数据**

朱良春疑难杂症辨治薪传实录/陈党红著. —北京：人民卫生出版社，2020

ISBN 978-7-117-29877-3

Ⅰ. ①朱… Ⅱ. ①陈… Ⅲ. ①疑难病-医案-汇编-中国-现代 Ⅳ. ①R249.7

中国版本图书馆CIP数据核字（2020）第038429号

| 人卫智网 | www.ipmph.com | 医学教育、学术、考试、健康，购书智慧智能综合服务平台 |
| 人卫官网 | www.pmph.com | 人卫官方资讯发布平台 |

**朱良春疑难杂症辨治薪传实录**

著　　者：陈党红
出版发行：人民卫生出版社（中继线 010-59780011）
地　　址：北京市朝阳区潘家园南里 19 号
邮　　编：100021
E - mail：pmph @ pmph.com
购书热线：010-59787592　010-59787584　010-65264830
印　　刷：北京铭成印刷有限公司
经　　销：新华书店
开　　本：710×1000　1/16　印张：19
字　　数：292 千字
版　　次：2020 年 5 月第 1 版　2023 年 12 月第 1 版第 2 次印刷
标准书号：ISBN 978-7-117-29877-3
定　　价：56.00 元

打击盗版举报电话：010-59787491　E-mail：WQ @ pmph.com
质量问题联系电话：010-59787234　E-mail：zhiliang @ pmph.com

## 内容提要

　　本书源于笔者随侍国医大师朱良春临证过程中的所学、所思、所得，包括验案实录、诊治思路、跟诊体会、朱师经验四部分。笔者分享了朱老临床诊治疑难杂症精彩案例，还精选了朱老指导其传承人诊治患者的医案实录。书中"朱师经验"整理了朱老治疗相关疾病的辨治思路及用药特色，值得读者细细揣摩；"方药治验"总结归纳了朱老治疗疑难杂症的遣方用药经验，可供读者学习应用。本书适合中医临床医师阅读参考。

# 记恩师朱良春

2011年3月，笔者如愿以偿拜朱良春先生为师，进行了两年的脱产跟师学习。

古之学者必有师，"师者，所以传道授业解惑者也"。先生对中医经典理论的透彻领悟、临证拓展和颇多创见，解除了笔者学业上的诸多困惑。其治学严谨、质朴随和、风趣幽默和对弟子拳拳爱护之心也给我留下了深刻的印象，正是"有缘结得师徒情，授业解惑沐春风，常忆慈蔼温文在，时时感怀念心中"。

## 一、授业解惑，醍醐灌顶

先生做事非常认真，拜师第二天就与我详细认真地讨论学习计划，按照医院的要求和他的想法，一条一条地核对，一条一条地落实，指出哪些能实现，哪些实现的难度比较大，怎么学习和掌握才是比较好的途径，等等。

侍师临证时，先生每每对辨证要点、关键用药多加指点。诊余则传道讲学，辨病辨证相结合，从常用药心法再到"专病专药"特殊用法，等等。结合医史、医案、医话的各个方面，娓娓道来，悉心传授。有时先生怕我理解不了、听不明白，用笔写下，嘱我好好领悟。先生善纳百家之长，每讲起其他流派的学术思想时不忘嘱咐我：这些流派各有所长，他们都是下了一番苦功夫的，要善学其所长，不可先入为主而有偏见之心，不可囿于一家之言……先生常举叶天士先后拜师17人，兼收并蓄，终成大家的佳话，鼓励学生摒弃门派之见，博采众长。

先生强调，振兴中医必须思维回归中医，坚持中医理念，以中医经典、中医基础理论为指导,经典著作饱含中医的精华,尤其是《黄帝内经》《伤寒杂病论》等经典,必须下大功夫深入学习。在先生指导下,我对经典理论进行重新学习,按照先生"学习《内经》,要形成经文、临证、思考三位一体的方式",通过较为深入细致的思考,渐悟其中奥义,并深深体会到先生深厚的经典理论和广博的临证经验相结合而形成独特的学术体系。有感于此,我萌发了从中医经典理论角度思考和整理先生医案的想法,并获得先生的首肯。

### 二、洞察本源,"持重""应机"

先生是张仲景所倡导的"勤求古训,博采众方"的忠实践行者,宗章次公先生"发皇古义,融会新知"之旨,博极医源,精勤不倦,善汲取百家之长、触类旁通,不执寒温之说、不争经方时方之论,唯抓住根本病机而适宜变通。临证又善于采纳现代医学之检测手段,弥补中医四诊细微之不足。他在国内较早提出辨证与辨病相结合的主张,认为辨证论治是中医的精髓和特色所在,辨证是绝对的,辨病是相对的,应发挥中、西医各自所长,宏观与微观相参,使治疗更具针对性,有利于提高疗效。正是先生兼收并蓄,澄心静思,始能汲取诸家之长,并从其中脱化出来,形成自己鲜明的辨证论治风格。

先生长于辨治疑难危重之病,认为疑难病之所以"疑难",在于辨证之"疑"、论治之"难",既要辨识何邪为患、邪之深浅,又要了然正气虚实、预后之转归,故辨治疑难病、慢性病强调"持重"和"应机"。所谓"持重",即辨证既明、用药宜专;所谓"应机",就是症情既变,立法用药亦随之调整。在长期实践中,先生深入研究了疑难杂症、慢性病的辨治,概括其病理特点为"虚""痰""瘀",提出"怪病多由痰作祟,顽疾必兼痰和瘀",并以"久病多虚,久病多瘀,久病入络,久必及肾"对其病机转归进行高度概括,在此基础上提出"上下不一应从下,表里不一当从里"的原则,倡"百病不治,求治于肾"。例如辨治痹证,先生认为,本病虽由"风寒湿三气杂至,合而为痹",既然是"杂至",就有先后、轻重之分,更有化热、血瘀和肾精亏虚的重要因素。若只着眼于关节红肿痛热等"表象",采用祛风、散寒、除湿、清热,而忽视深伏诸邪及肾督亏虚,治疗很难取得好的效果。先生深赞张景岳"善补阳者,必于阴中求阳,则阳得阴助而生化无穷;善补阴者,当于阳中求阴,则阴得阳升而源泉不竭"的观点,提倡燮理阴阳辨治疑难杂症,立"益肾蠲痹,通络止痛"法,先后创制"益肾蠲痹丸""浓缩益肾蠲痹丸""痹通汤""培补肾阳汤"等,灵活施用于痹证各期及各种慢性病、疑难杂症。据统计,经用先生所创"益肾壮督,蠲痹通络"治法的痹证患者,取效明显,尤其对大偻患者,HLA-B27转阴率高达36.3%。先生多次指出"世上只有'不知'之症,没有'不治'之症",其要在洞察本源,分清疾病的阴阳逆从、标本之道,进而先发制病和截断、扭转病势。

先生师古但不泥古,屡有创新,如"痛风"病,医家多归于"痹证"范畴加以辨治。先生指出此为"痰湿阻滞于血脉之中难以泄化,与血相结而为浊瘀,滞留于经脉,则骨节肿痛、结节畸形,甚则溃破,渗溢脂膏;或郁闭化热,聚而成毒,损及脾肾",指出"凡此皆浊瘀内阻使然,实非风邪作祟",创"浊瘀痹"病名,创制了固护两本、泄化浊毒之则。其内涵深刻,见解独到,具有很强的临床指导意义。笔者跟师侍诊,亲见多例痛风、痛风性关节炎患者取效明显,部分患者甚至痛风石软化变小,直到完全消失,效果之神奇,令人慨叹。

### 三、重剂沉疴,巧妙配伍

先生深知药物剂量始终是限制临床医师的一大关口,古人有"药不瞑眩,厥疾不瘳"之说,《景岳全书》曰:"治病用药,本贵精专,尤宜勇敢……但用一味为君,二三味为佐使,大剂进之,多多益善。夫用多之道何在?在乎必赖其力,而料无害者,即放胆用之"。然而,按照目前《中华人民共和国药典》规定的剂量治疗,很多大病、重病难以取效,故先生采取多种性味归经相同的药物合用,以弥补剂量不足的缺点,实是不得已而为之。同时,先生指出,取效关键,不唯剂量一端,药物配伍亦甚为重要。要它发挥新的作用或特定的疗效,就必须突破常规剂量和巧妙配伍。侍师临证及整理医案过程中,先生或系统阐述,或言简意赅,直指病机核心;施药用量当大则量大,久病迁延则轻剂缓图;对于辨治过程出现的变化,先分析其机制后加以微调,恰当配伍,取"四两拨千斤"之效。如案例中辨治脾肾亏虚之申某案,患者服药后在怯冷、关节疼痛好转同时出现口腔溃疡等症状,先生指出"此虚火也,不可因其口腔溃疡误用清寒之剂,当引火下行,同时益火之源以育阴潜阳",原方加以甘杞子10g,3剂后患者口腔溃疡即解,如此等等。

长期临证实践中,先生创制了多个配伍巧妙的药对。例如,治疗痹证疼痛的全蝎、蜈蚣,治疗肝硬化腹水的楮实子、菴蕳子;治疗"僵肿"的炮山甲、蟑螂虫等;肾精亏虚者,则多以淫羊藿、地黄配伍,或补骨脂、骨碎补、鹿角片、生黄芪。

对于单味药,先生亦体会甚多。如甘杞子,量用至60g,则有止血之效。凡齿宣、鼻出血及皮下出血(血小板减少性紫癜等),连服3~5天即有效,用量小于45g则无效。益母草小量(10~15g)作用是调经活血,大量(60~75g)则能利水消肿、平冲降逆。苍耳草苦辛而温,祛风化湿,小剂量治头风鼻渊、痹痛及疮肿癣疥,大剂量能治麻风病(960g/d)及结核性脓胸(210g/d),等等。先生长期临证,用药经验甚为丰厚,多有著述。

更为重要的是,先生对虫类药进行了深入研究,上自《神农本草经》,下至诸家,无不精研,结合临床实际总结、归纳、分类,开创了虫类药应用的新篇章;尤其对于疑难重症,巧妙配伍虫类药取得单纯草木药物所不能达到的效果。其所主编《朱良春虫类药的应用》一版再版,受益者众。


### 四、慈蔼垂顾,润物无声

先生特别为别人着想,事无巨细,考虑周详。笔者初到南通,人生地不熟,先生多次过问我在南通的生活,住宿、吃饭、交通等方方面面,嘱咐各种事项。跟诊结束,先生亲自讲小课,讲解中医理论的知识框架、各种药物临床应用、中医各家学术流派特点,讲解各方面的知识,从从容容,安静慈祥。有时候师生谈得开心了他会畅快地笑起来,如沐春风。这就是先生给我的感受。他是学富五车的中医大家,更是一位智者。

先生学风踏实、文风朴实,工作非常严谨,修复任何文件时,都要字字句句去读。整理医案过程中,先生连标点符号都要核对,修改不合适时自己还要用涂改液修复,从不假他人之手。笔者整理出来的案例均由先生亲自过目,后因先生身体欠安,不能一一批阅,却一直惦记着病案整理进度。

2015年12月14日,突闻先生离世,我震惊异常!想起先生高年之际收我为徒,亲自带教,传道讲学;想起先生对弟子的关心爱护;想起先生悉心传授的一幕幕,仿佛就在昨天。如今竟天人永隔,再也看不到先生慈祥的面容,再也听不到先生谆谆教诲……回首往昔,不觉悲从中来,天涯海角有尽处,唯有师恩无穷期!

先生为中医而生,见证了中医中药发展的艰辛历程,传承、守候了中医中药的火种,是伟大的人道主义者!他心似佛而术似仙,永远值得后辈敬重!而今先生离世,传承工作时不我待,我辈会按照先生的教诲勤于临床、深研经典,真正以经典理论为指导,用心体察临证,不断总结和提高,不负先生教诲!

# 前　言

　　"经典是基础,师传是关键,实践是根本",这是国医大师朱良春先生对中医药传承的肺腑之言。为了更好地继承名老中医的学术及临床经验,在国医大师邓铁涛先生、朱良春先生和其他全国名老中医的大力支持下,自2001年始,广东省中医院开全国之先河,邀请全国名老中医来广东省中医院带徒授业,发展培养了一大批中坚力量和铁杆中医。笔者作为青年中医师有幸被选拔出来,于2011年3月拜朱良春先生为师,进行了两年的脱产跟师学习,收获良多。

　　学习期间笔者按照医院和先生的要求学习,通过跟师门诊、病房查房、疑难病例讨论、讲小课、参加学术交流等方式,对先生的学术思想体系和临证经验进行系统学习,如实记录了先生及其学术继承人辨治各种疑难重病如各种痹证、大偻、肿瘤、皮肤病等的临证思想和用药特点,对每一个案例进行总体回顾性分析,指出相关用药重点,着重讲述学习体会,力求原貌呈现诊治过程。在整理病案的过程中尤其重视结合《黄帝内经》等经典理论去理解和阐释,在加深对经典理论认识的同时,也对先生的学术思想体系日渐明晰,深深体会到先生深厚的经典理论和广博的临证经验相结合所形成独特的学术思想,而先生的过人胆识和独到的用药经验以及毫无保留的传授,更给笔者留下难以磨灭的印象。兹将所整理医案公布于众,践行朱师"经验不保守,知识不带走"的教导。

　　《朱良春疑难杂症辨治薪传实录》是《朱良春治痹薪传实录》的姊妹篇。全书主要通过验案实录、诊疗思路、跟诊体会、朱师经验等方面介绍笔者跟师学习时的临证所学、所思、所得。同时,书中总结归纳了先生治疗以肿瘤为代表的各种疑难杂症的遣方用药经验,便于读者学习参考。

　　在跟师学习及整理医案的过程中,深受朱家诸位师兄师姐之恩。感谢朱婉华院长、朱胜华院长、朱剑萍所长对我临证学习、收集资料的认真指导,以及对我个人生活的诸多关照;感谢南通大学附属医院朱建华教授在临证方面毫无保留的指导;感谢朱家诸位师姐师兄的指导和帮助!感谢吕玉波院长、陈达灿院长不辞辛劳送我前来,又亲自接我回去!感谢杨志敏院长百忙中多次电话关心!感谢背后默默支持我的家人和朋友。

　　因笔者学识所限,对病案整理分析有失全面,若有偏差之处,恳请各位同道批评指正。

# 目 录

## 验案实录

## 方 药 治 验

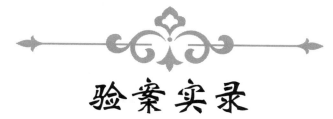

# 验案实录

肿瘤

神经系统疾病

皮肤病

免疫性疾病

心肺病

肾病

脾胃病

妇科病

杂病

# 肿 瘤

## 脑 肿 瘤

### 案1 朱良春教授辨治髓母细胞瘤——癌毒内侵,正虚邪恋证

钱某,女,16岁,上海市。2010年3月27日初诊。

主诉:走路不稳3年余。

患者于3年前因步态不稳,至上海某医院检查,MRI示:脊髓腰椎膨大。专家会诊考虑为"髓内星形细胞瘤"。2008年7月至今在云南某医院行中医药治疗,服虫类药(具体成分不详)治疗。2008-2009年上半年行走稍改善,大便正常,胃口好转,后改用复方伸筋草、自制胶囊等治疗,效果平平。2009年下半年大便再次不正常,同时出现左腿无力,2009年底行腰椎MRI检查,提示髓内肿瘤有所增长。(以上为患者家属自诉)间断服用各种药物治疗,一直未能控制。来诊症见:精神、食欲尚可,行走尚可,左腿跛行,左腿稍有麻木感,口干,大便3~4日1次,入睡较慢。苔薄白,脉弦细。

既往史:2001年6月因"低热20余天",住院治疗7天(抗生素、激素等治疗),虽热退,但发热原因一直未明。出院后大便失常,胃口不佳。口服中药3年。2006-2007年发现走路异常,多方求医。

中医诊断:痿证(癌毒内侵、正虚邪恋);西医诊断:髓母细胞瘤。

治法:扶正荡邪。

初诊处理:①脑胶质瘤方加生半夏15g(生姜3片,先煎30分钟),炮山甲10g,鸡内金10g,生地黄20g,麦冬15g,蜈蚣8g,生薏苡仁30g,蕲蛇粉4g(分吞),川石斛15g,全瓜蒌20g。20剂。②金龙胶囊,每粒0.25g,每次4粒,每日3次,口服。③协定5号,每次3g,每日2次,口服。④通便胶囊,每粒0.3g,每

晚服1次,每次服0.9g。

二诊:患者药后精神较振,眠佳,行走仍不稳,大便改善,1~2天一行,小便调,苔薄白脉稍弦。原法继治。处理:上方加肿节风30g,30剂。中成药同前。

三诊:患者药后症情改善,行走较前稍有改善,但行走较长时间即不稳,近几日感冒后咽痛,余无不适。大便1~2日一行,苔薄黄质红,脉稍弦。查体:咽部充血,余同前。原法继进。处理:上方加伸筋草30g,猫人参30g,僵蚕12g,决明子20g,金荞麦30g。30剂。中成药同前。

四诊:患者药后症情稍有改善,行走较前稍稳,但行走欠利,乏力感时轻时重,大便正常,日一行,眠佳。舌红苔薄黄,脉弦。原法继治。处理:守上治疗方案。建议住院治疗。

五诊:患者药后精神好,行走较前稳,无力感减轻,食欲增加,口秽,二便自调,眠可,苔薄质红,脉细小弦。药既奏效,率由旧章。处理:脑胶质瘤方加金荞麦40g,川石斛15g,泽漆15g,炮山甲12g,党参15g,决明子15g,生地黄、熟地黄各15g,蕲蛇粉4g(分吞),赤芍、白芍各15g,蜂房12g,土鳖虫10g,猫人参30g。30剂。中成药同前。

六诊:上方续服至2010年9月28日来诊。患者药后症平,未见明显不适,行走较前稳定,乏力感减轻,纳食可,眠可,二便调,苔薄腻质红,脉细弦。守原方案继进。

七诊:患者药后症平,行走耐力稍增,苔薄根腻,脉细弦。前法继进。处理:上方川石斛改为20g,加甘杞子20g,女贞子20g。45剂。中成药同前。

八诊:患者近症平稳,大便2日一行,纳可眠安,舌淡红苔中根黄腻,脉细弦。复查MRI示:$T_{11}$~$L_1$脊髓内占位,考虑星形细胞瘤可能性大。原法出入。处理:守上治疗方案。

九诊:患者药后症情平稳,行走较前有力、行程较前增加,体质增强,不易感冒,大便1~2日一行,偶有遗尿,纳眠佳,苔薄白脉弦。原法继进。处理:①上方加蜂房10g。45剂。②金龙胶囊,每粒0.25g,每日4粒,每日3次,口服。③协定5号3g,每日2次,口服。

十诊:患者一剂药服2天,病情稳定,今来复诊。刻下:总体情况较前好转,精神可,步态不稳、左下肢乏力,纳眠可,大便2日一行,通畅,小便调,苔薄白根腻,脉沉细。守原法继进。处理:①脑胶质瘤方,加生半夏15g(生姜3片,先煎30分钟),猫爪草20g,肿节风20g,山慈菇15g,泽兰、泽泻各20g,川石斛10g,甘杞子20g,女贞子20g,大黄8g(另包,后下),炮山甲4g(分吞),蕲蛇粉5g(分吞)。60剂。②中成药同前服用。

## 【按语】

此是一例髓母细胞瘤案例,临证取得满意效果。

## 【朱师经验】

朱师辨治肿瘤的学术思想已在多篇论述,本案仅对朱师经验用药做浅析。

朱师治疗该患者,采用少见的以攻逐为先的方药,用生半夏、猫爪草、肿节风、山慈菇、泽兰、泽泻、大黄、猫人参等。

1. **猫人参**　猫人参为毛茛科植物小毛茛的块根,味甘辛,性微温,归肝、肺经,有化痰散结、解毒消肿之效,一般应用于瘰疬痰核、疔疮、蛇虫咬伤。朱师认为,该品味辛,性温散,能化痰浊、消郁结,凡因痰浊瘀滞所致病证,皆可用之。朱师早年以之配牡蛎、夏枯草、守宫、僵蚕、石见穿等治疗腮腺肿瘤患者,效佳。另外,本品对结节性红斑和痰浊阻塞之气管炎,皆有较好疗效。对于有痰浊结块类表现,朱师用之多效。

2. **半夏**　《神农本草经》称半夏味辛,能开结降逆、交通阴阳、和解寒热。朱师多用生半夏治疗皮里膜外之痰核,认为其病顽缠,非生半夏不为功。有人质疑其毒,朱师认为"有故无殒亦无殒"也,若胶固于其所谓"毒性"畏而不用,甚为可惜。

3. **肿节风**　肿节风有祛风除湿、活血散瘀、清热解毒之效,朱师在长期临证中发现,本品因剂量不同功用亦有区别。小剂量(<15g)有扶正作用,而大剂量(>30g)则以清热解毒、散结化瘀为长,多用于免疫性疾病活动期。朱师指出,肿瘤同风湿免疫类疾病有共同的发病机制,正气不足、免疫力低下是本病的根本成因。所以肿节风在治疗肿瘤、风湿类疾病时朱师多用之,考虑当是二者皆能扶正抗邪之故。

4. **金龙胶囊**　该药含守宫、鲜蕲蛇和金钱白花蛇等成分,具有破瘀散结、解郁通络之效。虫类药的应用是一个大的专题,有关著述甚多,在此不一一分述。

### 案2　朱良春教授辨治脑胶质瘤——癌毒内侵,正气大虚证

杨某,男,51岁。2008年7月26日初诊。

主诉:头晕头痛,记忆力减退2个月余。

患者于2个月前开始出现头晕、头痛、记忆力减退等症。入天津某医院查头颅MRI,提示:①双胼胝体压部占位性病变,考虑胶质瘤可能性大;②双侧筛窦、蝶窦异常信号。2个月后行全麻开颅探查并肿瘤切除术,术后病理示:星形-少突胶质细胞瘤,Ⅲ-Ⅳ级。术后化疗3个疗程,化疗结束后继续放疗。后因患者体力不支,精神渐差、脱发、恶心呕吐明显,家属拒绝再次行放化疗,转而求助中医治疗。患者精神倦怠,纳差,失眠、心烦,二便尚调,舌淡苔白,脉不详。复查头颅MRI示:胼胝体压部占位病变术后,X刀术区定位。

既往史:否认高血压、糖尿病、高脂血症等病史,否认家属遗传病史。否认药食过敏。

中医诊断:癌症(癌毒内侵,正气大虚);西医诊断:脑胶质瘤。

治法:扶正祛邪。

初诊处方:①脑胶质瘤方加凤凰衣8g,协定10号方,焦山栀10g,石菖蒲10g,枸杞子、菊花各10g,山慈菇10g,制南星30g,生薏苡仁、熟薏苡仁各30g,车前子10g(包),蜈蚣粉10g。15剂。②金龙胶囊,每粒0.25g,每次4粒,每日3次,口服。③清淡饮食。

二诊:家属代述患者共放疗30余次。而在放疗期间中药汤剂、中成药均未服用。目前患者症状加重,精神不佳,对答不合理,甚至胡言乱语,头痛、头晕头昏、耳鸣,记忆力下降,视力下降,左眼视力缺损;口淡乏味,食纳不佳,口干欲饮,二便尚调;苔薄白,中根部黄腻,脉弦细。半年来体重下降明显;辅助检查:血常规WBC(白细胞计数)4.5×10⁹/L,RBC(红细胞计数)4.08×10¹²/L,HGB(血红蛋白)124g/L,PLT(血小板计数)12 610×10⁹/L,ESR(红细胞沉降率)47mm/L。处理:①上方续服15剂;配合扶正消瘤丸每粒0.3g,每天服3次,每次服1.5g。②协定5号6g,每日2次,口服。③建议患者住院治疗,患者暂不同意。

三诊:患者精神较前明显好转,能对答切题,头痛、头晕头昏减轻,记

忆力有所改善,仍有耳鸣,视力下降,左眼视力缺损;食纳稍有改善。舌质淡,苔薄白,脉细弦。肝功能示:GGT(谷氨酰转肽酶)58U/L,ALB(白蛋白)36.8g/L,UA(尿酸)486μmol/L。考虑患者头痛头晕已有改善,原方适当加减,酌加补益力度以加强扶正,同时加用运脾胃之品。调整:原方去车前子,山慈菇加量至15g,加炒白术30g、鸡内金10g加强脾胃运化之力,加山萸肉、党参、骨碎补以补肝肾生精髓。处方:①脑胶质瘤方加协定10号方,枸杞子、菊花各10g,石菖蒲10g,山慈菇15g,制南星30g,生薏苡仁、熟薏苡仁各30g,蜈蚣粉8g,炒白术30g,鸡内金10g,山萸肉15g,潞党参30g,骨碎补30g。30剂。②金龙胶囊,每粒0.25g,每次4粒,每日3次,口服。③协定5号3g,每日3次,口服。④清淡饮食。

四诊:家属传真,述患者服药的依从性欠佳,本月中旬因腹胀明显要求加药,嘱其在上方基础上加大腹皮15g,砂仁6g。后因当地医生考虑患者有脑水肿,加入车前子10g。药后患者食欲明显好转,腹胀亦明显好转,但意识渐不清。清醒时诉有头晕及头胀痛,纳减,夜间小便频,有时间隔10分钟即小便一次,每次量不多;当地医生观察患者舌质淡紫、苔白腻,脉弦细。结合患者各项情况考虑可能有胶质瘤所致颅脑水肿加重的情况,须加强消痰水之力。处理:①上方加大腹皮15g,砂仁6g,车前子30g(包),生黄芪30g,天麻10g。30剂。②中成药守前,嘱患者务必服药,必要时灌肠注入。

五诊:家属来电,述现在患者因神志欠清已住当地医院,复查头颅CT示:病灶较前明显改善,唯水肿明显。当地医院予以"甘露醇"等对症治疗后,患者病情改善不明显,神志不清的情况加重,现患者大部分时间意识不清,烦躁,呼之能应,但对答不合理,间中胡话,不能行走。当地医生观察舌淡红、苔薄白,脉细滑数。要求调配中药。考虑患者目前虽然意识出现障碍,但CT检查提示病灶改善,故其意识障碍当与脑水肿加重有关,祛痰消水之力仍须加强,原方适当调整:加竹沥半夏清化热痰,并加钩藤以清肝风。处理:①上方加竹沥半夏12g,生白术30g,钩藤20g(后下)。30剂。②中成药同上。

六诊:家属发传真,述患者仍有意识不清,但程度未加重,烦躁减轻,呼之能应,但对答不合理,间中胡话。当地医生观察患者舌淡红、苔薄微黄,脉细滑数。复查头颅MRI示:胼胝体压部占位术后、放疗术后改变。查血常规未见异常;生化示:DB(血清直接胆红素)31.4mol/L,TB(血清总胆红素)

6.46mol/L，ALT（谷丙转氨酶）62U/L，GGT（谷氨酰转肽酶）63U/L，UA（尿酸）372.3μmol/L。检查示肝功转氨酶有升高。处理：加强清热护肝、活血理气，上方加绵茵陈30g，蒲公英30g，广郁金20g，柴胡6g。15剂。因患者意识不清，服药困难，故暂不服中成药。

七诊：家属诉患者意识有所改善，烦躁减轻，呼之能应，但对答欠合理，头痛头昏情况有所改善。当地医生观察患者舌淡红、苔薄微黄，脉细滑数。当地医院复查头颅CT示脑组织未见坏死，但两侧颅内有积水，余同前。考虑患者症情有所缓解，但颅脑水肿情况仍较严重，痰瘀水互结于脑，神明清窍受阻为当前主要矛盾。继续加强化痰和瘀之力。原方加泽兰、泽泻各30g，生赭石30g，车前子20g（包），鱼腥草60g。15剂。

八诊：来电述患者意识改善，能睁眼讲话，逻辑较前合理，无头痛头晕，近日腹胀，进食尤为明显，得矢气则舒，大便成形，日行2~3次，每次量少，小便可，舌淡紫，苔薄白，脉滑数。当地医院B超示未见明显腹水。现在当地医院予"甘油果糖"、激素等治疗。患者情况改善，唯腹胀问题考虑与长期久病卧床，脾胃虚弱致气滞不畅有关。故宜在原方案不变情况下加理气消胀之品。处理：

①脑胶质瘤方，川厚朴10g，枳实壳各10g，九香虫6g。30剂。②协定7号50g，麝香2g，用大葱根捣烂，分10~15次外敷脐部。10剂。

九诊：患者腹胀减轻，意识较前明显改善，无诉头痛头晕，能扶持下地走路，较前平稳，大便成形，日行2次，小便可，苔薄白，脉滑。现于当地医院予以"甘油果糖"控制脑水肿，要求配药。患者久病体虚，正气伤耗明显，宜攻补兼施。在上方案基础上加用炮山甲。30剂。

十诊：患者已在天津某医院静滴甘油果糖1个月余，并断续使用地塞米松、泼尼松龙以缓解脑水肿。患者复查：ESR 21.47mm/h，肝肾功能示：GGT 181U/L，余正常；血常规示：RBC $4.06 \times 10^{12}$/L，HGB 138g/L，WBC $7.83 \times 10^9$/L，NE（中性粒细胞）723。复查头颅MRI示：胼胝体压部占位术后改变、放疗后改变，呈不规则花环状强化改变，增强信号强度不均匀，邻近室管膜明显强化，边界欠清晰，周围可见水肿，占位征象明显，双侧脑室枕角受压分离。患者由家属送来诊，就诊时症见神清，精神稍差，头痛阵作，无头晕，双眼视物模糊，双腿乏力，有时腹胀，食欲尚可，大便一日3~4次，小便调。苔薄白、舌质红，脉细弦。现服地塞米松，每次1粒，每日3次，口服。

患者目前病情尚平稳,但颅脑水肿的情况仍明显,宜加强消痰水之力,前法继治。处理:①脑胶质瘤方,加生半夏15g(生姜3片,先煎30分钟),泽兰、泽泻各30g,天麻10g,枸杞子、菊花各10g,炒白术30g,凤凰衣8g,车前子20g(包),萆薢60g,连翘10g,赤小豆30g,九香虫5g。15剂。②金龙胶囊。③协定5号。建议患者服用中药,但患者坚持要放疗,放疗效果不佳时再考虑服用中药。嘱密切观察病情,若有变化立即前往当地医院救治。

十一诊:患者家属来电,述患者脑水肿严重,头痛头晕,时见昏迷,情绪暴躁,目前行动困难,拒绝服药。现于当地医院对症治疗(具体不详)。家属要求调配前药。续药1个月余。

十二诊:家属电告,患者强行喂服中药,随喂随吐。目前处于昏迷状态,卧床不能行走。当地医院再为患者行化疗放疗后出现白细胞、血小板持续下降,全身状态极差。家属拒绝放、化疗,要求服用中药治疗。嘱煎药液后胃管注入,若胃管灌服有难度,可采取直肠灌入法。15剂。

十三诊:电话随访。患者已于2周前亡故。前后共存活约1年余。

### 【按语】

此为脑恶性胶质瘤案例,患者来诊时已是正气大虚状态。朱师从正气大虚、痰水瘀互结的角度考虑,立扶正祛邪之法则,一度取得良好的效果。患者精神由昏迷转为清醒,头痛、头晕改善。但由于本案患者胶质瘤恶性程度高,正气虚馁明显,且依从性差,数度拒服中药,病情反复加重。从发病之初至死亡共存活1年2个月有余。

### 【诊治思路】

朱师结合患者发病情况及当前主要症状,分析认为此病乃痰瘀内蕴,久而成癥,结于脑部,成瘤为患;久病伤正,正气不足,祛邪外出无力,而成正虚邪恋胶痼之候。此即《医宗必读》曰:"积之成也,正气不足而后邪气聚之"。除了正虚之外,朱师认为,临床还要辨清为何"邪",一般而言,正虚不足所产生痰结、湿聚、气阻、血瘀、郁热等常是颅脑实邪的一种,因为正气不足,故更难以祛除。治疗须牢记扶正固本,同时结合化痰开结、荡邪逐瘀之品,或可获效。病久邪深者、不能配合者,取效辄难。

【朱师经验】

中医药在介入本案例的一些环节上体现出肯定疗效,惜终未成功,有几个方面值得医者思考。

**1. 重视中西医结合**  中药治疗脑胶质瘤效果确切,但也有局限性,特别是对于恶性程度高的脑瘤,尚需与西医手术,放疗、化疗,抗感染及对症支持治疗等联合应用。西医放、化疗可直接杀伤或抑制癌细胞,但其不良反应也是令人恐惧的,如脱发、乏力、嗜睡、衰老及不可逆的认知障碍。因此,朱师强调要充分发挥中西医在各个不同环节的优势,扬长避短,更好地解决患者痛苦。

**2. 辨证与辨病相结合**  辨治此类疾病宜谨据病机,辨证与辨病相结合。从具体用药而言,常用脑胶质瘤方加金龙胶囊,以及其他辨证用药。

脑胶质瘤方为朱师治疗神经系统肿瘤的经验方,对脑、脊髓等神经系统的肿瘤有较好疗效,整体组方思路以扶正固本为基础,兼攻邪实。其基本组成为天麻、黄芪、丹参、枸杞子、菊花、当归、制首乌、肉苁蓉、阿胶、天葵子、七叶一枝花、蛇六谷、杜仲、炙甘草等。方中黄芪、枸杞子、制首乌、肉苁蓉、阿胶、杜仲,益气升清,补肝肾,生精髓,健脑安神;七叶一枝花功能息风定惊、清热解毒,在《神农本草经》里谓"主惊痫,摇头弄舌,癫疾,痈疮",朱师取其解毒息风、治癫疾之功,每用辄效;蛇六谷性味辛温,具有化痰散结、行瘀解毒之功效,是朱师治疗肿瘤疾病的常用药;当归、丹参通经活络,活血化瘀,软坚散结。诸药共奏益气扶正消瘤、化痰散结止痛之功,能有效抑制瘤体生长和复发,改善患者神经功能受损症状,提高生活质量。朱师在临床经过多例验证,效果确切,尤其对于胶质瘤初发者疗效可靠。

金龙胶囊主要成分是鲜守宫、鲜金钱白花蛇、鲜蕲蛇,具有扶正荡邪、补肾培元、解毒消肿、活血化瘀之功,可明显增强机体的免疫功能,对肝癌等癌瘤有明显抑制癌细胞生长作用。

**3. 患者的依从性问题**  患者的依从性直接影响治疗效果。如本案患者依从性差,数度拒服中药。对于此类问题,除了加强劝导外,也要考虑到患者对口服中药的不耐受性。可以采取保留灌肠的方法,这方面已有成功的案例可循。

朱师认为,中医药治疗恶性脑胶质瘤的根本原则是"扶正祛邪",提高抗邪能力、延长生存时间。中医药治疗脑恶性胶质瘤是一种有前途的治疗方法,具体在哪个环节介入,值得进一步深究。

## 案3　朱良春教授辨治恶性脑胶质瘤——痰瘀交阻证

患者,涂某,45岁。2010年3月22日初诊。

主诉:间断性头痛3年,发作性抽搐1次

患者2007年前因间断性头痛在北京某医院行头颅CT检查示:左额叶占位。其后行开颅手术并病理切片证实为"左额星形胶质细胞瘤Ⅱ-Ⅲ级",手术顺利。术后头痛症状消失。2009年行CT复查示:左额叶胶质瘤术后,周围组织液化改变。近1年以来,头痛间中发作,伴头晕、恶心欲呕。行头颅MRI检查示:右额叶异常信号。患者目前情况:易汗,月经已闭,纳谷尚可,二便尚调,夜间入睡困难。舌淡苔薄白,脉弦。

中医诊断:脑癌(痰瘀交阻);西医诊断:恶性脑胶质瘤。

治法:祛痰和瘀。

初诊处方:①脑胶质瘤方,加生半夏15g(生姜3片,先煎30分钟),肿节风20g,潞党参30g,生白术30g,猪苓30g,山萸肉20g,蜈蚣8g,凤凰衣8g,生薏苡仁40g。14剂。②扶正消瘤丸每粒0.3g,每天服3次,每次服1.5g口服。③协定5号3g,每日3次,口服。

二诊:患者来电述,药后已无明显头痛、头昏,睡眠亦佳,唯易汗情况同前。右手轻度肿胀,药后上腹部有不适感。大便每日4~5次,质稀不成形,小便可,纳可,舌淡苔白薄,脉弦。处理同前。

三诊:患者来电述,药后头痛已无,唯时有一过性头晕,几秒钟后缓解。近几日晨起发现双手有肿胀现象,无晨僵。纳可,二便自调,舌淡苔薄白脉弦。

处理:上方改生白术为炒白术30g,中成药同前。继服30剂。

四诊:患者电述,药后头晕明显缓解,程度减轻,唯右手指关节稍有肿胀感,右侧手足皮肤湿疹、皲裂、稍瘙痒,纳眠可,二便调,苔薄白,续服药1个月。

处理:上方加泽泻30g,30剂。手足皲裂方加醋半斤同煎泡手,每天1~2次,每次30分钟。20剂。口服中成药同前。

五诊：患者来电述，药后头痛头晕已消，但有神疲乏力，右手指稍有肿胀，大便日行两次，有泡沫，要求配药1个月。处理：上方加怀山药30g，30剂；扶正消瘤丸、协定5号续用。

六诊：患者自行停药1个月，自觉无异常不适，略感无力，晨起右手指略感肿胀。近日复查头颅MRI示：病灶未见明显异常变化。纳可，便常，眠安。求配半月药。处理：上方加泽兰、泽泻各30g，中成药同前。

七诊：患者来电述，药后偶有头昏，晨起双手指肿胀，易汗，动辄甚，纳可，二便自调，夜眠尚可，舌淡苔白脉弦细。宗原法出入。处理：上方加枸杞子、菊花各15g，浮小麦30g；扶正消瘤丸、协定5号续用；建议住院治疗。

八诊：患者来电述，药后已无明显不适，仍有晨起稍有双手肿胀，纳眠皆可，二便调，苔薄白，舌质淡，脉弦细。续服药1个月。用药同前。

九诊：患者药后已无明显不适，偶有头痛头昏，休息后可缓解，双手肿胀已消退，纳眠可，二便调，舌淡苔薄白，脉弦细。嘱其药后务必来院面诊。处理：上方60剂。

十诊：患者来电述，药后两手肿胀已消，双手指指间皮肤蜕皮明显，余无特殊不适，求配上方1个月，药后再来院复诊。宗原法继进。

十一诊：患者复查头颅CT示：右额叶胶质瘤术后改变；左额叶及颞叶异常信号，考虑胶质瘤术后复发；左顶枕叶梗死。但患者无任何不适感觉。嘱加当归12g，丹参20g，务必来诊。

十二诊：患者电述，已在北京某医院就诊，查头颅CT示：左额胶质瘤术后，不排除复发；双侧筛窦、上颌窦炎症。苔薄白，脉细。朱师会诊认为，药症相应，原法出入。处理：上方加蜈蚣6g，山慈菇15g，莪术6g；扶正消瘤丸、协定5号续用。

**【按语】**

脑胶质瘤的发病并不少见，朱师认为中医治疗此类疾病有其优势，能预防、控制复发转移作用，能延长生存期、提高生存质量。由于本病发现时多是中晚期，正气亏虚，扶正固本是治疗大法，须时时注意阴阳气血的调燮，尤其重视补脾益肾。

### ❖【诊治思路】

同其他脑胶质瘤案一样，初诊采用脑胶质瘤方加生半夏、肿节风、潞党参、生白术、猪苓、山萸肉、蜈蚣、生薏苡仁后，患者头痛即平。此后随证加减。治疗1年后复查CT示有复发之嫌，考虑患者体质尚可，遂加入山慈菇、莪术，加强攻伐之力。服药随访患者头痛头晕情况无，至今已近2年余。

### ❖【朱师经验】

朱师认为治疗此类恶性肿瘤，应视病情发挥中、西医各自的长处。西医在疾病急起时可直接杀伤癌细胞，虽然不能彻底根治恶性肿瘤，但能暂时性缓解患者的痛苦，为中医药的介入提供了宝贵的时间。故临证不可胶固于中医、西医之争，应以患者的病情为要。

## 案4　朱良春教授从痰瘀论治脑胶质瘤——痰瘀交阻证

患者，陈某，女，28岁。2011年3月2日初诊。

主诉：左侧肢体麻木1年，头胀痛2个月余。

患者2010年初无明显诱因下出现左侧肢体麻木，无头痛头晕，自以为是劳累所致，未予重视。2011年1月始出现头部胀痛，左口角麻木，于松滋市某医院查头颅CT示：右颞叶占位病变。2011年2月24日于海门市某医院查头颅MRI示：右侧颞顶叶性病变，考虑星形细胞瘤可能性大。一直未系统治疗，今来诊。来诊症见：神清，精神可，言语清晰，左侧肢体、口角麻木，肌力肌张力正常，头部胀痛不适，纳眠可，二便调。舌淡红苔薄白，脉弦细。

否认既往任何疾病史，否认家庭遗传病史，否认不良生活习惯史。

中医诊断：脑癌（痰瘀交阻）；西医诊断：星形细胞瘤。

治法：祛痰和瘀。

初诊辨证处方如下：①脑胶质瘤方+葛根20g，石菖蒲15g，肿节风30g，猫爪草30g，炮山甲4g（分吞）。14剂。②扶正消瘤丸每粒0.3g，每天服3次，每次服1.5g，口服。③协定5号。

二诊：患者诉服药后头胀痛明显好转，仍有左侧肢体、口角麻木，右侧手腕疼痛，经针灸加中药熏蒸，颈项轻松，无头晕、无语言不清，纳可眠安，大便每日3~4次，小便自调，舌红，苔薄，脉细弦。血压：105/82mmHg，（3月

4日）卵巢相关抗原：15.74U/ml，本院CEA（癌胚抗原）0.24，Ferr（血清铁蛋白）16.3。X线片：颈椎病。药既已奏效，续当原法出入，稍补益髓海。处理：上方+骨碎补30g，15剂。扶正消瘤丸、协定5号服法同上。化瘀胶囊0.2g，每日3次，口服。

三诊：患者诉药后病情基本稳定，头胀痛已不明显，口角麻木明显减轻，右手腕疼痛较前略有好转，余无特殊不适。纳可，大便日行1次，成形。苔薄白脉细。续当原法出入。处方：上方+生地黄15g，15剂，余同前。

四诊：患者药后头胀痛已基本消失，唯左侧口角、肢体麻木仍作，右手腕痛减而未已。纳眠均可，二便如常，近期自觉舌体干涩不适，欲饮，苔薄白，脉弦细。宗原法继进，考虑患者仍有肢体麻木，与久病络阻不通有关，故宜酌加祛风除络之品。处方：上方+豨莶草30g，中成药同前。

五诊：患者诉药后病情基本稳定，头胀痛已不明显，口角麻木明显减轻，右手腕疼痛较前略有好转，舌体干涩不适稍减，余无特殊不适。纳可，大便自调。苔薄白脉细。药既奏效，前法继进，15剂。

六诊：患者诉药后病情基本稳定，头痛已无，舌体干涩已无，唯左侧肢体、口角麻木较初诊未有明显改善，右手腕略痛，余无不适，近日眠欠佳，易醒，醒后能再入睡。纳欠佳，大便数日一次，稍干，苔薄白质红，脉弦细。守原法继进。处方：上方+地龙、蜈蚣各8g，继服。

随访期间症情稳定。

### 【按语】

此案脑胶质瘤治疗效果明显，前后治疗不足3个月，患者头胀痛已无，头晕基本无发作。惜未能在治疗后复查头颅CT进行前后对比。

### 【诊治思路】

朱师结合患者发病情况及当前主要症状分析，认为此乃痰瘀内蕴，久而成癥，结于脑部，成瘤为患；久病伤正，正气不足，驱邪外出无力，而成正虚邪恋胶痼之候，拟以扶正消瘤之法治疗。

患者药后头胀痛明显减轻，但口角麻木缓解不明显，考虑髓海不足、清窍不利，遂于二诊方加入补肾益髓之药，药后口角麻木明显减轻。此后随症加减不离补益肾精、化痰行滞。至六诊时，患者头痛已无，但口角麻木未能进一步改善,考虑痰瘀胶固日久,现肾精渐充,攻伐之力可加强,遂于原方加地龙、蜈蚣虫类血肉有情之品以加强通瘀之力,终获佳效。

### 案5　朱良春教授辨治脑胶质瘤——气阴两虚,癌毒内侵,痰瘀交阻证

赵某,女,72岁。2010年2月22日初诊。

主诉:头痛1年余,右侧肢体瘫痪9个月。

患者于2009年2月开始出现头痛,后偶有突然右侧肢体无力,3月20日在四川某医院就诊,行头颅CT及MRI考虑为"脑出血"。经住院治疗病情无明显好转,2009年8月患者出现意识障碍、右侧肢体瘫痪,发生数次肢体抽搐,在四川某医院行头颅增强CT示:"左颞叶、基底节区脑肿瘤",2009年8月31日行开颅手术,顺利切除部分瘤体,并于9月20日、12月20日,及2010年3月20日分别予以伽马刀治疗一次,但复查示病情继续进展。2010年3月30日再予以开颅手术(具体情况不详)。2010年4月15日于解放军某医院行头颅CT示:①左颞、额、顶叶及基底节区脑胶质瘤术后,左颞额顶区见团片状低密度影,周边可见环形高密度影及少许气体密度影,考虑术后残腔,合并周围脑组织水肿及颅内积气,中线结构稍向右侧偏移,与2010年4月4日CT片相比,水肿有减轻;②左侧枕叶斑片低密度区(水肿? 缺血灶?)与前片相比,范围缩小;③右侧额叶见气体影;④脑室系统内见少许出血;⑤左侧颞顶枕骨术后改变。患者头痛反复发作,今由家人代诊述症索药:精神萎,嗜睡,语声低微,纳呆,呕吐,右侧半身瘫痪,大便日行一次,量少,小便失禁,量正常(导尿中)。苔薄白质红,边有瘀斑,脉不详。

中医诊断:脑瘤(气阴两虚,癌毒内侵,痰瘀交凝);西医诊断:脑胶质瘤术后复发。

治法:益气养阴,扶正荡邪;化痰和瘀,软坚消瘤。

初诊处方:①扶正消癥汤加脑胶质瘤方加莪术8g,协定6号30g,南沙参、北沙参各20g。20剂。嘱家人先予以少量多次服用,口服困难可考虑灌肠处理。②金龙胶囊,每粒0.25g,每次4粒,每日3次,口服。③协定5号,每次3g,每日3次,口服。④清淡饮食。

二诊:患者来电述,服药后呕吐次数明显减少,食量渐增,服药量由原

来的1/4增加至1/2,已能自主右侧卧位,并右下肢自主抬起。亦无明显自汗、盗汗,唯仍口角左斜,昼寐夜醒,伸舌不能,二便失禁。当地医生把脉示:右脉沉细,左脉弦细,苔光剥,舌无阴津。处方:上方加石斛20g,生水蛭8g,生白芍30g。30剂。中成药同前。

随访症情稳定,当地医院间断诊治。

### 【按语】

此为1例正气极虚之脑胶质瘤患者,已行开颅手术、伽马刀治疗等等,正气受损严重,关格之象已显,同时邪实又重,则补虚与祛邪何为主何为从?如何进补?这些问题都相当考验医生的临证能力。朱师着眼于整体,"扶正"为则,从气阴双补入手,"化"之"和"之,软坚以消瘤,精准辨证,获效甚殊。

### 【诊治思路】

患者求诊时,已是邪伏三阴,正气大虚之证,故扶正为急。《医宗必读》曰:"积之成也,正气不足而后邪气聚之。"脑瘤之发生因虚而后积成,积成之后更加重正气虚馁,且由于失治、误治或治不得法,正气虚损更加明显。朱师认为,患者呕吐频仍,已有关格之象,此时应把握本虚之基础病机,宜扶正为主,不可强攻。初诊以扶正消瘕汤加脑胶质方、协定5号和6号、南沙参、北沙参等扶助正气之品。患者药后果然呕吐明显减少,食量渐增。以此为续治疗,取效甚好。

本案体现了朱师治疗肿瘤的一贯思路:根据患者具体情况,或扶正为主,或祛邪为先。

### 【朱师经验】

除了上述的"精准"辨证论治外,针对一些重危患者出现关格大症、不能进药食的情况,朱师所提倡的灌肠法当值得一试。

笔者随师侍诊两年,期间见过不少肿瘤患者,进食不能,服药更是困难,但采用灌肠给药后多可一步步转危为安,为进一步治疗争取了宝贵的时机。

### 案6　朱良春、朱婉华教授辨治脑瘤——痰瘀交阻,癌毒内侵证

宋某,女,69岁。2010年3月10日初诊。

代主诉:瘫痪伴意识障碍6个月余。

患者2009年6月体检发现脑转移瘤,进一步检查发现原发病灶为"肺癌",2009年6月26日PET/CT示:肺癌、肺内转移、双肺门、纵隔淋巴结、脑多发转移。2009年8月出现瘫痪、语言障碍,予以伽马刀治疗,后一直予甘露醇脱水,2010年2月以后意识障碍,甚至胡言乱语,卧床不起,肢体感觉正常,流质食,大便5~6天一行,干燥难解,苔白腻。

中医诊断:脑瘤(痰瘀交阻,癌毒内侵);西医诊断:脑转移癌,肺癌。

治法:化痰和瘀,扶正荡邪。

初诊处理:①扶正消癥汤加脑胶质瘤方,蜈蚣粉10g,金荞麦60g,鱼腥草30g,全瓜蒌30g,泽兰、泽泻各30g,大黄10g(后下),协定10号30g,生半夏15g(生姜3片,先煎30分钟),生白芍30g,六轴子2g,炒子芩10g。20剂。②金龙胶囊,每粒0.25g,每次4粒,每日3次,口服。③协定5号6g,每日2次,口服。

二诊:家属述,药后大便5~6次,量不多,质烂。处理:大黄改为同煎或减半。协定5号3g,每日2次,口服。

三诊:家属电述,患者药后意识较前清晰,大便亦软,流质饮食,苔白腻,余同前。处理:上方大黄5g。20剂。中成药同前服用。

四诊:家属传真示,患者出现无意识地踢被动作,能讲两个字,听不清楚所讲内容,多右侧卧位,现每晚服吗啡1粒、安定4粒。骶尾部见一突出包块,似质硬(后得家属证实)。处理:上方加制南星20g。20剂。中成药同前服用。

五诊:患者家属来电述,患者药后症情好转,右侧肢体出现神经反射,稍能移动,眼睛对光反射较前灵敏,讲话较前清晰。近日面色红润,面睑浮肿已无,神志亦较前清晰,唯午后稍差,偶有神昏谵语,纳眠可,小便调,现每晚服安定4粒。处理:守上治疗方案。

5月19日患者出现意识错乱,胡言乱语,加用安宫牛黄丸,0.5粒,每日2次。其后缓解。

六诊:家属来函诉,患者神志转清,面色转润,四肢活动可,翻身转利,

对答切题。从呼吸、血压、肢体活动等方面来看,患者病情都比较平稳,饮食仍以鸡蛋为主,辅以桃等水果。中药以汤剂为主,灌服。药既获效,率由旧章。处理:上方加石菖蒲10g。20剂。中成药同前服用。

七诊:家属传真示,患者肢体已能自主活动,能自行坐起,呼吸平稳,唯近日稍有咳嗽、咳痰质清,时有神志不清,对答不切题,现中药一剂药服2日。苔薄白,余尚可。处理:上方加细辛3g,干姜2g。20剂。中成药同前服用。

八诊:家属电述,患者精神好转,进食鸡蛋、流质饮食,眠欠安,小便调,大便3日一行。家属反映初诊的药效果更好。处理:初诊方。30剂。金龙胶囊、协定5号服法同前。

### 【按语】

此为肺癌脑转移验案。该患者由手术后意识障碍、偏瘫一直卧床,后经扶正消癥法治疗后获得满意的疗效。

### 【诊治思路】

初诊以扶正消癥汤加脑胶质瘤方加蜈蚣粉、炮山甲、金龙胶囊等虫类药,同时配伍用针对原发病灶的金荞麦、鱼腥草等。考虑浊阴窃居阳位,致清窍被蒙、神明失用,配伍以大黄通腑,取"上病下取"之意,俾浊阴得降,清阳得升,则人身气机升降复常、一气周流通畅。扶正消癥汤加脑胶质瘤方以"扶正"及"攻瘤"并用,患者整体机能得到进一步调整。故至四诊时,患者出现踢被动作,言语稍复;五诊时患者神志较前清晰,面睑浮肿已无,讲话较前清晰,肢体出现神经反射,稍能移动,眼睛对光反射较前灵敏;其后病情进一步平稳,翻身转利,对答切题。效果明显,守方善后。

### 【跟诊思考】

此是典型的扶正、祛邪同用而获显效的验案,不再赘述。唯需要思考的是,鱼腥草、金荞麦的应用,对于正气不足的患者出现痰瘀郁而生热时如何取舍?从多例患者的治疗结果来看,此法当用则用,但须在扶正基础上,同时配以温补之品。

### 案7　朱良春、朱婉华教授治小脑髓母细胞——癌毒内侵,正虚邪恋证

毛某,男,9岁。2010年1月12日初诊。

主诉:小脑髓母细胞瘤术后7个月。

患者2009年6月出现呕吐,在当地医院检查发现小脑占位性病变,遂至上海某医院行手术切除治疗。术后病理切片示:小脑髓母细胞瘤。术后行放疗50天,化疗1个疗程。后因白细胞持续下降、胃纳欠佳,恶心呕吐、口腔溃疡,无法继续化疗。来诊要求中医治疗。现症见:神清,精神萎靡,反复口腔溃疡,纳差。苔薄白,脉弦细。2010年3月8日查血常规:WBC $2.6 \times 10^9$/L, N% 572%, PLT $100 \times 10^9$/L。

中医诊断:脑瘤(癌毒内侵,正虚邪恋);西医诊断:小脑髓母细胞瘤术后。

治法:扶正消癥。

初诊处方:①扶正消癥方,潞党参30g,炒白术30g,川黄连3g,人中黄8g,蜈蚣8g,冬凌草40g,鸡血藤30g,油松节30g,牛角腮30g。4剂。1剂服2天。②金龙胶囊,每粒0.25g,每次4粒,每日3次,口服。③协定5号,每次6g,每日2次,口服。

二诊:患者药后无不适感,仍有口腔溃疡,痰多,纳谷欠馨,苔薄腻,脉细。复查WBC $2.2 \times 10^{12}$/L,朱师看诊后,辨为气阴两虚、癌毒逗留证。治宜益气阴,逐癌毒。处方:①扶正消癥方,珠儿参20g,冬凌草30g,玄参20g,川黄连4g,肉桂2g,玉蝴蝶8g,甘中黄12g,人中白8g,决明子15g,凤凰衣8g,鸡血藤30g,油松节30g,牛角腮30g。14剂。1剂服2天。②吴茱萸40g,研细末,调敷涌泉穴。③金龙胶囊、协定5号服法同前。

三诊:患者药后精神较前振奋,口腔溃疡已无,纳可,眠安,二便调,无明显不适,续用原方服。

四诊:患者精神振,口腔溃疡未再发作,只是白细胞仍低,仍间断用升白药及口服利可君片。纳眠可,二便调,舌质红,苔光剥,脉细弦。每日进食素菜。5月24日复查血常规示:WBC $27 \times 10^9$/L, N% 40.6%, LY% 46%, RBC $4.13 \times 10^{12}$/L, HGB 136g/L, PLT $115 \times 10^9$/L。续当原法出入。处理:①扶正消癥方,珠儿参40g,冬凌草30g,玄参20g,玉蝴蝶8g,决明子15g,凤凰

衣8g,炙鳖甲30g,鸡血藤30g,甘杞子20g,油松节40g,炙牛角腮40g。15剂。1剂药服2天。②金龙胶囊、协定5号服法同前。

五诊:患者家属诉,已停用升白药,复查WBC 3.5×10⁹/L,诉症配药。处理:①扶正消瘕方,珠儿参40g,冬凌草30g,玄参20g,川黄连2g,肉桂2g,玉蝴蝶8g,决明子15g,凤凰衣8g,炙鳖甲30g,鸡血藤30g,甘杞子20g,油松节40g,炙牛角腮40g。15剂。1剂药服2天。②金龙胶囊、协定5号服法同前。

六诊:患者四肢欠温,面色少华,纳谷欠馨,二便常,眠佳,舌红苔薄白,脉细弦,尺弱。体重31.5kg。血常规:WBC 4.2×10⁹/L, HGB 147g/L, PLT 170×10⁹/L, ESR 6mm/h。处理:①上方加生地黄、熟地黄各15g,15剂,1剂药服2天。②金龙、协定5号服法同前。

七诊:患者电述,查WBC 3.7×10⁹/L,近日纳可、眠安、便调,无特殊不适。苔薄白,原法出入。多次复查血常规,白细胞波动在正常偏低水平。守方治疗。

八诊:患者药后症情平稳,无特殊不适,当地查WBC 3.8×10⁹/L,纳眠可,二便调,苔薄白,又自服利可君1粒。处理:原方加生黄芪30g,余同前。一直服用本方2个月余。

九诊:患者症情平稳,精神、食纳好,复查血常规:WBC 5.6×10⁹/L, NEUT% 67.4%, PLT 114.3×10⁹/L。苔薄白,脉稍弦。症情稳定,守法继进。处理:①扶正消瘕方,潞党参30g,甘杞子20g,女贞子20g,肿节风20g,油松节30g,炙牛角腮30g,生地黄、熟地黄各20g,生白芍20g,益智仁15g,冬凌草30g,怀山药30g。15剂。一剂药服2天。②金龙、协定5号服法同前。

十诊:家属电述,患者症情稳定,行走有力,精神良好,纳谷馨,夜眠安,二便调,未有明显不适。当地医院查:WBC 4.7×10¹²/L。舌淡苔薄白。处理:效不更方。

### 【诊治思路】

此例小脑髓母细胞瘤验案,获效满意。有几个方面值得认真思考。

**1. 寒温并施** 患儿来诊时典型的症状是口腔溃疡反复发作,初予以清热降心火,下滋肾水之品,但溃疡仍反复,朱师看诊后考虑为肾水亏虚、浮阳失于闭藏所致,以珠儿参易党参,加甘中黄、人中白加强滋阴降火,并以吴茱萸外敷涌泉穴以引火下行,后患儿口腔溃疡得到控制。

**2. 剂量**　患儿年幼,处方用药却接近成人,此因患儿病情重,要截断病势,必须应用此霹雳手段,辨证准确,"当用则用",否则难以扭转病势。

### 【朱师经验】

患者血常规检查指标一直偏低,从中医角度考虑为先天不足、后天失养所致,以朱师常用益气养血之药组:油松节、仙鹤草、炙牛角腮、甘杞子。

油松节乃松树枝之结节,过去一般用于历节肿痛、挛急不舒,或跌仆损伤所致之关节疼痛、肿胀不适,多有验效。而朱师在长期临证基础上,参考民间秘验,发现其有补虚之功。朱师认为本品能提高免疫功能,对于体虚气弱者皆可用之。

仙鹤草又名"脱力草",不但能治疗气血虚弱之症,对人体的癌细胞有强大的杀灭作用,对正常细胞却没有任何损伤。

牛角腮,为牛角中的骨质角髓。朱师认为本品性温,生于阳地与鹿角相类,为血肉有情之品,有修复冲任损伤作用,具有养血益气,治疗血三系减少之功,可填精补髓,温补虚性水肿等。值得后学临证细心体会。

甘杞子,众医家所论较多,不再详述。

凡贫血者、三系减少者或仅血小板减少者,朱师酌情加减使用,获效多良。


### 案8　朱良春、朱婉华教授辨治嗅神经母细胞瘤——癌毒内侵,气血两虚证

吴某,女,23岁,江苏靖江。2008年4月16日初诊。

代主诉:右鼻腔嗅神经母细胞瘤2个月余。

患者因"右鼻腔流血"于2007年8月24日于靖江市某医院行"右鼻道新生物摘除术",病理示:慢性炎症。术后4个月因右鼻道出血再发,再次病理切片示:小细胞恶性肿瘤。2008年1月8日转至上海某医院,病理诊断为嗅神经母细胞瘤。于外院放疗31次,2008年3月11日住院行右鼻侧切开术,病理示:黏膜慢性炎。近因头痛呕吐于靖江市某医院行CT示嗅沟部占位,考虑为嗅神经母细胞瘤,再次住院。今由家属来我院求中药治疗。现症见胃纳可,头痛,并且影响睡眠,二便自调。

中医诊断: 鼻岩(癌毒内侵,气血两虚); 西医诊断: 嗅神经母细胞瘤脑转移。

治法: 扶正荡邪。

初诊处理: ①扶正消癥汤,加潞党参30g,云茯苓15g,生白术30g,半枝莲30g,炙甘草60g,泽兰、泽泻各20g,姜半夏10g,生赭石30g,生南星6g,炮山甲10g(冲),凤凰衣6g。7剂。②金龙胶囊,每粒0.25g,每次4粒,每日3次,口服。③协定5号6g,每日2次,口服(饭前半小时)。

二诊: 患者多次发生昏厥、呕吐,近日腹胀,大便2日一行,苔薄白,脉细弦。朱师考虑为邪正交争之象,指示前法继治。处理: ①上方加石菖蒲20g,蜈蚣8g,全瓜蒌20g。14剂。②金龙胶囊,每粒0.25g,每次4粒,每日2次,口服。③协定5号6g,每日2次,口服(饭前半小时)。

三诊: 患者头痛缓解,唯腹胀未消,颜面背部皮疹,大便2日一行,余证尚平,苔薄白脉细弦。朱师指示前法继进。处理: ①扶正消癥汤,加石菖蒲20g,全瓜蒌30g,川厚朴8g,炒枳壳8g,炮山甲10g(冲),制南星20g,地肤子30g,姜半夏10g,泽兰、泽泻各20g,蝉蜕15g。30剂。②金龙胶囊,每粒0.25g,每次4粒,每日2次,口服。

四诊: 患者头痛缓解,腹胀同前,双手有轻微震颤,持物时抖动明显,大便约2日一行。可查及左颈部一肿块,嘱其进一步检查。苔薄腻,脉细弦。朱师指示癌毒未消,前法继进。处理: ①扶正消癥汤,加制南星30g,紫背天葵20g,炮山甲12g(冲),全瓜蒌30g,玄参20g,猫爪草30g,山慈菇20g,莱菔子15g。20剂。②扶正消瘤丸每粒0.3g,每天服3次,每次服1.5g,口服。③金龙胶囊,每粒0.25g,每次4粒,每日2次,口服。

五诊: 患者服上药后腹胀明显缓解,自我感觉良好,苔脉不详,要求开药1个月。处理: 上方续服。扶正消瘤丸每粒0.3g,每天服3次,每次服1.5g,口服。

六诊: 患者目前未做任何治疗,身体可。

2年后随访患者无不适。

**【按语】**

此为典型嗅神经母细胞瘤,获效甚佳。该患者来诊前已在外院行31次放疗,再次复发,伴头痛、呕吐等,由家属代述取药。前后治疗3个月余,期间因患者病情较重,正邪交争甚为剧烈,朱师洞若观火,守"扶正消癥"法,应机而施,抽丝剥茧、化浊阴外出,虽变证峰起,终获显效。

**【跟诊体会】**

1. **辨治肿瘤等疑难病时应"持重""应机"** 辨治肿瘤等疑难病,除了"扶正消癥"为本之外,尚须据病机变化而"持重""应机"。朱师多次强调要从整体辨识此类疾病,对于治疗过程中出现的变化要结合整体进行分析,不可见症治症;要善于从纷繁复杂的表象中找出蛛丝马迹,这些"独处藏奸"有时候恰恰是病机关键。此案患者在治疗过程中多次发生昏厥、呕吐、腹胀。朱师分析,认为此为阴阳二气不相顺接,《黄帝内经》曰:"清阳在下,则生飧泄,浊阴在上,则生䐜胀",此乃清阳不升、浊阴不降所致,并非治疗失误,反而是治疗有效,表现出正邪相争的反应。故,朱师在原扶正基础上,加以石菖蒲、蜈蚣、全瓜蒌、川厚朴、炒枳壳等通络道、开清窍、泄浊阴。俾气机调畅,则阴阳自和。其后的情况果如朱师所判。

2. **关于虫类药的过敏问题** 虫类药含有多种异体蛋白,对于机体免疫力低下的患者有皮肤过敏的风险,但一般不会引起意外,可酌加地肤子、蝉蜕、白鲜皮等,并密切观察。

# 肠　肿　瘤

## 案1　朱良春教授辨治肠癌——痰瘀交凝,癌毒内侵证

李某,女,55岁。2011年7月8日初诊。

主诉:反复右下腹痛3年。

患者于3年前出现右下腹疼痛,至当地医院检查无异常发现,予以消炎止痛后缓解,但痛感时有,3年来反复发作,近来右下腹痛有发作加重之势,同时伴见上腹部隐痛。患者于2011年6月27日在当地人民医院查肝胆脾胰B超,未见异常。2011年6月29日肠镜检查结果示:升结肠新生物(癌?),活检示:中-高分化腺癌。腹CT示:①结肠肝曲-横结肠肠壁增厚、胃窦胃壁增厚;②肝左叶小结节,转移瘤不排除;③胆囊显示不清。当地医院予以"头孢克肟"治疗,未行其他特殊治疗。效果欠佳,腹痛加重,今来诊。

刻下：精神萎靡，消瘦，右下腹疼痛，上腹部隐痛，嗳气则舒，受寒加重，乏力，消瘦，自述近半年以来消瘦20斤。纳可，易饥，眠可，食生冷及淋雨则有腹泻情况。大便日行1~2次，成形，小腹作胀，小便量偏少。苔薄白腻，舌质紫，脉细小弦。

查体：剑突下、右下腹、中下腹压痛（＋），无反跳痛，墨菲征（－）。

中医诊断：肠覃（痰瘀交凝，癌毒内侵）；西医诊断：肠癌。

治法：化痰和瘀，扶正荡邪。

初诊处理：①扶正消癥汤，加大血藤30g，败酱草30g，生半夏15g（生姜3片，先煎30分钟），制南星30g，潞党参30g，云茯苓20g，陈皮8g，生白术30g，凤凰衣8g，金钱草30g，郁金20g，炮山甲10g。11剂。②金龙胶囊，每粒0.25g，每次4粒，每日3次，口服。

二诊：电述，患者药后神清，精神可，略乏力，右下腹、上腹痛基本已释，唯小腹胀，纳可眠安，大便日行1次，成形，小便尚调，苔薄白，续配药。处理：①上方加徐长卿15g。②金龙胶囊，每粒0.25g，每次4粒，每日3次，口服。③协定5号3g，每日2次，口服。

三诊：电述，患者药后症情平稳，精神可，乏力明显改善，右下腹、上腹痛已释，小腹胀明显缓解，食冷食后肠鸣音亢进，大便日行一次，成形，小便调，舌淡红、苔薄白，脉细。续配药。处理：守上治疗方案。

【按语】

此为典型成功案例，患者肠癌腹痛明显，精神萎靡，消瘦。辨证准确、用药精当，而获一剂知、三剂即痛已之效。

【诊治思路】

朱师根据慢性久病"久病多虚，久病多瘀"之机制，组方坚守"补而不滞，滋而不腻，温而不燥，攻而不峻"之原则，以扶正消癥为法，用扶正消癥汤作为基本组方，伍以黄芪、莪术、白术、党参运脾益气血，加用大血藤、败酱草解毒化浊，清除肠道瘀毒等。二诊患者即诉腹痛明显缓解。其后加用徐长卿理气镇痛。三诊时，患者即精神振作，乏力明显改善，腹痛、腹胀基本缓解。

## 【朱师经验】

**恰当辨证运用虫类药**　朱师认为虫类药具攻坚破积之用,此为草木药之力所不能比拟。不仅如此,虫类药为血肉有情之品,攻邪同时,补益作用更是其优势。朱师同时指出,运用虫类药,应辨证明确,选药精当,注意配伍、剂量、疗程,特别是对毒性较大的斑蝥、蟾酥等,使用应当谨慎,掌握"邪去而不伤正,效捷而不猛悍"的原则。

**徐长卿**　本品辛温无毒,《本经》称其主"疫疾,邪恶气,温疟",有辟秽作用。朱师长期临证发现,本品尚有理气镇痛(治脘腹疼痛、痹痛),解毒消肿及治疗毒蛇咬伤、祛风止痒之效,对于腹胀、腹痛的患者,尤其是慢性久病者,朱师喜用本品配伍乌梅,以及其他健脾益气之品。

## 【跟诊体会】

此案例初诊时外院曾用抗生素,使用原因不清楚,这也是笔者一直思考的问题:缘何肿瘤病人常规使用抗生素?据笔者浅见,肿瘤成因的根本问题是以患者整体功能下降,正气不足为基础,脏腑气化功能下降,气机升降失常,浊饮痰瘀渐留阻于体内变生诸证,又反过来影响机体气机的升降出入运动,日久伤阳耗气、积渐成。抗生素本为苦寒之品,若无明确使用抗生素的适应证而使用,除了加快患者的正气消耗外,复有何益?

## 案2　朱良春教授辨治十二指肠癌——癌毒弥漫,正气重损证

王某,男,38岁。2011年2月14日初诊。

主诉:脐周腹痛伴腹胀1年余,黑便5个月。

患者于1年前无明显诱因下出现脐周痛,伴腹胀,疼痛呈持续性,无放射痛,进食后可缓解,无恶心、呕吐、反酸,无腹泻。在当地医院予以抑酸、护胃等治疗,腹痛间断发作。5个月前出现黑便,行胃镜示:十二指肠壶腹部广泛糜烂,周边明显充血、水肿。经北京某医院收治(具体诊疗不详),大便颜色恢复正常,但腹部隐痛持续存在。2011年1月19日在北京某医院行胃镜示:十二指肠降部癌;行病理示:十二指肠癌;行免疫组化示:AB/PAS(+),肿瘤细胞CK广泛阳性。遂住北京某医院行化疗治疗,化疗后自觉体

质差、精神不振,现要求中医药治疗来诊。诊见:患者精神可,形体偏瘦,面色黄,一般情况尚可,纳可,便调,大便色黑,质烂,小便可,自觉腹胀,偶脐周隐痛,口干欲饮,舌质红,苔薄,脉细。

中医诊断:肠覃(癌毒弥漫,正气重损);西医诊断:肠癌。

初诊处方:①黄芪30g,白花蛇舌草30g,半枝莲20g,仙鹤草50g,僵蚕10g,守宫5g,生晒参15g,川石斛15g,怀山药30g,藤梨根30g,败酱草30g,冬凌草30g,山慈菇15g,炒枳壳6g,生薏苡仁、熟薏苡仁各20g。30剂。②金龙胶囊,每粒0.25g,每次4粒,每日3次,口服。③扶正散,每次3g,每日2次,口服。④扶芳藤口服液,每次1支,每日3次,口服。

二诊:患者服药后自觉体质较前改善,行走有力。自初诊以来已行化疗2次,与之前化疗后明显体虚相比,本次化疗后已无明显不适;纳可,大便一日一次,已无黑便,小便可,但眠不实,每夜醒2~3次,舌红,苔薄,脉细。朱师诊后认为患者症情稳定,正气仍虚,原法继进;患者眠不实,结合其舌脉考虑为慢性久病耗伤阴血,复因化疗重伤阴津,可加用甘杞子以滋肝肾阴精、养心安神,白扁豆、陈皮以健脾、促进中焦运化。处理:①黄芪30g,白花蛇舌草30g,半枝莲20g,仙鹤草50g,潞党参20g,怀山药30g,甘杞子20g,藤梨根30g,生薏苡仁、熟薏苡仁各20g,败酱草30g,白扁豆30g,陈皮8g。30剂。②中成药同前服用。

三诊:患者服药期间又化疗7次。诊见:精神可,右上腹不适,腹胀,失眠情况已无,纳谷一般,大便正常,小便可,舌质淡红苔薄,脉细。朱师会诊后认为,患者虽病情尚平稳,但经受多次化疗,气血阴阳俱有虚损,目前经中药调治虽尚未表现出明显衰惫之象,须防患于未然,可酌加地黄、鸡血藤、阿胶等以补益气血、阴阳并濡,加用郁金以行气活血,防滋腻之品碍气血流通。郁金入肝、心、胆经,有凉血清心之效,对于预防放化疗后患者出现血虚躁烦有一定作用,且可起到疏理肝气之用。处方如下:黄芪30g,白花蛇舌草30g,半枝莲20g,仙鹤草50g,生晒参20g,熟地黄15g,鸡血藤30g,阿胶10g(烊,分2次服),广郁金15g,八月扎15g,甘杞子20g。30剂。中成药同前。

四诊:患者面色红润,精神可,偶腹胀,纳可,夜眠欠佳,二便调,舌淡红苔薄白,脉细。诉在北京某医院复查瘤体,较前缩小。朱师指示,药既获效,前法继进,加用首乌藤、徐长卿引阳入阴,安神定志,兼养心安神;加用白术、鸡内金以促中焦健运,俾气血化源充足,五脏精气自充,始能抗邪有力。

组方如下：黄芪30g，蛇舌草30g，半枝莲20g，仙鹤草50g，生晒参15g，生白术15g，鸡内金10g，熟地黄20g，鸡血藤30g，首乌藤30g，徐长卿15g，甘杞子20g。30剂。中成药同前。

五诊：患者诉，服药期间已行8次化疗，化疗后精神尚可，纳可，微有腹胀，大便黏，无黑便，每日一行，小便可。原方续进。

六诊：患者目前精神可，病情稳定，纳可，便调，腹胀仍有，眠可，舌淡红苔薄白，脉细。诉7月初复查CT示瘤体已散。朱师指示，治疗已明显获效，患者体质增强可酌用攻邪，但注意用量及配伍，不宜冒进。处理：上方去首乌藤，加藤梨根30g，败酱草30g，熟薏苡仁30g。30剂。中成药同前。

七诊：患者自觉症状明显好转，无腹痛、腹胀及其他不适，遂在假期与朋友吃喝饮酒无禁忌，玩乐无度，迟睡为常。自行改中药每日1剂为1剂两日服用，间或有不服药情况。上月初渐出现皮肤、巩膜黄染。查B超示：肝内胆管扩张。9月18日于北京某医院行ERCP术（胆管金属支架置入术），术后黄疸渐消退。诊见患者消瘦，纳尚可，大便正常，小便可，舌淡红，苔净，脉细弦。朱师诊后认为，患者症情出现波动，与饮食失摄、起居失常，精气神过度耗损直接有关。目前患者正气亏耗明显，不宜攻伐过度，续予以扶正为主、兼攻癥积、护膜兼济，前法继治。处理：①扶正消癥汤，加生晒参15g，藤梨根30g，炮山甲10g（分吞），蜈蚣8g，玉蝴蝶8g，郁金20g，蒲公英30g，败酱草30g，生薏苡仁40g。30剂，中成药同前。②嘱其清淡饮食，少进油腻之品，勿进辛辣刺激之食。③严格按照良好的作息习惯，适度活动，尽量避免迟睡。④节制欲望，恬淡虚无，精神方能内守。⑤遵医嘱服药，不可自行裁定服药与否。

## 【按语】

此为1例预期效果良好的肠癌案例，经朱师辨治瘤体已经消散，但由于患者放松警惕，喜乐无度，故出现症状反复，病情波动。

## 【诊治思路】

患者因不能耐受放化疗要求服中药治疗。朱师综合考虑认为，患者癌毒弥漫，正气重损，须"扶正消癥"。初诊处方以黄芪、白花蛇舌草、半枝莲、仙鹤草、僵蚕、守宫、生晒参、川石斛、怀山药、藤梨根、败酱草、冬凌草、山慈菇、炒枳壳、生薏苡仁、熟意苡仁;配合金龙胶囊、扶正散、扶芳藤口服液以扶正散结。期间视患者情况酌用攻邪之品,患者亦行化疗,但并无体虚等不适,复查腹部CT示瘤体已散,坚持治疗,康复可期。惜患者重蹈旧有生活方式,吃喝饮酒,玩乐无度,夜夜迟睡。服药亦不守时,渐出现皮肤、巩膜黄染等变证。来诊时正气虚损非常明显,不排除复发可能,治疗难度骤增。

## 【朱师经验】

本案以扶正为基础,固护两本,分阶段而施治。人之生命动静,皆由先后天相辅相成。脾胃为后天之本,化生气血以养五脏六腑、奉养先天而充五脏之精,若脾胃失于健运,则变生诸疾。《黄帝内经素问集注》曰:"中焦之汁竭,无以奉心神而化赤,则血虚矣。水谷之精,脾无转输于五脏,则肾无所藏而精虚矣"。肾为先天之本,受五脏六腑之精而藏之,《素问·水热穴论》有论:"肾者,胃之关也",《黄帝内经素问集注》曰:"肾者主水,受胃腑之津液而藏之,肾之津液,复还入胃中,而资养其脏腑,又入心为汗,入肝为泪,入肺为涕,入脾为涎,自入为唾,是五液皆出于肾,而五脏六腑之气,亦藉肾脏之津液以濡养"。朱师认为,肾精是人身根本,五脏六腑的功能得以正常运转,皆有赖于命门真阳的温养煦缩,治疗慢性久病,尤其是疑难重症,首先考虑"固两本",尤其后天之本为要。纵观朱师组方:黄芪、生晒参、怀山药、仙鹤草、扶正散等贯穿始终。而且,朱师强调固护胃气,宜补不宜破。例如,治疗本病时,朱师一直注重护膜止痛、防止伤胃气,玉蝴蝶、白术、鸡内金、怀山药、陈皮等健脾化运之品辨证取舍。

**1. 重视指下功夫,细心体察脉象** 正常脉象有胃、有神、有根,机体一旦出现问题,脉象相应变化。例如久病之人气血阴阳皆损,脉象以"细""缓"为相应,若现弦脉,提示病进。笔者遵师所教,亲历多例患者,皆如师言。

**2. 未病先防,防治结合** 三诊时,患者诉已行7次化疗,与之前没有服中药时化疗的情况相比,病情改善明显。但朱师考虑其经受多次化疗,气血阴阳俱有虚损,目前虽未有明显表现,一旦有症状再施救则晚矣,故防患于未然殊为重要,原方酌加地黄、鸡血藤、阿胶等以补益气血,同时加用郁金以疏理肝气、防滋腻碍气血流通。

**3. 中西医结合,各取其长** 中西医对治疗肿瘤作用各有所长,不可互相取代,手术、放疗、化疗对部分癌细胞具有杀伤作用,但其不良反应令人望而却步,而且部分患者对放疗、化疗并不敏感,更为重要的是,攻击性治疗对引起肿瘤细胞产生的内环境没有根本性改观,肿瘤极易复发。朱师认为,肿瘤患者的治疗不可一刀切,应以患者为中心,选取适宜的治疗方法。对放疗、化疗敏感的患者,宜采取放疗、化疗作为首要的治疗手段,而对放疗、化疗不敏感者,应尽早采用中医治疗。中医药对于减轻放疗、化疗的不良反应等具有其他疗法无可比拟的优势,对于改善患者体质,提高抗邪能力,加速机体康复,提高患者的生活质量及远期疗效等,皆有其长,临床应大力推广。

### 【跟诊体会】

**重视生活方式及饮食调摄**　良好的生活方式及饮食习惯对肿瘤的发生、发展、预后起着不可忽视的作用。饮食有节、劳逸适度、调畅情志,对于保养正气、提高抗邪能力甚为重要。疾病发生的根本原因是机体阴阳动态平衡失常,阳气虚损是关键所在,生活中损伤阳气的行为不胜枚举,《素问·生气通天论》曰:"阳气者,烦劳则张",迟睡、过食生冷寒凉、久处空调环境、嬉乐不知节制等不良生活习惯都会过度消耗阳气,"阳退一分,阴进一分",种种疾病由此发生。因此,养成良好的生活方式是肿瘤患者调护的重要部分。即如本案例,患者经治疗,本已症情平稳,但放松警惕后,游乐无度,饮食无忌,迟睡熬夜等,病势急转直下,殊为可惜!

# 肝 胆 肿 瘤

## 案1　朱良春教授辨治肝癌——湿浊内阻,正虚邪实证

钱某,男,41岁。2010年3月5日初诊。

主诉:大便性状及习惯改变4个月余,便血1天。

患者有"乙肝大三阳20年"。4个月前患者发现自己大便性状改变,次数增多,质稀烂,未予以关注。1个多月前患者觉右上腹隐痛不适,至山东临沂某医院查CT示:肝部肿瘤,遂住院行"肝脏肿瘤切除术",术后病理示:中分化细胞瘤。术后患者仍感右上腹隐痛不适,复查MRI示:左肝内叶术后改变,考虑肿瘤复发伴门静脉瘤栓。当地医院诊断:原发性肝癌术后复

发。目前主症：神疲乏力，右上腹痛，恶心呕吐，腹胀，夜间入睡困难（因疼痛影响），大便5日一行，近日便血，来诊寻求中医药治疗。刻下：精神倦怠，面色灰暗，大便欠佳，小便可，舌衬紫，苔白腻，脉细。查体：全身皮肤黏膜及巩膜黄染，剑突下、右上腹压痛（+）。辅助检查：肝功示DB 38.7μmol/L，TB 70.3μmol/L，ALT 468.2U/L，AST 160.4U/L，ALP 114.32U/L，GGT 557.4U/L，LDH 263.9U/L。B超示：肝内光点增粗不均匀，胆总管、肝内胆管扩张。

中医诊断：肝积（湿浊内阻，正虚邪实）；西医诊断：原发性肝癌术后复发。

治法：扶正消癥，利湿止痛。

初诊处理：①扶正消癥汤，加金钱草30g，广郁金20g，生半夏15g，协定10号20g，鼠妇40g，六轴子1.5g，蜈蚣粉8g，党参30g，云茯苓20g，生白术30g，陈皮8g，凤凰衣8g，茵陈30g，赤芍15g，垂盆草30g，田基黄30g。3剂。②通便胶囊，每粒0.3g，每晚服1次，每次服0.9g。

二诊：患者腹痛腹胀、恶心呕吐、夜眠难安，黄疸明显，大便五日未解，舌衬紫苔白腻，脉细弦。朱师会诊考虑，患者大便不通是目前需解决之问题，五日大便不行，已服通便胶囊8粒仅下少许大便，此为郁毒内蕴，前法继进。处理：上方去党参，加蒲公英30g，参三七5g，全蝎3g，茵陈40g。

三诊：朱师会诊，患者症见黄疸明显消退，腹痛减轻，腹胀好转，恶心呕吐亦有好转，其间曾因腹胀查X线提示肠梗阻，遂加入大承气汤。后复查X线片提示梗阻缓解。复查肝功示：DB 19.8μmol/L，TB 33.9μmol/L，ALT 159.3U/L，AST 86.1U/L，ALP 166.2U/L，GGT 322.8U/L。较前明显好转。朱师指示，患者经治疗症状明显改善，守法继进；考虑患者进食较少，必要时加用油松节、鸡血藤、牛角腮益气补血。复查血常规。

四诊：患者诸症进一步好转，黄疸已退，无腹痛腹胀，无恶心呕吐。唯有劳累后出现右季肋下牵掣右肩部痛，纳可眠安，二便调，舌淡苔薄白，脉弦细。血常规示：WBC $3.3 \times 10^9$/L，RBC $3.11 \times 10^{12}$/L，HGB 103g/L，肝肾功能、电解质均为阴性。复查B超示：肝内光点密集，胆囊切除术后，胆总管轻度扩张。朱师指示，患者内郁之毒已减明显，继续扶正为要，前方加党参、油松节、牛角腮、鸡血藤、香附。

后患者完全康复，诉在外院复查肝脏CT病灶消失。

## 【诊治思路】

此例肝癌，经朱师加减辨治，终获全效。

朱师认为，此类病机多为肝郁脾虚日久所致，属于中医胁痛、郁证和癥积的范畴，"至虚之处，便是容邪之所""邪之所凑，其气必虚"，肿瘤患者多是在整体正气亏虚的基础上，表现于局部的病变，治疗多不易骤效，须着眼于整体，扶正祛邪，辨证施治。朱师辨治此类疑难病，以扶正消癥为基础，结合患者体质情况及具体脏腑加减施治，或扶正为主，或攻邪为先。例如，本案患者体质尚可，耐得攻伐之力，扶正消癥加用疏利化瘀之品，以疏肝利胆、散结止痛。

## 【朱师经验】

**1. 灵活施治、随机而化**　二诊时，患者大便一直未通，腹痛腹胀、恶心呕吐，朱师去补脾滋润的党参，加入蒲公英、参三七、全蝎，并增加茵陈量为40g，此中大有深意。试想，大便不通，一般多考虑为阳明之枢机不力，但枢机不力的原因为何？朱师认为阳明枢机不利之根源在于中焦气滞血瘀湿阻，致中土斡旋无力、郁毒内蕴所致，乃去补益之党参，加入蒲公英、参三七、全蝎，并增加茵陈用量以化解中焦湿滞，松解胶着之邪。对于入络在血的腹痛腹胀，叶天士曾云"取虫蚁之品，以松透病根"，朱师在治疗此类患者时，亦常选用九香虫、全蝎、蜈蚣等，收效甚佳。虫类药对慢性肝炎的作用，值得进一步研究。

案中所用的垂盆草、田基黄、茵陈为朱师治疗肝郁气滞血瘀所引致黄疸的必用品，其利湿退黄之效屡验不爽。

**2. 用药经验——半夏**　朱师认为肿瘤一病，盖因痰、瘀积聚者多。痰之为病，顽缠难去，恒非生半夏不为功，以其味辛，能开结降逆，交通阴阳，下气散结，半夏生者优良，同时配合生姜先煎。针对世人畏半夏之毒的说法，朱师体会：生半夏久煮，则生者变熟，何害之有？！传统的半夏经繁多程序加工后，有效成分大量散失，药效大减，用于轻病，尚可有效，用于重病，如何能建功？令人深思。

## 案2 朱良春教授辨治肝癌腹水——癌毒内侵，正虚邪恋证

纪某，女，65岁。2010年11月10初诊。

主诉：肝癌5年余。

患者5年前无明显诱因出现双下肢水肿，伴右上腹胀痛，就诊于台中市某综合医院，查腹部CT示：肝癌。术前评价患者一般情况可，行介入术、栓塞术共11次，末次时间为2010年9月28日，术后一般情况尚可（口述，未见报告）。近1个月来，患者觉上腹部胀痛不适，双下肢乏力，纳减，咳嗽有痰，时有气喘。当地医院胸片检查示：胸腔积液（未见书面报告结果）。查体：心率70次/min律齐，双肺未闻及明显干湿啰音，腹部膨隆，腹软，压痛不明显。双下肢凹陷性水肿，牙龈出血。纳少，夜眠可，时气喘，二便自调，苔薄白，质红，脉弦。

既往有高血压病史，服用利尿药降压，自诉血压控制良好。患者有肝癌家族病史，否认"肝炎"病史。血常规：WBC $4.85 \times 10^9$/L，RBC $3.71 \times 10^{12}$/L，PLT $112 \times 10^9$/L，HGB 112.9g/L。红细胞沉降率51mm/h。肝胆脾胰B超示：①肝硬化伴实质性占位；②脾不肿大；③腹水；④右侧胸腔积液。

中医诊断：肝积（癌毒内侵，正虚邪恋）；西医诊断：肝癌，并肝硬化腹水，胸腔积液。

治法：扶正荡邪，活血利水。

初诊处方：①扶正消癥方，太子参20g，广郁金20g，炮山甲粉10g（分吞），蜈蚣8g，葶苈子30g，猪苓30g，楮实子30g，菴䕡子30g，谷芽、麦芽各15g，砂仁（后下）5g，沉香曲20g，泽兰、泽泻各20g。6剂。②金龙胶囊每粒0.25g，每次服1.0g，每日3次，口服。③复肝胶囊，每粒0.4g，每天服3次，每次服1.2g，口服。④虫草孢子粉胶囊，每粒0.3g，每天服3次，每次1.5g，口服。

二诊：药后腹胀减，唯稍咳无痰，纳可，大便日行2~3次，眠可，苔薄白，脉弦。宗前法继进。处理：上方加炒白术30g，30剂。中成药同前。

三诊：患者来电述，药后症情平稳，述证索药。处理：守前方案继进。

四诊：患者药后症情平稳，CT示癌肿包块未见增大（口述，未见报告）。化验报告正常，胸腔积液已消。处理：目前病情稳定，牙龈未见渗血，唯尿量少夹有少量泡沫，苔薄白，脉弦。药既奏效，原法继进。处理：①扶正消

藏方,太子参20g,白术30g,广郁金20g,炮山甲粉10g(分吞),蜈蚣8g,生薏苡仁30g,楮实子30g,菴闾子30g,蟋蟀10g。30剂。每日1剂。②金龙胶囊,每次服1.0g,每日3次,口服。③复肝胶囊,每粒0.4g,每天服3次,每次服1.2g,口服。④虫草孢子粉胶囊,每粒0.3g,每服3次,每次1.5g,口服。

五诊:患者来电述,病情稳定,要求继服前药。

六诊:患者来电述,服药后有皮疹,尚不明确是否与药物有关,因患者目前在中美洲,求购复肝胶囊、炮山甲胶囊1个月。

七诊:患者精神较前好转,皮疹有所消退,仍有瘙痒,纳佳,大便欠爽,下肢稍有乏力感,近日复查肝功能:AST降到正常,GOT从146U/L降至102U/L,总胆红素正常。苔薄白,脉缓。病情较前平稳,唯湿热未清,余毒逗留。前法继进之。处理:①扶正消癥方,生晒参15g,广郁金20g,白术30g,楮实子30g,菴闾子30g,茵陈30g,生薏苡仁30g,蜈蚣4g,土茯苓40g,杜仲15g,赤芍、白芍各15g,炮山甲粉10g(分吞)。30剂。②金龙胶囊,每次服1.0g,每日3次,口服。③复肝胶囊,每粒0.4g,每天服3次,每次服1.2g,口服。

八诊:患者精神可,病情稳定,食欲好,无皮疹,续服中药1个月。

九诊:患者症情稳定,近来有腰腿痛,要求中药治疗。处理:①浓缩益肾蠲痹丸,每包4g,每次1包,每日3次,口服。②痹痛宁胶囊,每粒0.3g,每次5粒,每日3次,口服。

十诊:患者症情稳定,已改为口服中成药。

十一诊:患者症情稳定,唯双下肢有浮肿,纳可,眠安,二便自调。处理:上方加猪苓、茯苓各30g。30剂。中成药同前。

随访良好。

**【按语】**

本案例全程以"扶正消癥"为基础,随证加减,应机施治,取得显效。朱师辨治肝腹水、腹痛等的思路值得认真体会。

**【朱师经验】**

此类患者尤须注意肝脾问题,两脏的生理相关、病理相互影响。《素问·经脉别论》曰:"饮入于胃,游溢精气,上输于脾,脾气散精,上归于肺,通调水道,下输膀胱,水精四布,五经并行,合于四时五脏阴阳,揆度以为常也。"血之运行,有赖于脾气升清,脾之生化气血,依肝气疏泄,一旦肝脾两病,则气郁而血瘀。吴昆《医方考》云:"肝为至阴,胆无别窍,怒之则气无所泄,郁之则火无所越……故病则气血俱病。"此类患者肝木失于条达、横逆犯脾,易致肝脾两虚。故临证肝脾两调是重要法度。

尚须注意肝、脾、肾三脏的关系。无论是肝病日久影响脾,还是脾病日久影响肝,出现肝郁、脾虚或肝脾两虚等,其实与命门火衰密切相关。肾为先天之本,藏真阴而寓元阳,脾之健运、肝之条达均有赖于肾气温煦、鼓动,而肾阴不足则直接导致肝阴亏虚,命门火衰,而致脾虚不运。辨治疑难病尤须追本溯源,谨据病机而施。顽症痼疾,需抽丝剥茧;药既奏效,最宜守方;辨证既明,用药宜专;症情既变,药亦随易,所谓"持重""应机"也。

**1. 丸散以缓图** 疑难杂病多缠绵,治宜缓图。朱师指出,肝硬化、慢性肝炎、肝癌多为虚中夹实,扶正祛邪宜缓图。朱师长期临证经验研制"复肝丸",即是针对此病机而施(组方:红参须、参三七、土鳖虫、紫河车、炮山甲、广姜黄、广郁金、鸡内金,共研极细末,另用虎杖、石见穿、糯稻根煎取浓汁,与上药粉泛丸如绿豆大或轧成药片亦可,每日2次,餐前服。)方中紫河车大补精血,红参须益气通络,以扶正;参三七活血止血,散瘀定痛;土鳖虫破血消癥、和营通络,更加郁金、姜黄疏利肝胆、理气活血,鸡内金、炮山甲消积化滞、软坚散结,共奏补不壅中、攻不伤正之效,对于肝血瘀滞、肝脾两虚之证疗效可靠。

**2. 药对协同取效** 朱师擅长用药对,例如治疗肝病,善用楮实子、蒫蓂子。朱师认为,此二味有"养阴化瘀利水"之功,对于阴虚瘀积水停之证疗效可靠,其中蒫蓂子能活血化瘀、化浊宣窍、清热利水,楮实子既能养阴清肝,又能利水气。二药相伍,对于肝硬化腹水之阴虚水停之证,颇为合拍。药对乃朱师长期临证中所总结,经临床反复验证而成。

## 案3 朱良春、朱婉华教授辨治结肠癌肝转移——正虚瘀结证

戴某,女,58岁。2011年3月14日初诊。

主诉(代述):转移性肝癌术后5个月,结肠癌术后。

患者于2010年10月12日行"右半结肠、回肠末端切除+回肠、横结肠吻合+左右肝转移瘤切除+肝囊肿开窗术",并行化疗一个疗程。2011年1月27

日CT示:结肠癌、肝转移术后+介入+微波治疗后,腹膜后淋巴结微肿,右侧肾上腺转移癌(待排)。诊断:转移性肝癌术后,结肠癌术后,脾周积液,肠腔积液(左)。2011年3月11日上海某医院MRI示:结肠MT术后,肝多发转移灶,肝内胆管扩张,左肾小囊肿。血常规:RBC $3.9 \times 10^{12}$/L,HGB 109g/L,WBC $15.74 \times 10^9$/L;肝功能:TBIL 79.7μmol/L,DBIL 60.5μmol/L,ALG 1.0U/L,ALT 119U/L,AST 86U/L,ALP 950U/L,γ-GT 1242U/L,TG 94U/L,LDH 318U/L。肿瘤标志物:CEA 127.4μg/L,CA19-9 1713μg/L。刻下:皮肤巩膜黄染,畏寒,午后发热,38~39℃,呕吐白色黏痰,反胃,下肢水肿,食后脘腹发胀,口唇疱疹,大便日1行、干结,苔黄微腻,舌胖边有齿痕,衬紫,脉不详。

中医诊断:肝积(正虚瘀结),结肠、回肠癥结(正虚瘀结);西医诊断:转移性肝癌术后,结肠癌术后,肝内胆管扩张,左肾小囊肿。

朱师认为,此乃结肠癌肝转移之重症,拟予扶正祛邪、利胆退黄调之。

初诊处方:①扶正消癥汤,加生晒参15g,冬凌草40g,广郁金20g,金钱草30g,海金沙30g,生鸡内金15g,茵陈30g,青蒿15g,葎草20g,旋覆花30g,姜半夏12g,陈皮6g,莱菔子15g,楮实子30g,车前子30g(包),枳壳6g,生川大黄15g。10剂。②复方扶芳藤合剂,每次1支,每日3次,口服。③羚犀胶囊每粒0.3g,每天服2次,每次服1.2g,口服。④金龙胶囊,每粒0.25g,每次4粒,每日3次,口服。

二诊:代述,患者于3月17日于某医院行胆汁引流术,皮肤、巩膜黄疸稍退,仍低热缠绵,剑突下、胸前区4天前各出现肿大结节,呕吐反胃,口唇疱疹已结痂,大便色白,每日3~4次,质溏,尿少,苔黄腻,脉滑数。续当原法出入。处理:①上方去葎草、青蒿、生川大黄,加菴萳子30g,葫芦瓢20g,制川大黄6g,蜈蚣8g,炮山甲粉15g(冲),14剂。②中成药同前服用。

三诊:代述,患者药后体温正常,近日尿量增加(原利尿药已减),黄疸渐退,大便每日3~4次,色黄,易恶心呕吐,自视苔黄腻,体重现100斤(原130斤)。处理:①上方去金钱草,加沉香曲20g,14剂。②金龙胶囊,每粒0.25g,每次4粒,每日3次,口服。③复方扶芳藤口服液,每次1支,每日3次,口服。

四诊:代述,患者黄疸渐退,低热再发,乏力,食后易呕,便溏,粪便由白转黄,自觉舌苔薄黄微腻,舌红衬紫,边有齿痕。处理:原法出入。①扶正消癥汤,加生晒参15g,冬凌草40g,广郁金20g,金钱草30g,茵陈30g,炮山甲15g(冲),蜈蚣8g,旋覆花30g,竹沥半夏15g,陈皮6g,莱菔子15g,楮实子30g,

枳实壳各6g,赤芍、白芍各15g,沉香曲20g,14剂。②金龙胶囊,每粒0.25g,每次4粒,每日3次,口服。③复方扶芳藤口服液,每次1支,每日3次,口服。

五诊:电述,患者黄疸渐退,低热已无,唯食后易呕,精神尚可。处理:①上方去竹沥半夏,加姜半夏15g,蒲公英30g,14剂。②金龙胶囊,每粒0.25g,每次4粒,每日3次,口服。③复方扶芳藤口服液,每次1支,每日3次,口服。

六诊:代述,患者药后症平,晨起漱口时易呕,觉内热口干,乏力,食生冷方舒,大便日行3~4次,色黄,照片示:苔黄腻,舌红质胖,上海当地医院检查。肝功能: ALB 31.3U/L, A/G 0.7, TBIL 51.7μmol/L, DBIL 43.2μmol/L, AST 69U/L, GGT 205U/L, ALP 312U/L, LDH 759U/L。肾功能: Cr 29μmol/L。血常规: RBC $3.9 \times 10^9$/L, HGB 106g/L, WBC $10.33 \times 10^{12}$/L。守前治疗方案。

七诊:患者药后症平,大便日行2~3次,苔薄黄微腻,舌质淡紫,边有齿痕,脉滑数。复查CT示:肝脏多发低密度影,肝左叶低密度灶较4月12日缩小,两侧少量胸腔积液。续原法出入。

①扶正消癥汤,加生晒参15g,广郁金20g,金钱草30g,茵陈30g,海金沙30g(包),炮山甲粉15g(冲),蜈蚣8g,姜半夏15g,陈皮6g,八月札10g,首乌藤30g,合欢皮20g,甜葶苈20g,炒白术20g。20剂。②金龙胶囊,每粒0.25g,每次4粒,每日3次,口服。③复方扶芳藤口服液,每次1支,每日3次,口服。

【按语】

此为一例肠癌术后肝转移、胆道感染的患者。该患者的辨治全过程皆由代述,辨治有一定难度,仍然获得较好疗效。朱师创立的"扶正消癥"法辨治以肿瘤为代表的疑难杂症的学术思想体系值得推广。

【诊治思路】

关于"扶正消癥"法已多个案例论及,本案仅对案例所用专药做一回顾。广郁金、金钱草、海金沙、生鸡内金、茵陈等是朱师辨治考虑为肝胆郁滞致浊瘀内阻之证常用中药,临证常合用旋覆花、姜半夏、陈皮、枳壳、莱菔子等下气开结、消散中焦湿阻。而针对本案患者反复发热、黄疸,并发腹水、脾周胸腹腔积液,则合用青蒿、葎草、冬凌草、楮实子、车前子、生川大黄以清热郁积、下气利水。从患者出现明显黄疸,于外院行胆汁引流术后并发胆道感染,出现发热缠绵、黄疸不退、尿量少,并剑突下、胸前区等部位肿大结节、呕吐反胃等,以扶正消癥并上药加减治疗后,患者体温正常,尿量增加,黄疸渐退。复查各相关指标示明显改善。

### 【朱师经验】

**1. 慎重处理发热问题**

（1）整体调护,固护两本:患者畏寒,午后发热,呕吐白色黏痰,反胃,下肢水肿,食后脘腹胀;病机为阴寒盛于内、阳失潜藏,虽有"苔黄,热势较高"等标象,此为"至虚有实候",切不可专事寒凉清热凉、重伤人之阳气。

（2）抓关键病机,应机而施:患者病本为正气不足,然当下病机关键为邪结局部、郁滞不通而发热;扶正有助邪之嫌,攻邪又恐伤正。故在扶助正气基础上,针对发热的局部因素,施用针对性药物,如青蒿、葎草、羚犀胶囊等。

朱师提倡辨治疑难症"辨证与辨病相结合"是标本兼治之拓延,在固护两本基础上,酌用治标,起标本双治之妙。

（3）专病专药

消膨胀腹水——葶苈子、楮实子。朱师认为腹水出现往往表示肝、脾、肾三脏功能衰竭,与全身正气亏虚直接相关,阴阳气血皆不足,温阳则助火、养阴则碍水、利水则伤阴,辨治互掣肘,需着眼于整体、改善局部,始收全功。葶苈子,《神农本草经》称"味苦小温无毒,主五脏癥血,腹中水气,胪胀留热",能活血行瘀、化浊宣窍、清热利水。楮实子甘寒,入肝、脾、肾三经,功能养阴清肝、利水气,二药相伍,养阴兼化瘀、利而不伤阴。二药可作为治疗肝硬化腹水的药对,此为朱师长期的经验。

消疸退黄——广郁金、金钱草、海金沙、生鸡内金、茵陈等。这些药物配合扶正固本之药,具有良好的退黄疸之效。临床已多有效验,此不赘述。

**2. 擅用虫类药治肿瘤**

应用虫类药是朱师治疗肿瘤患者的特色,如方中蜈蚣、炮山甲、金龙胶囊等。

（1）蜈蚣:味辛,性微温,入肝、心经,是一味功效多样的药物,既能息风止痉、搜风通络,又能开瘀解毒、消肿缓痛,尚有益肾补阳、振奋精神之功,临床应用甚广。《神农本草经》谓:"主鬼疰蛊毒,啖诸蛇虫鱼毒,杀鬼物老精,温疟,去三虫",《名医别录》曰:"疗心腹寒热,结聚,堕胎,去恶血"。朱师认为,《别录》曰:本品能"疗心腹寒热",说明此药对胃肠功能有调整作用,而《医林纂要》"入肝祛风,入心散瘀,旁达经络,去毒杀虫",进一步指明本品对瘀滞肿痛有明确效果。

或有人谓其有小毒,朱师指出其干品毒液已氧化,并无毒害,在辨治基础上,参用蜈蚣每收佳效,不仅止痛,且能消癥、增强体质。个别过敏体质者,偶会出现异体蛋白质过敏现象,亦需注意。

此案用蜈蚣不用全蝎的原因是,全蝎以定惊、缓抽搐见长,而蜈蚣则以开瘀解毒见功,故风动惊厥用全蝎。正如恽铁樵对二者功效分析"蜈蚣最猛,全蝎最平,有用全蝎、蝎尾不能制止之风,用蜈蚣则无有不制止者;然有宜有不宜,惊风撮口最为强烈,非蜈蚣不能取效,寻常抽搐,则全蝎足以足事,不宜蜈蚣也"。

(2)炮山甲:味咸,性微寒,归肝、胃经。功能为活血散结、通经下乳、消痈溃坚,主治血瘀经闭、癥瘕、风湿痹痛、乳汁不下、痈肿、瘰疬等。《本草纲目》载其"除痰疟寒热,风痹强直疼痛,通经脉,下乳汁,消痈肿,排脓血,通窍杀虫",《医学衷中参西录》则曰"穿山甲,味淡性平,气腥而窜,其走窜之性,无微不至,故能宣通脏腑,贯彻经络,透达关窍,凡血凝血聚为病,皆能开之",朱师常用炮山甲配伍蜈蚣、守宫等治疗多种癌症,效果可靠。

虫类药固然有诸多效验,然配伍很重要:①对于阴虚者,有口舌干燥之弊,朱师配以生地黄、麦冬、石斛、白芍等。②阳虚者,则常用附子、川乌、桂枝、淫羊藿等。③服后皮肤如出现痒疹,系对虫类药异体蛋白的过敏,则配合徐长卿、地肤子、白鲜皮等。④胃脘不适者,则配伍以凤凰衣、玉蝴蝶缓之,兼护膜止疡。

## 案4 朱良春、朱胜华教授辨治胆囊癌——肝胆郁滞,癌毒内侵证

金某,女,64岁。2008年7月8日初诊。

主诉:腹部疼痛半月余。

患者2008年6月份出现剑突下疼痛,持续性,疼痛遍及整个腹部,近日觉疼痛转移至右腹,在当地医院予以止痛治疗(具体药物不详),疼痛缓解。后至日照市某医院查胆囊B超示:胆囊窝周围异常组织回声,考虑胆囊癌。建议手术治疗,患者拒绝。2008年6月25日到北京某医院查B超示:①右肝

下叶低回声,不排除胆囊病变侵及肝脏;②脂肪肝;③胆囊体部占位,胆囊癌不除外,胆囊结石。查CT示:胆囊癌并肝脏受侵及可能、胆囊结石,右肾小囊肿,肝被膜小钙化灶,右叶内钙化灶。亦建议手术治疗,患者再拒。来诊要求中医药治疗:现腹部痛不甚,纳可眠安,口发麻感,大便3~5天一行,小便尚可,舌淡红,苔黄根腻,脉细小弦。

既往:有糖尿病5年,服药控制可。本院查血常规:WBC $4.8 \times 10^9$/L,RBC $4.33 \times 10^{12}$/L, HGB 118g/L, PLT $194 \times 10^9$/L。ESR 16mm/h。

中医诊断:胆积(肝胆郁滞,癌毒内侵);西医诊断:胆囊癌,胆囊结石,脂肪肝,右肾小囊肿。

治法:疏肝利胆,扶正荡邪。

初诊处理:①扶正消癥汤去甘草,柴胡8g,金钱草30g,广郁金20g,赤芍、白芍30g,协定6号30g,生半夏15g(生姜3片,先煎30分钟),生薏苡仁、熟意苡仁各30g,豆蔻5g(后下),凤凰衣8g,怀山药20g,鬼箭羽50g,萹蓄30g。3剂。②金龙胶囊,每粒0.25g,每次4粒,每日3次,口服。③协定5号6g,每日2次,口服(饭前半小时)。(其后得知:患者自行一剂药吃两天)

二诊:患者诉无特殊不适,纳可,二便调,舌淡红、苔薄黄,脉细弦。相关检查回复。血常规:WBC $5.34 \times 10^9$/L, RBC $4.56 \times 10^{12}$/L, HGB 129g/L。ESR 27mm/h。肝、肾功能正常,血糖6.95mmol/L。CT示:胆石症,肝内钙斑,脾内钙斑?右肾囊肿。超声示:胆囊占位性病变:1.9cm×1.5cm,胆囊癌待排除;胆囊结石。药既获效,率由旧章,处方加用海金沙、芒硝以利湿化石。具体处理如下:①上方加海金沙30g,芒硝6g(分冲)。30剂。②金龙胶囊,每粒0.25g,每次4粒,每日3次,口服。③协定5号6g,每日2次,口服(饭前半小时)。(其后患者电述,不想服协定5号,自行停用。其他药物一直服用。)

三诊:家属传真,患者无不适。血糖6.78mmol/L, BUN 6.94mmol/L, Cr 45.04μmol/L, UA 318μmol/L。胆囊彩超示:胆囊内泥沙状结石。予以加强中焦运化之力,并促肝升胆降、以利结石排出。处理:

①扶正消癥汤去甘草,党参30g,云茯苓20g,白术30g,柴胡8g,金钱草30g,广郁金20g,赤芍、白芍各20g,协定6号30g,生半夏15g(生姜3片,先煎30分钟),生薏苡仁、熟意苡仁各30g,豆蔻5g(后下),凤凰衣8g,怀山药20g,鬼箭羽50g,萹蓄30g,海金沙30g,芒硝6g(分冲)。30剂。②金龙胶囊,每粒0.25g,每次4粒,每日3次,口服。③协定5号6g,每日2次,口服(饭前半小时)。

四诊：患者诉腹痛已无，唯胸背痛较明显，站立时较甚，纳可，眠安，二便尚调，苔薄白，边有齿痕，脉细濡。查体：腹软，直腿抬高试验（−），"4"字征（＋），臂丛神经牵拉（＋）。X线片示：颈椎病腰椎退变增生，骶关节退变增生，骶髂关节炎？药既获效，率由旧章。肾者，主骨生髓，患者颈胸腰椎皆退变，肾精亏虚可见，注意补肾。具体处方：①上方加骨碎补、补骨脂各30g。30剂。②金龙胶囊，每粒0.25g，每次4粒，每日3次，口服。③协定5号6g，每日2次，口服（饭前）。④浓缩益肾蠲痹丸，每包4g，每次1包，每日3次，口服。

五诊：家属来电述，患者目前疼痛已明显缓解，唯嗜睡，纳香，二便调。要求配药。处理：①扶正消癥汤去甘草，党参30g，云茯苓15g，白术30g，陈皮6g，石菖蒲10g，协定10号30g，生半夏15g（生姜3片，先煎30分钟），柴胡8g，金钱草30g，广郁金20g，凤凰衣8g，鬼箭羽30g，萹蓄30g，海金沙30g。30剂。②金龙胶囊，每粒0.25g，每次4粒，每日3次，口服。③协定5号6g，每日2次，口服（饭前半小时）。④浓缩益肾蠲痹丸，每包4g，每次1包，每日3次，口服。

六诊：代述，药后感乏力，（日照市某医院）腹部B超示：胆囊结石，余未见明显异常。肝功能正常，血糖10.56mmol/L。药既获效，率由旧章。处理：①上方加山萸肉15g，芒硝4g（分冲）。30剂。②金龙胶囊，每粒0.25g，每次4粒，每日3次，口服。③协定5号6g，每日2次，口服。④浓缩益肾蠲痹丸，每包4g，每次1包，每日3次，口服。

后家属代诉，患者因病情好转，自行停药1年，无不适。未做任何治疗

2011年1月14日家属来电，患者精神可，食纳可，二便调，唯饮食不能控制油腻之品，上腹部疼痛，时有恶心。当地医院查B超示胆囊结石最大0.7cm（未见检查单），要求中药治疗。朱胜华院长指示：拟疏肝利胆、扶正消癥。处理：①扶正消癥汤去甘草，柴胡8g，金钱草30g，海金沙30g（包），广郁金20g，生半夏15g（生姜3片，先煎30分钟），蒲公英30g，生白术30g，茯苓20g，鬼箭羽30g。30剂。②协定5号6g，每日2次，口服。

2012年4月30日，家属来院表示感谢，诉患者肿瘤病灶已消失（未提供验单），目前身体健康。

【按语】

本案例获得全效，"扶正祛邪"通贯辨治全程，据患者病情分阶段治疗，或以扶正为主，或以祛邪为要，或扶正祛邪并用。

### 【诊治思路】

综观此案例,在"扶正消癥"基础上据肝性喜条达之特点,灵活配用小柴胡汤、四君子汤,并用金钱草、广郁金、炮山甲活血解郁通络,以及开结下气涤痰之半夏等。从第四诊开始,患者腹痛缓解,邪势减,遂加大扶正力度,健运中焦脾胃,使轴运轮转,脾升胃降功能正常,则少阳胆"降"机复常,有降始能升,肝升复常,疏泄有度。治疗的过程中,贯穿全程的浓缩益肾蠲痹丸、金龙胶囊等也体现了朱师重视固护脾肾两本的一贯原则。虽然患者自行停药1年,但后续复查腹部B超示癌瘤消失。

### 【跟诊体会】

**1. 辨证与辨病相结合**　此为辨治各类疾病尤其是疑难杂症的指导原则,对中医临床具有重要的指导意义。

**2. 重视中焦　肝脾同调**　肝、脾二脏生理相关,病理相互影响。朱师指出,肝气易郁、肝血易虚,木郁则克土,木虚则被土乘侮。肝病可直接影响脾土运化;脾失健运,气血失充,亦影响肝之条达;同时,脾气升清亦赖肝气条达,故临床肝脾多同病,治宜肝脾同调。

**3. 用药经验——柴胡能"升"能"降"**　案例中柴胡的使用颇有深意。柴胡的功能医家多以其主升,如张洁古《医学启源》:"柴胡,少阳、厥阴引经药也……引胃气上升,以发散表热",其后李杲创制补中益气汤更把"柴胡主升"的作用着力体现。但柴胡只主升吗? 朱师长期临床经验认为,柴胡不仅主升,亦主降! 他从《神农本草经》谓柴胡"主心腹肠胃中结气,饮食积聚,寒热邪气,推陈致新"的论述中,认为书中虽未言明柴胡可以通便,但其有疏通肠胃功能之用是无疑的。此种认识在《伤寒论》阳明病篇也有类似论述:"阳明病,胁下硬满,不大便而呕,舌上白苔者,可与小柴胡汤,上焦得通,津液得下,胃气因和,身濈然汗出而解"。朱师认为,柴胡具有通降少阳胆腑,从而推动阳明之降的功能,此"降"的功能非李杲所谓"欲上升则用根,酒浸;欲中及下降,则生用梢",而是与柴胡用量有关,也即柴胡用大量时起"降"的作用,而小量柴胡(3~10g)作用在于升提。大量的柴胡(20~30g)应用有二:一是外感热病过程中,既非表证之发,又非里证可清下,而是寒热往来,或发热持续不退、胸胁苦满、大便不通,用之清热通便;二是杂病中常见之肝气郁结、胁肋胀满、便下不爽,或有便意而不能排出者,用柴胡为"于顽土中疏理滞气"。使用柴胡辨证之眼目是白苔,且较多垢腻。

**4.重视饮食调摄** 朱师对肿瘤等疑难杂症的治疗也十分重视饮食调摄,认为此对患者的康复及预后起着重要的作用。朱师在治病过程中不忘对患者进行思想疏导,灌输正确的饮食习惯与营养观念,即如本案例患者就是不注意饮食调试而致病情反复。

# 肺 部 肿 瘤

## 案1 朱良春教授辨治肺癌——正虚瘀结证

杨某,女,76岁。2011年5月27日初诊。

主诉:颈部僵痛3年。

患者2005年体检发现肺占位病灶,因无症状,未予以重视。2008年因"颈部僵痛"查颈椎X线示:颈椎退变。胸CT示:右肺上叶肿块,考虑周围型肺癌可能性大(3.1cm×4.8cm)。ECT示:颈椎肿瘤。因无法手术,故当时亦未治疗。2009年4月PET/CT示:左上肺舌段周围型肺癌(4cm×4.9cm),并左肺门淋巴结转移(1.3cm×1.5cm),双肺多发转移,第2、4胸椎椎体骨转移,肝多发囊肿,左腹股沟斜疝。于2009年4—6月间行颈、胸部放疗,之后间断用相关中药(具体不详)。2011年2月22日于上海某医院复查,颈MRI:第2、3、4、5胸椎椎体及附件多发转移瘤,左侧颈部多个淋巴结肿大,第2胸椎椎体后移,局部椎管内脊髓受压,比2009年旧片受压程度减轻。肺部CT示:左肺上叶肺癌,伴局部肺不张,双肺多发转移。

既往史:有"慢性萎缩性胃炎、血脂偏高"病史。目前患者精神可,颈僵硬、肿大,掣痛及肩,张口稍受限,上肢上举时疼痛。诉每日服2粒尼美舒利分散片仍不能止痛,颈淋巴结肿大,无压痛,无胸闷痛,阵发性干咳,偶咯血,有时言语不利,纳可,大便1日2次,舌红苔薄少,脉细略数。

辅助检查示:WBC 4 100×10$^9$/L, RBC 410×10$^{12}$/L, HGB 120g/L, PLT 10×10$^9$/L, ESR 25mm/h, TSGF 252μg/L, CEA 4.2μg/L, NSE 4.1μg/L。

中医诊断:肺积(正虚瘀结);西医诊断:肺占位骨转移,肺转移伴肺不张,颈部淋巴结大危重症。

治宜:扶正祛邪,软坚消癥。

初诊处理：①扶正消癥汤，加葛根20g，金荞麦40g，炮山甲（打）10g，冬凌草30g，金沸草20g，猫爪草30g，山慈菇15g，蜈蚣6g，北沙参20g，猫人参30g。20剂。②金龙胶囊，每粒0.25g，每次4粒，每日3次，口服。③扶正消瘤散30g，每次2g，每日3次，口服。④芙黄膏4盒，加入西黄丸4支，六神丸2盒，研细调敷。

二诊：药后症减，颈肩僵痛、肿胀、淋巴结肿大较前缩小，自诉缩小肿块有向下移位的感觉，上肢上举活动时疼痛缓解，纳可，便调，舌暗红中裂，质干，齿痕明显，苔薄白腻，脉细滑。处理：上方加制南星30g，补骨脂20g。20剂。中成药同前。

随访患者药后症状进一步减轻，遂自行停药，但症状没有加重，本人也没有进一步复查。已嘱其定期复查，如有不适请即来诊。

## 【按语】

此为一例疗程短、效果治疗较好的肺癌伴颈椎肿瘤、多发肺骨转移案例。本案收效之快，令人叹服，朱师"扶正消癥"实为辨治疑难杂症之实用临证法则。

## 【诊治思路】

患者来诊时病程已7年余，经外院反复中西医治疗未果，病情渐加重，来诊一派正虚瘀结之象，朱师确立"扶正祛邪，软坚消癥"法，以扶正消癥汤加葛根、金荞麦、炮山甲、冬凌草等。同时辅以金龙胶囊、扶正消瘤散扶助正气；配合外用药敷颈部肿大处。患者20剂后出现病症明显好转，颈肩僵痛好转，局部肿胀、淋巴结肿大较前缩小，活动肢体时疼痛缓解。

## 【朱师经验】

跟师学习深有感触的是朱师"扶正消癥"法辨治肿瘤病的广泛指导作用，尤以淋巴癌、原发性肝癌、胃癌、肺癌以及妇科肿瘤疗效为著。笔者在脱产跟师期间亲睹胃癌、淋巴癌、妇科肿瘤患者经治疗后，长期带瘤生存，甚至瘤体消散者众。其中"扶正"贯穿全程，区别邪正虚实分阶段"消癥"。具体辨治过程中，朱师强调"持重"与"应机"，即辨证既明、用药宜专，一旦药中肯綮，则需坚持服药，不宜轻易更方。如非霍奇金淋巴瘤案在治疗过程中患者出现肢体痛,许多患者在治疗期间出现发热、疼痛加重等时,朱师认为此是机体正气得以恢复,抗邪有力的表现,此时不可改弦更张,应着眼于根本病机随证加减;更不可急功冒进,宜徐图效机。

笔者深刻体会到,临证掌握好"扶正消癥"原则,需要医者对疾病的根本病机、关键要素、用药特点等有全面透彻的认识与把握。譬如将军排兵布阵,知己知彼,方能百战不殆。

**1. 外治法** 此为朱师治疗癌肿将溃不溃或溃而不畅时所常用。朱师常用芙黄膏加入西黄丸、六神丸研细调敷,临床对于缓解局部癌肿疼痛,促进溃疡组织愈合有很好的辅助治疗作用。

**2. 整体扶正,局部消癌** 癌肿是在机体全身衰弱的基础上,以局部突出表现为特点。人禀五常化生五脏,脏腑气机通畅、经脉调达、络脉调匀,四肢百骸得以濡养,自是百病不生。一旦环境变化、饮食结构或情绪等诸多因素影响,出现气机不畅,气血运行失序,郁而结、结而滞、滞而阻,则为积为结。《黄帝内经》曰"阳化气,阴成形"是矣。

朱师辨治癌肿基本原则为扶正,同时强调,脏腑各有不同的生理、病理特性,癌肿病发的具体部位不同,与本脏的病理生理紧密相关,"至虚之处,便是容邪之所",宜区别在脏在腑、在气在血,方可有的放矢。若综合大队抗癌药群起而攻之,对全身进行大扫荡,辨证论治就失去了意义。故从整体着眼,从局部着手,采用辨证与辨病相结合可为治疗癌肿的全面之法。具体到本案患者,专药即冬凌草、金沸草、猫爪草、山慈菇。试分述如下。

(1)山慈菇:甘微辛,有消肿、散结、化痰、解毒之功,治疗痈疽疔肿、瘰疬、喉痹肿痛,蛇虫狂犬咬伤。《滇南本草》:"消阴分之痰,止咳嗽,治喉痹,止咽喉痛,治毒疮,攻痈疽,敷诸疮肿毒,有脓者溃,无脓者消";《本草再新》谓本品"治烦热痰火,疮疔瘰瘟,瘰疬结核,杀诸虫";《国药的药理学》更谓本品"为黏滑药,用于呕吐下痢等"。山慈菇治疗因痰所致诸怪病,效果肯定,盖与其涤痰散结相关。正如《本草新编》谓"山慈菇,玉枢丹中为君,可治怪病,大约怪病多起于痰,山慈菇正消痰之药,治痰而怪病自除也,或疑山慈菇非消痰之药,乃散毒之药也。不知毒之未成者为痰,而痰之已结者为毒,是痰与毒,正未可二视也"。"百病皆由痰作祟",故朱师临证治疗痰浊凝结之疑难怪病,多用山慈菇配猫爪草、半夏等消痰散结类为用。

(2)猫爪草:味甘辛,性微温,归肝、肺经,有化痰散结、解毒之功。朱师认为本品味辛能散、能化痰浊、消郁结,凡因痰所致的病证皆可用之。

（3）冬凌草:味苦性凉,有清热散结解毒之功。朱师常用于治疗乳腺癌、胃癌等。

（4）金沸草:金沸草为旋覆花的茎叶,味咸性温,能散风寒、化痰饮、消肿毒,治风寒咳嗽、伏饮痰喘、胁下胀痛、疔疮、肿毒。《天宝本草》谓本品:"清肺除热,散寒去火,治呕喘咳嗽,吐衄,开窍通淋",《四川中药志》也谓其"止咳化痰,定喘除饮,治心脾伏饮,胁下胀痛,肺中痰结,唾如胶漆,及风气湿痹"。朱师经验,对于肺咳有痰,伴热象者常以此四味加减治疗,未有不效者。

## 案2　朱良春教授辨治肺癌——正气虚损,精气血大虚证

李某良,男,49岁。2008年11月24日初诊。

主诉:确诊为肺癌7个月余。

患者于7个月前无明显诱因下出现左侧胸痛,渐加重,遂至当地医院行CT检查:左上肺小细胞肺癌,纵隔淋巴结转移。未行手术治疗,行化疗9次,放疗30次,患者体质渐差,不能耐受放疗、化疗,现已停放疗。要求行中医药治疗,遂由家人送来诊。

刻诊:神清,体瘦,精神萎靡,头无力抬起,面色苍白无华,咳嗽以干咳为主。纳谷尚可,二便调,眠可,苔薄腻,脉弦。

辅助检查:来诊前行CT复查发现背段炎症,左侧胸腔积液。B超示:左侧腹股沟区低回声结节,淋巴良性肿块可能性大。血常规:白细胞、血小板低,来诊前查:WBC $1.65 \times 10^9$/L,RBC $2.04 \times 10^{12}$/L,HGB 60g/L,PLT $265 \times 10^9$/L。

中医诊断:肺癌(正气虚损,精气血大虚),虚劳(精血不足);西医诊断:左上肺小细胞肺癌,并肺癌化疗后重度贫血。

辨证:正气重挫,气血亏虚。

治法:扶正,消癥结。

初诊处方:①扶正消癥方,潞党参30g,金荞麦30g,全当归10g,熟地黄20g,山萸肉30g,鸡血藤30g,油松节30g,牛角腮30g,甘杞子15g。20剂。②金龙胶囊,每粒0.25g,每次4粒,每日3次,口服。③扶芳藤合剂,1支,每日2次,口服。

二诊:家人电述,服药后精神改善,今日血检:WBC $5.1 \times 10^9$/L,PLT 164 ×

$10^9$/L。偶咳,纳可,大便1~2日一行。药既获效,率由旧方。处理:①上方加甜葶苈30g,20剂。②金龙胶囊,每粒0.25g,每次4粒,每日3次,口服。

三诊:患者电述,患者现已外出游玩,纳可,二便调,近日血检:WBC $5.6 \times 10^9$/L, PLT $130 \times 10^9$/L。处理:继用前治疗方案。

四诊:患者服药后诸症好转,唯咳嗽少作,纳谷欠佳,口干口苦,舌偏红苔薄黄腻,脉细。于北京某医院复查胸CT示:①左上肺小细胞肺癌治疗后改变,与前片相比无明显变化;②左肺下叶背段放射性炎症。B超示:颈部、腹部淋巴结未见肿大。血检:WBC $4.12 \times 10^9$/L, RBC $3.48 \times 10^{12}$/L, HGB 120g/L, PLT $135 \times 10^9$/L,肝功能:AST 41.2U/L, ALT 62.6U/,余(−),肾功能正常;CEA、CA125、CA724、NSE、SCC均正常。续以原法出入,继续予以补气血、益肝肾为主。处理:①协定5号加潞党参30g,金荞麦40g,全当归10g,熟地黄20g,山萸肉30g,鸡血藤30g,油松节30g,牛角腮30g,甘杞子15g,鸡内金15g,川石斛15g,女贞子20g。30剂。②金龙胶囊,每粒0.25g,每次4粒,每日3次,口服。

五诊:患者电述,药后精神佳,体力可,纳谷香,二便调,夜间眠安。近期复查。血检:WBC $3.6 \times 10^9$/L,其余正常,续原法出入。嘱其安静休养为主,勿过劳。处理:①上方加阿胶珠15g,30剂。②金龙胶囊,每粒0.25g,每次4粒,每日3次,口服。

六诊:患者电述,近日因工作过于劳累,易乏力,纳谷香,二便调,夜间欠安。近日检查血:WBC $4 \times 10^9$/L, HGB 120g/L, PLT $113 \times 10^9$/L,其余正常。处理同前,30剂。嘱其适度劳动,勿过劳。

七诊:述药后症情平稳,精神尚好。复查肺部CT示:肺部肿块较前缩小,未见肿大淋巴结,放射性肺炎。检查血:WBC $4.5 \times 10^9$/L, PLT $120 \times 10^9$/L,其余正常。精神佳,纳谷可,大便稀,日行2次,小便调,夜间眠安。续原法出入。处理同前,30剂。

八诊:患者近来症情平稳,精神佳,体力可,纳谷香,二便调,夜间眠安。复查血常规正常,B超示:肝、胆、脾、胰未见异常。续同前处理:①上方30剂。②金龙胶囊,每粒0.25g,每次4粒,每日3次,口服。③扶正消瘤丸每粒0.3g,每天服3次,每次服1.5g。

九诊:患者电述,药后症情平稳,精神佳,纳可,大便稀,日行1~2次,小便调,夜间眠安。检查血:WBC $5.5 \times 10^9$/L, RBC $4.7 \times 10^{12}$/L, PLT $129 \times 10^9$/L,

其余正常。续原法出入。处理:上方30剂。中成药同前服用。

十诊:九诊方共服了90剂后,诉近日因劳累,失眠多梦,四肢乏力,食欲不振,口干音哑,舌淡红苔薄黄,脉细弱,左寸脉弦。续当原法出入。处理:上方加玄参15g,首乌藤30g,30剂。中成药同前服用。

十一诊:患者十诊方共服90剂后,除中间出现一次感冒外,无再发其他不适。精神佳,神志清,纳可,便调,苔薄、舌淡胖衬紫,脉细。目前已服药1年,精神显见好转,复查CT病灶较前缩小。守原法出入。处理:①扶正消癥方加金荞麦40g,甜杏仁10g,熟地黄20g,北沙参20g,山萸肉30g,女贞子20g。30剂。②中成药同前服用。

十二诊:患者十一诊方共服用110剂后来诊,因病情平稳未再服用药物。

随访良好。

### 【按语】

此为小细胞肺癌患者治验案例,以扶正为主,祛邪为辅是朱师治疗此类疾病的原则。以此为指导下的"扶正消癥方"是朱师辨治肿瘤性疾病的学术思想的基础用方,不再赘述。

### 【诊治思路】

本案患者来诊前已行化疗9次,放疗30次,体质差,不能再耐受放疗、化疗。来诊时精神萎靡,头倾视深,面色苍白无华,体瘦,干咳,一派大虚之象,故以扶正为着重点,以扶正消癥汤为基础加潞党参、全当归、熟地黄、山萸肉、鸡血藤、油松节、牛角腮、甘杞子。服药20剂后,患者精神改善,除了偶尔发作咳嗽,复查血常规示三系已升至正常;三诊后患者病情明显改善,已外出游玩,此后血常规示三系波动在正常水平;20剂后白细胞由$1.65 \times 10^9$/L上升至$5.1 \times 10^9$/L;七诊后复查肺部CT示肺部肿块较前缩小,未见肿大淋巴结,放射性肺炎;服药5个月后复查癌体缩小;服药1年,精神显见好转,复查CT病灶继续缩小。此后一直以扶正消癥为基础加减,并服金龙胶囊等。经过扶正消癥治疗,患者病情明显改善,恢复正常生活、工作,病情平稳而身体健康。

**【朱师经验】**

1. **妙用药对** 鸡血藤、油松节、牛角腮是朱师辨治患者正气亏虚、血三系减少的常用药对，能补虚劳、益气血。朱师长期临证观察，认为此三味药对于提高患者免疫力、升高血小板有明显作用。笔者在跟诊过程中，见证了不少施用后血三系不同程度升高的案例，颇值得进一步研究。

2. **正确认识所谓"上火"** 临证不少阴阳皆亏虚的患者（包括此案）外在表现为体瘦、舌红、口干、小便黄等。朱师认为此"上火"有两种原因可考：①久病阴阳本虚，复因烦劳，虚阳浮于上，《黄帝内经》曰"阳气者，烦劳则张"即指此；此"火"为"虚火"，慎不可以"阳盛"而处以寒凉。②此"火"在阴阳俱虚的基础上出现，是"水浅不养龙"，故治疗当"育阴以涵阳"、引虚阳下潜归于坎水，而非清之、泻之。本案例加用玄参、首乌藤即此意。

朱师对阴阳二者互根互用互助之体用详加论述，认为，人之所以生，生命之所以能持续，健康之所以得到维护，实源于水火之相济、阴阳之合和。真阳没有真阴，就失去了物质基础，真阴没有真阳，就消亡了一切动力，所谓"孤阴不生，独阳不长"也，而任何一方出现偏盛、偏衰的情况，疾病即会发生。因此，重视扶阳，不可忽视填补"真阴"；但若专事滋阴，则恢复甚慢，倘佐培补肾阳，则阳生阴长，生、化之机较快平复。始可得"阴得阳生而泉源不绝；阳得阴助而生化无穷"之效。

## 案3 朱良春教授辨治肺癌——正气瘀结证

陈某，女，23岁。2011年3月3日初诊。

主诉：反复咳嗽3年，加重伴咳血半年。

患者4年前因"左下肢肌肉纤维瘤"行手术治疗，术后化疗2个疗程，恢复良好。3年前因咳嗽就诊于当地，摄片示左肺阴影（具体不详）。近半年反复咳嗽，干咳为主。2月17日因"咳血"就诊于某医院，行胸部CT示：左肺中心型肺癌，伴阻塞性改变，两肺及肺门多发转移可能。血检：NSE 157.7ng/ml；支气管镜活检示：腺泡状软组织肉瘤可能。右下肢包块病理活检示：倾向为软组织腺泡状肉瘤可能。近半年右下肢包块呈进行性增大，皮肤灼热，无疼痛，行走自如，包块处有一烫伤瘢痕。胃纳一般，大便1~2日一行,不干,苔白厚腻罩黄,质暗红衬紫,脉细数。复查CT示:左上叶支气管开口处占位并左上肺阻塞性肺炎、肺不张改变,与2月17日CT比较略增大,两肺及右肺门多发转移,左上胸腔少量积液。目前患者精神可,阵发性咳嗽、咽痒,无咳痰及痰中带血丝,无胸闷痛。

中医诊断:咳嗽(正气瘀结);西医诊断:腺泡状软组织肉瘤伴两肺、右肺门多发转移,阻塞性肺炎。

治法:患者病情重笃,预后堪虞。治疗扶正消癥、解毒散结。

初诊处理:①扶正消癥汤,加炮山甲粉10g(冲),炙蜈蚣6g,肿节风30g,冬凌草30g,金荞麦40g,鱼腥草30g,制半夏15g,蛇六谷20g,生晒参15g,生白术30g,金沸草20g,蝉蜕10g,20剂。②扶正消瘤散,每次2g,每日3次,口服。③西黄丸,每次1支,每日2次,口服。

二诊:电述患者药后症减,咳嗽减轻,余无明显不适,大便每日一行,苔腻渐化。处理:原治疗方案继进。

三诊:电述患者精神可,仍有咳嗽阵作,咽痒即咳嗽,痰白量不多。二便调。处理:上方加白前胡15g。30剂。中成药同前。

四诊:电述,晨起咳痰加鲜红血丝,余无特殊。处理:参三七末6g(分吞)。

五诊:患者来诊,诉右下肢包块较前缩小,皮肤灼热如前。咽痒干咳较前减少,近2周双太阳穴处胀痛,无恶心、呕吐,左前胸可抚及一硬质包块,余无所苦,纳香,大便日行,小便可,苔薄微腻黄、质暗红,脉细数。守原法继进。处理:上方生白术改炒白术30g,加大贝母15g,山慈菇15g,青皮8g,紫背天葵20g,蒲公英30g。30剂。中成药同前。

**【诊治思路】**

此例肺癌为腺泡软组织肉瘤转移所致,来诊时患者已反复咳嗽3年、加重伴咳血半年,CT示多发肺门、支气管病变,并阻塞性肺炎、肺不张。综观四诊,患者正气消耗明显,病情重笃,稍有不慎,即可能加重或诱发他症。朱师立"扶正消癥"为基本法则,从固脾肾两本着手,酌加专药。初诊以扶正消癥汤为基础,酌加炮山甲、炙蜈蚣、肿节风、冬凌草、金荞麦、鱼腥草、制半夏、蛇六谷、生晒参、生白术、金沸草、蝉蜕。服20剂后,患者咳嗽减轻,苔腻渐化。五诊时左下肢包块较前有所缩小,唯原病灶部位的皮肤灼热一直未减,即在原方基础上加大贝母、山慈菇、青皮、紫背天葵、蒲公英以散结消肿、化瘀通络。此案例虽失访,但其阶段性取效非常明显。

### 【朱师经验】

**专病专药**

(1)肿节风、冬凌草、金荞麦、鱼腥草:冬凌草,苦寒,有散结清热解毒之功;金荞麦、鱼腥草早已被证明是治疗肺部瘀毒有效的药物,尤其金荞麦有攻邪不伤正、散痛不留结的特点,对肺部痈肿、结块有较好清解作用;而肿节风性辛味苦平,归肝、大肠经,有祛风除湿、活血散瘀、清热解毒之效,能抑制肿瘤而增其效。朱师在长期临床观察中发现肿节风小剂量有扶正,大剂量则以清热解毒、散结化瘀为长,用于免疫性疾病活动期效果可靠。本案患者虽本虚明显,但精神尚可,原发病位的皮肤灼热,苔白厚腻罩黄,质暗红衬紫,脉细数,朱师综合考虑痰瘀壅而化热、热毒偏盛表现甚为明显,宜扶正与消癥并用、熔寒温于一炉,在扶正基础上加用四味药,既散结解毒,又不伤正。

(2)炮山甲、炙蜈蚣、蝉蜕、贝母:炮山甲,《医学衷中参西录》载其"味淡性平,气腥而窜,其走窜之性,无微不至,故能宣通脏腑,贯彻经络,透达关窍,凡血凝血聚为病,皆能开之"。《滇南本草》谓本品:"治疥癫痈毒,破气行血,治胸膈膨胀逆气,又治膀胱疝气疼痛"。穿山甲兼攻邪扶正之效,为朱师所常用。蜈蚣,《本草纲目》:"主鬼疰蛊毒,啖诸蛇虫鱼毒,杀鬼物老精,温疟,去三虫"。蝉蜕善疏散风热、透癮疹解毒,贝母具化痰散结之力。此处四药合用,共奏解毒散结、通络之功,临证为朱师所常用。

## 案4 朱良春、朱婉华教授辨治肺癌——正虚痰瘀互阻证

华某,女,37岁。2011年3月18日初诊。

主诉:左肺癌化疗后3个月(腺癌$T_2N_3$骨)。

患者2010年12月因"刺激性干咯伴发热10余天"就诊于无锡某医院,当时颈部可及一大小约0.5cm肿大淋巴结,PET/CT示:左上肺结节、双颈部、双侧腋窝、及双侧肺门多发肿大淋巴结,胸12FDG代谢异常增高,考虑左肺癌及转移可能。左锁骨上淋巴结病理示:转移性癌,大致为腺癌。患者化

疗后因体质下降,不能耐受,遂出院前来求治。刻下:精神不振,面色萎黄,面部色斑满布,呛咳阵作,少痰难咯、色白,咽痒,味咸,纳欠佳,大便干结,3~4天一行,舌暗衬紫,苔薄白,脉细小数。

既往有类风湿关节炎病史,已使用益赛普(注射用重组Ⅱ型肿瘤坏死因子受体-抗体融合蛋白)1年余。2011年1月10日在无锡某医院检查:ASO 290U/ml, CRP 19.4mg/L, RF 1 220IU/ml。2011年2月28日在无锡另一医院查:WBC $3.2 \times 10^9$/L, HGB 100g/L, RBC $3.52 \times 10^{12}$/L, PLT $152 \times 10^9$/L。肝、肾功能正常。

中医诊断:肺癌(正虚痰瘀互阻),顽痹(肾虚痰瘀互阻);西医诊断:左肺癌化疗后,伴多发淋巴结广泛转移,类风湿关节炎。

此乃肺癌伴多发转移,类风湿关节炎重症,拟予以扶正祛邪、软坚消癥治之。

初诊处理:①扶正消癥汤,加金荞麦50g,金沸草20g,白前、前胡各15g,天冬、麦冬各20g,阿胶珠15g,生晒参20g,枳实、枳壳各6g,生川大黄2包(冲),川百合30g,金刚骨50g,肿节风30g,炮山甲12g,猫爪草30g,徐长卿15g,甘草6g。2剂药服3天。②金龙胶囊,每粒0.25g,每次4粒,每日3次,口服。③扶正散,每次3g,每日2次,口服。④复方扶芳藤合剂,每次1支,每日3次,口服。

二诊:患者3月21日入院化疗,8天后出院,淋巴结未见明显消退,皮肤凉,咳嗽同前,咽痒,喉间有痰不畅,咳甚时胸背痛,多梦,脱发明显,住院期间停中药。诉胃纳欠佳,大便质硬,用生大黄2包后腹泻,用1包不能日解一次大便,苔薄质淡,脉细软小数。血常规:WBC $3.3 \times 10^9$/L, HGB 93g/L。朱师分析:此证乃久病及肾,化疗后正气进一步受损,气血不足,注意补益肺肾,肾气充,则气之出入纳潜正常,其本始可固。处理:续扶正为主,变化出入。上方去白前、前胡、天冬、麦冬、枳实、枳壳、阿胶珠,加蛇蜕10g,蒸百部15g,天竹子15g,蜈蚣8g,淫羊藿15g。2剂药服3天。中成药同前。

三诊:患者药后症平,咳嗽咳痰难出,有堵塞咽部之感,痰白质稀有咸味,无胸痛,胃纳欠佳,颈部淋巴结仍见。化疗于5月1日结束。自诉血常规正常,服用大黄1.5包后,大便每日2次。续当原法出入。处理:①扶正消癥汤,加金荞麦50g,金沸草20g,生晒参20g,旋覆花2包(冲),金刚骨50g,肿节风30g,猫爪草30g,徐长卿15g,生川大黄2包(冲),炮山甲粉12g,蜈蚣8g,夏枯草2包(冲),山慈菇15g。2剂药服3天。②金龙胶囊,每粒0.25g,每次4粒,每日3次,口服。③扶正散,每次3g,每日2次,口服。④复方扶芳藤合剂,每次1支,每日3次,口服。⑤六神丸2盒,每次服5粒放于舌后半部,待其自化后漱口,每日2次。⑥芙黄膏加六神丸、西黄丸研极细末和调敷于淋巴结,每日一换。

四诊:来人述症,患者晨起咳嗽,痰中夹血,日发作1~2次,较前易咯出,化疗6次已完成,自诉有"肺部感染、双肺肿块增大"(未行检查),体温在38.2℃上下波动,偶有胸痛,颈部淋巴结未见变化。纳可,便调,舌脉不详。续原法处理:①上方加炙麻黄6g,杏仁泥15g,生石膏15g,银翘各15g,羌活6g,板蓝根30g。②金龙胶囊,每粒0.25g,每次4粒,每日3次,口服。③复方扶芳藤合剂,每次1支,每日3次,口服。

五诊:家人电述,患者发热已退,咯血已退,咳嗽痰少,化疗正进行第7次。近日在上海检查示:癌肿脑转移。析:咳咯症状已平,肺肾之气暂固,但出现脑转移,考虑正气不足无以抗邪,继续予以扶助正气为主,同时注意癌肿已转移到脑部有发作癫痫之虞,注意预防之。处理:①三诊方加石菖蒲20g,益智仁20g。②金龙胶囊,每粒0.25g,每次4粒,每日3次,口服。③复方扶芳藤合剂,每次1支,每日3次,口服。

六诊:电述咳嗽咯血明显好转,少痰,晨起有少量黄色黏痰,平时以白色泡沫痰为主,已无咯血,胸中有气上冲感,纳可,便调。第7次化疗结束,上海市某医院做出出院诊断:左肺腺癌、多发淋巴结转移、第12胸椎转移、脑转移。纳欠佳,二便调,舌薄黄微腻,质衬紫,脉细小数。血常规:WBC $6.3 \times 10^9$/L,HGB 80.79g/L,PLT $165 \times 10^9$/L,RBC $3.07 \times 10^{12}$/L,LDH 376。析:患者经化疗,体质大为受损,脏腑之气明显不足,五脏承制失常,咳、咯、痰交相发作,续扶正消癥、健脾助运。处理:①扶正消癥汤,加金荞麦50g,金沸草20g,生晒参20g,旋覆花2包(冲),金刚骨50g,肿节风30g,猫爪草30g,徐长卿15g,生川大黄2包(冲),炮山甲粉12g,蜈蚣8g,夏枯草2包(冲),山慈菇15g。2剂药服3天。②金龙胶囊,每粒0.25g,每次4粒,每日3次,口服。③复方扶芳藤合剂,每次1支,每日3次,口服。④芙黄膏4盒,加六神丸10盒、西黄丸10支,研极细末和调敷于淋巴结,每日一换。

七诊:药后症减,咳嗽咳痰较前明显减轻,精神好转,痰呈泡沫,无咯血,无头晕,纳可、便调,近期血检:WBC $2.6 \times 10^9$/L,RBC $3.61 \times 10^{12}$/L,HGB 92g/L,PLT $126 \times 10^9$/L,苔薄黄微腻,舌淡衬紫,脉细小数,续原法出入。处理：①上方加油松节30g,鸡血藤30g,牛角腮30g,紫背天葵15g。②金龙胶囊,每粒0.25g,每次4粒,每日3次,口服。③复方扶芳藤合剂,每次1支,每日3次,口服。

八诊：药后症减,颈部淋巴结已消,咳嗽咯血痰未见再发,唯平卧时症显,眠中易醒,纳可,便调,苔薄黄微腻,舌淡衬紫,脉细。续原法出入。处理：①上方加玉蝴蝶8g。②金龙胶囊,每粒0.25g,每次4粒,每日3次,口服。③复方扶芳藤合剂,每次1支,每日3次,口服。

九诊：药后症平,咳嗽咯少量痰,胸膺至胃脘部偶有不适,眠不安,纳可,便调,舌淡苔薄黄微腻,舌淡衬紫,脉细。续原法出入,佐以宁神。处理：①扶正消癥汤,加金荞麦40g,鱼腥草30g,金沸草20g,炙紫菀10g,合欢皮15g,炒酸枣仁30g,北沙参15g,猫爪草30g。②金龙胶囊,每粒0.25g,每次4粒,每日3次,口服。③复方扶芳藤合剂,每次1支,每日3次,口服。

十诊：患者于10月4日行靶向治疗,10月5日行紫杉醇草药治疗,治疗后无特殊不适,症平。入睡前及晨起咳嗽但不剧,少量泡沫痰,夜难入眠,现每晚服1粒安定(地西泮片),纳可,大便日解,舌淡暗衬紫苔薄黄微腻,脉细。续原法出入：①上方加绿萼梅10g,僵蚕6g,广地龙6g,炙黄芪30g,党参20g。2剂药服3天。②中成药同前。

随访示患者病情稳定,咳嗽已基本消失,咯血痰已多日不见,诸证改善。嘱其复查相关指标后来诊。

### 【按语】

此肺癌案例较为成功,"扶正消癥"治则贯穿治疗全程。

### 【诊治思路】

患者化疗后因体质下降,不能耐受,来诊见精神不振,面色萎黄,色斑满布,呛咳阵作,少痰难出,纳欠佳,大便干结,舌暗衬紫,苔薄白,脉细小数。一派正气虚馁之象,以扶正消癥汤加减,同时服用金龙胶囊、扶正散、复方扶芳藤合剂以扶助正气为主。该案例取效原因考虑如下。

**1. 扶正为主,兼顾祛邪**　患者体质大为受损,脏腑之气明显不足,咳、咯、痰交相发作。须固脾肾两本,健脾助运,化源有力,气血渐复。

**2. 针对特定脏腑的专病专药**　朱师强调,治疗肿瘤虽以扶正为主,亦不可忽视专病之药的"对症处理"（提示不可忽视"标象"）。在扶正消瘾汤基础上加金荞麦、金沸草、生晒参、旋覆花、金刚骨、猫爪草、炮山甲、蜈蚣等，即是此辨治精神体现；金龙胶囊、复方扶芳藤合剂为朱师治疗肿瘤及免疫力低下的常用之品。经处理，患者咳嗽咳痰明显减轻，精神好转，纳可便调。诸证明显改善。

**3. "治未病"，既病防变**　患者复诊检查，已出现胸、脑转移，除继续予以扶助正气，朱师考虑浊阴脑窍，神明被扰，有发作癫痫之虞，故在原方加石菖蒲、益智仁以化痰浊、开窍醒神。经上述治疗，患者诸证皆减，颈部淋巴结已消，咳嗽咯血痰未见再发，癫痫未发作。

### 【朱师经验】

**1. 以患者为中心，发挥中西医各自所长**　朱师治疗肿瘤并不排斥西医。相反，他认为中西医各有所长，不可偏颇，一切以病情需要为出发点。因患者体质不同，对放疗、化疗耐受性也不同，对放疗、化疗比较敏感的患者，可首选放疗、化疗，同时以中医药扶助正气、提高抗邪能力；不能耐受放化疗或对放化疗的反应不敏感者，当积极采用中医治疗，或扶正，或扶正祛邪并用。该案患者即取中西医各自所长的取效案例，患者在治疗前后多次行放疗、化疗而体质极差，经予以中医扶正消瘾处理，正气得以恢复，后再行靶向治疗、紫杉醇草药治疗，平稳过渡。

**2. 颈部淋巴结用药经验**　组方原则扶正散结，内服外敷同用。

（1）内服药：①肿节风有祛风除湿、活血散瘀、清热解毒之效，其抑制肿瘤、抗癌增效作用已是共识。②猫爪草有化痰散结、解毒消肿之效，朱师认为本品味辛能散、能化痰浊、消郁结，凡因痰所致诸病证皆可用，常配伍夏枯草、山慈菇以加强软坚消肿之力。③炮山甲、蜈蚣是朱师治疗瘿瘤瘰疬病常用药对，多以炮山甲为首选，癌肿疼者酌加蜈蚣。

（2）外治法：朱师多用六神丸、芙黄膏、西黄丸研极细末和调敷于淋巴结，功能散结止痛。但朱师同时告诫，切不可过用苦寒药，以免抑遏阳气。

**3. 免疫类疾病多与"肾虚"有关**　肿瘤多与类风湿、风湿性疾病相伴而生，这也从侧面反映了免疫类疾病的发生与人体的正气有密切相关性，"正气存内，邪不可干，邪之所凑，其气必虚"。此类患者多见肾精亏虚，根本动摇，焉能不病？

## 案5　朱良春教授辨治肺癌——肾虚癥积,痰浊瘀阻证

马某东,男,39岁。2007年7月27日初诊。

患者于2006年3月因"胸闷、憋气3个月,发现胸部占位2周"入住北京某肿瘤医院,经详细检查确诊为右肺上叶中心型小细胞肺癌局限期,右锁骨上淋巴结转移,右前5肋转移。予以放疗、化疗,症状平稳。已注射胸腺5肽13次,服用紫龙金片近2个月。但患者行走时仍有气短,不剧,胸闷、心慌,晨起咯吐少量黄黏痰,纳可,大便日行4~5次,不成形,小便自调,眠可,苔白,脉细弦。

2007年2月复查B超示:肝内多发小钙化点,最大为3cm,双锁骨上未见明显淋巴结肿大,头颅未见明显转移,左侧脑实质梗死灶。

中医诊断:肺积(肾虚癥积,痰浊瘀阻);西医诊断:中心型小细胞肺癌。

现患者症情平稳,予以扶正消癥法巩固之。

初诊处理:①仙鹤草60g,龙葵30g,藤梨根30g,白茅根30g,川百合30g,金荞麦30g,北沙参15g,炒白术15g,山药30g,熟薏苡仁40g,甘草6g。30剂。②金龙胶囊,每粒0.25g,每次4粒,每日3次,口服。

二诊:患者自觉症状好转,胃纳增多,胸闷气短等症状消失,但头昏时作,颈部酸楚,两眼微胀,大便日4~5次,不成形,血压128/94mmHg,苔薄舌红脉细缓,CEA检查正常,肿块较前缩小3mm×3mm。朱师会诊后考虑患者症情稳定,有向愈之象,血压偏高,考虑与工作辛苦、阳气偏亢之嫌,续加入平肝之品,阴平阳自秘,头晕可消。处理:①上方加枸杞子、菊花各10g,明天麻12g,煅牡蛎30g。30剂。②金龙胶囊,每粒0.25g,每次4粒,每日3次,口服。③降压洗脚汤,20剂,煎汤泡脚。

三诊:患者药后精神佳,咳嗽之症已平,偶头晕,肝部欠舒,血压已正常。大便日行3~4次,质不稀,纳可,眠安,舌淡衬紫,苔薄白,微腻,脉细缓。血压124/88mmHg,3月份复查示:肿块缩小,现为18mm×11mm,肝部一强回声实块12mm×16mm。朱师会诊后,认为患者精神转佳,咳嗽、肿块已缩小,此乃佳象也,继续扶正为主,原法出入。处理:①扶正消癥汤,加金荞麦50g,北沙参20g,天冬30g,甘杞子20g,生白术30g,楮实子30g,炮山甲10g,泽

兰、泽泻各20g。30剂。②金龙胶囊,每粒0.25g,每次4粒,每日3次,口服。

四诊:患者精神佳,晨起咳痰,黑色质黏,自觉右腿较左腿粗,右侧卧位稍气闷,纳可眠安,大便日行3~4次,成形,余症皆平。苔薄白,脉平。10月16日复查CT示:①右上肺叶支气管结构稍有紊乱,管壁周围软组织略厚大致同前;②纵隔内小淋巴结同前相仿,4组淋巴结约16mm×10mm;③双侧未见胸腔积液、未见骨质破坏。肿瘤标志物正常,肝肾功能正常,B超示:肝右叶强回声团,倾向良性;肝内多发小钙化。自诉头颅MRI未见明显变化。诸证平稳,前法继进。处理:①扶正消癥汤,加金荞麦50g,化橘红10g,麦冬12g,炒白术30g,川百合30g,甘杞子20g,炮山甲10g,制南星30g,泽兰20g。30剂。②扶正消瘤散30g,每次2g,每日3次,口服。③金龙胶囊,每粒0.25g,每次4粒,每日3次,口服。

五诊:患者自觉病情无加重,近半年间断服30剂,精神尚佳,胸闷已平,纳眠可,大便通畅,每日3~4次,舌暗苔薄白,脉细。2周前复查CT示:头部情况同前;右叶支气管结构紊乱,右肺上叶膨胀不良,纵隔内多发小淋巴结部分较前增大,4组淋巴结厚约20mm×10mm,肝肾功能正常,肿瘤标志物正常。处理:原法出入。①扶正消癥汤,加炒白术40g,潞党参30g,北沙参20g,山慈菇20g,制南星30g,炮山甲12g,紫背天葵20g,猫人参20g,金荞麦50g,化橘红10g,麦冬12g,川百合30g,甘杞子20g,泽兰20g。30剂。②扶正消瘤散30g,每次2g,每日3次,口服。③金龙胶囊,每粒0.25g,每次4粒,每日3次,口服。

六诊:上述中药1剂服2~3日,精神佳,咳嗽痰少,晨起口苦,右胁肋部时有不适,纳可,大便日行2~3次,欠畅,苔薄腻质淡红,脉沉细。诉服扶正消瘤散后不适,已自行停服。症情基本稳定,继进之。处理:①扶正消癥汤加郁金20g,合欢皮15g。30剂。②金龙胶囊,每粒0.25g,每次4粒,每日3次,口服。

七诊:诉在北京某医院复查相关指标基本平稳。近3个月以来腑行不畅,脐周冷感,右胸胁时有不适,左手食指稍有肿胀,苔薄白微腻,质衬紫,脉沉细。续原法出入。处理:①扶正消癥汤,加炒白术40g,金荞麦50g,山慈菇20g,制南星20g,紫背天葵20g,炮山甲15g,猫人参20g,冬凌草40g,丹参20g,高良姜10g,台乌药10g。30剂。②金龙胶囊,每粒0.25g,每次4粒,每日3次,口服。

八诊：患者天热时感疲乏，休息可缓解，右前胸偶感不适，1个月前复查基本正常，余无所苦，纳眠便可，苔薄白质淡红，脉细弦。续原法出入。处理：①上方加肿节风30g，土茯苓30g，萆薢20g。30剂。②金龙胶囊，每粒0.25g，每次4粒，每日3次，口服。

九诊：患者近半年间服药不规律，共服用药20剂，右侧卧位时右前胸略感不适，无明显疲乏感，余无所苦，纳可，大便日行3次，苔薄白微腻，质偏暗红，脉细数。复查相关检查与前比较无明显变化。症情平稳，前法继进。处理：①扶正消癥汤，加金荞麦40g，炒白术30g，冬凌草30g，生薏苡仁40g，猫人参30g，炮山甲10g，浮小麦30g，山慈菇15g，紫背天葵20g，土茯苓30g。30剂。②金龙胶囊，每粒0.25g，每次4粒g，每日3次，口服。

十诊：患者近5个月才服药60剂。近日复查相关指标正常，颈部已未见淋巴结肿大，自我感觉精神可，纳可眠安，时有大便干燥，苔薄白脉细。原法继治。处理：①上方炒白术改为生白术、炒白术各15g，肉苁蓉20g，全瓜蒌15g，去浮小麦。每周1剂。20剂。②金龙胶囊，每粒0.25g，每次4粒，每日3次，口服。

随访至今，患者汤药5~6天服一剂，余以中成药代替。病情稳定，无不适，且患者现今生活低调，心态平静。

### 【按语】

此为肺癌治疗效果明显的患者，来诊时已多次进行化疗，正气虚损明显。

### 【诊治思路】

朱师以扶正为主，加用针对"专病"之品，取得良好的效果。组方如仙鹤草、龙葵、藤梨根、白茅根、川百合、金荞麦、北沙参、炒白术、山药、熟薏苡仁，辅助以金龙胶囊口服。二诊时，患者即述症状好转，胃纳增多，胸闷气短症平；三诊时患者复查相关指标正常，而肿块亦较前缩小，唯血压偏高。朱师会诊后认为患者病趋向愈，血压偏高原因应当与工作辛苦有关，阴液暗耗则阳有偏亢，续加入平肝之品，同时予降压洗脚汤煎汤泡脚。患者症状持续改善，其后以扶正消癥汤加健脾益气、散结养阴之品。方中仙鹤草值得注意，本品有强壮之功，别名"脱力草"，在江浙民间用此品治疗脱力劳伤之功。朱师认为本品止血而不留瘀，有瘀血去则新血生之用，能治痈疽结毒,辨治肿瘤加用本品甚有妙用。患者二诊后精神明显转佳;后续巩固治疗,扶助正气、防止肿瘤复发。

### 【跟诊体会】

**1. 坚持服药** 癌症非一日所成,治疗也非一日可功,尤其正气大虚的患者,更不可急功猛进,宜缓图;若病情已得到有效控制,则汤剂口服与中成药交替服用,病情大减后以中成药为主。此案例治疗周期近5年,虽然患者一直坚持服药,但过程配合欠佳,癌得到明显控制后,改为1剂药服2~3天,后改为1周1剂,同时配合服用中成药扶正消瘤散、金龙胶囊。

**2. 外治协同** 癌症患者同其他疑难杂症患者一样,病机复杂而多经中西叠治,有诸多并发症等。有些患者不愿住院治疗,或地处较远,述症索药等情况,临证兼顾较多,难免"大处方",但朱师指出"见症加药"不但易陷入西医对号入座的思路,庞大而杂的大处方无论在治疗功效方面,还是在患者承受能力方面都是不利的,可以灵活内外兼治。例如,本案患者在三诊时,出现血压偏高,择用朱师的"降压洗脚方"煎汤泡脚,5~7天效果明显。

**3. 温清并用** 此案患者治疗过程中两种治疗看似矛盾却很好地控制了患者病情和当下的病机关键,分清标本缓急、区别施治,此正如朱师强调辨病辨证相结合。着眼于根本病机、抓住当下关键病机,综合考虑病变过程中的复杂因素。如本为极虚的患者却表现出"阳亢"的标象、浊瘀内阻的阴寒反而出现"化火",等等,抓住根本,随症加减,切不可"随症变机"。

**4. 中药的配伍、剂量对药物作用的影响** 以金荞麦为例,笔者以前总以为金荞麦为寒凉之品,但发现朱师在治疗肺癌患者时,金荞麦为常用之品,而效果殊为明显。四气五味、性味归经为单味药归类的总则,施用于具体疾病,药物配伍变化对疾病的影响却有明显不同,个中原因经常引起笔者思考。

## 案6 朱良春教授辨治肺癌脑转移——癌毒内踞证

尹某,女,44岁。2009年6月17日初诊。

主诉:反复咳嗽2个月。

患者2个月以来反复咳嗽,抗感染治疗后即停,但停抗感染后即再咳,在某医院拍胸片示:两肺纹理增多,两肺散在结节影。5月16日行支气管纤支镜：左上叶支气管肺癌。病理诊断：中分化腺癌。17日行胸CT：①左肺上叶占位(考虑周围型肺癌)并肺内转移；②左肺门及纵隔淋巴结肿大。5月20日行脑CT示：左额叶占位(考虑为转移灶)。遂行化疗及头颅放疗11天。刻诊：咳嗽阵作，痰白黏夹少量血丝，伴胸闷乏力。放疗后乏力，纳食一般，二便尚调，眠尚佳。舌体胖质淡红衬紫，苔薄，脉细、少弦。

中医诊断：咳嗽(癌毒内踞)；西医诊断：肺癌、脑转移。

治法：扶正消癥。

初诊处理：①扶正消癥汤，加金荞麦50g，鱼腥草30g，南沙参、北沙参各20g，煅花蕊石20g，麦冬15g，怀山药30g，甜杏仁15g，炙紫菀15g，功劳叶15g。30剂。②金龙胶囊，每粒0.25g，每次4粒，每日3次，口服。③扶正消瘤散，每次2g，每日3次，口服。④复方扶芳藤口服液，每次1支，每日3次，口服。

二诊：来电述，症情平稳，无咳嗽无痰中带血，唯胸闷气短，纳可，便调，眠差。近期复查CT示：肿块消失、肺上阴影减少。血检：WBC $3.2 \times 10^9$/L，PLT $18 \times 10^9$/L。续予原法出入。处理：上方加绛香5g(后下)，潞党参30g，酸枣仁40g。30剂。中成药同前。

三诊：电述，现进行第4次化疗及靶向药物治疗，结合中药，疗效佳，唯气短。近日复查WBC $4.1 \times 10^9$/L，予以升白治疗，现升至$4.8 \times 10^9$/L。处理：守上方30剂，中成药同前。

四诊：电述，现进行第5次化疗，复查示肿大淋巴结已消失，肺部原发灶小阴影，肺内转移灶已消失，颅内占位缩小。化疗反应的恶心欲呕不甚。续原方案调整：上方加姜半夏15g，陈皮6g。30剂。中成药只用金龙胶囊。

再服30剂，PET-CT示病灶基本不显。于2009年11月11日复查PET-CT示肺部病灶基本消失，未见淋巴结肿大，头部病灶明显缩小。体重渐增，纳可，便调。

五诊：来电述，目前服用特罗凯，月经已行20日未尽，局部皮肤皮疹、痛、干裂。处理：①上方30剂。②手足皲裂方加生地黄20g，乌梅10g，外用。15剂。

六诊：来电述症平，15剂后手足皲裂消失。上方案一直服至今日。近日受刺激易咳嗽，余无所苦，续予原法出入。30剂。中成药同前服用。

七诊：上方一直服用，诸证平稳，复查示肺部小结节同前。

### 【按语】

此为取得临床治愈的肺癌案例。

### 【诊治思路】

本案患者为中年女性,中分化腺癌并脑部转移,化疗及头颅放疗后咳嗽阵作,痰白黏夹少量血丝,伴胸闷乏力来诊。朱师考虑"癌毒内踞",立"扶正消癥"治之,以扶正消癥汤,加金荞麦、鱼腥草、南沙参、北沙参、煅花蕊石等;并金龙胶囊、扶正消瘤散、复方扶芳藤口服液口服。30剂后,患者证情平稳,复查CT示:肿块消失、肺上阴影减少,继续原方案,随证加减。其后虽经多次化疗及靶向药物治疗,无不适,自觉疗效佳。守上方案治疗1个月后,患者复查示肿大淋巴结已消失,肺部原发灶小阴影,肺内转移灶已消失,颅内占位缩小而且无明显化疗不适反应。治疗5个月,患者症情平稳,体重渐增,复查PET-CT示肺部病灶基本消失,未见淋巴结肿大,头部病灶明显缩小。此后患者一直以上方为基础加减,病情平稳改善。

### 【朱师经验】

患者经多重打击,正气消耗极为虚馁。朱师立"扶正消癥"为基本法则,全程注重固护正气,酌加针对具体病位的专药,取效甚佳。本案着重分析朱师对本草的灵活配伍。

**1. 金荞麦、鱼腥草** 二药有散结清热解毒之功,是治疗肺部瘀毒的有效药对,尤其金荞麦有攻邪不伤正、散痈不留寒的特点,对肺部痈肿、结块有较好清解作用。朱师辨治肺癌尤为多用。

**2. 紫菀** 治疗咳嗽而大便不通者,朱师多用之。《神农本草经》谓其"主咳逆上气,胸中寒热结气"。其利尿通便作用首见于唐代《千金方》:"治妇人卒不得小便,紫菀末,井华水服三指撮"。其后在宋代《太平圣惠方》中以本品配黄连、甘草治疗小儿尿血、水道中涩痛,用意均颇奇特。以紫菀通大便则见于宋人史载之蔡京案。朱师指出,紫菀所以能通二便,是因其体润而微辛微苦,润则能通,辛则能行,苦可泻火,故用于二便滞塞有效;肺为水之上源,肺气为痰火所壅,则治节不行,不能通调水道,则有小便不利;肺与大肠相表里,肺气不利,大肠失于传导,则大便亦不得通。由此观之,紫菀所治之二便不利,必有肺气不宣之见症,非一切二便不利皆可治之气。

**3. 煅花蕊石**　朱师治疗瘀血停滞肺络而致胸痛者，以本品合三七以化血中之瘀、通络中之滞，以使血止而不留瘀。朱师在1989年11月曾治一咯血历12年之久的患者，辨其"痰瘀壅肺，肺阴耗伤，阳络为损之咯血"，以"川百合20g，白及15g，甜葶苈12g，鱼腥草30g，蒸百部12g，海浮石15g，黛蛤散15g，花蕊石20g，三七末3g（吞服），炙紫菀、北沙参各10g，甘草4g"，10剂即明显改善。朱师还以"大黄、三七、花蕊石"相伍，取其"通腑泄热、化瘀止血"，治急性脑卒中大便秘结者，起到降压、止血、改善颅内压和退热的作用。朱师指出不论出血性或缺血性脑中风，均以大便秘结为应用指征，直至大便稀软时停用。

## 案7　朱良春教授辨治肺癌——正虚痰瘀内阻证

王某，女，78岁。2011年3月24日初诊。

主诉（代）：咳嗽、痰中带血1个月余，胸闷背痛乏力10天。

患者近1个月以来反复出现咳嗽，以干咳为主，痰少色白，夹有少量血丝，咯吐欠畅，未予以注意，近10日来胸闷伴后背疼痛，乏力感明显，无明显消瘦，在家人敦促下入住南通某医院，查胸部CT示：肺癌伴胸腔积液（未见报告单）。患者拒绝西医放疗、化疗及手术，要求中医药治疗。近日精神尚可，咳嗽、咯血，胸闷，胸痛，无阵发性胸前区压榨样疼痛，痛无放射至肩背部，乏力，纳可，大便1~2日一行，苔薄白，脉细弦。

患者既往有血压偏高史，短期服用降压药，具体不详，否认冠心病、DM、肝病史。

来人代述：CEA＞1 500μg/L，CA125 3096μg/L；CA19-9 7008.4μg/L。

中医诊断：肺积（正虚痰瘀内阻）；西医诊断：肺癌伴胸腔积液。

治法：扶正消癥。

初诊处理：①扶正消癥汤加金荞麦50g，鱼腥草30g，煅花蕊石20g，葶苈子30g，北沙参20g，金沸草20g，桑白皮15g。20剂。②扶正消瘤散30g，每次2g，每日3次，口服。

二诊：家属述，患者咳嗽渐减，吐少量白黏痰，无痰中带血，气短，无后背疼痛，纳少，大便日行2次，来人述症取药。4月7日入院抽胸腔积液一次，共1 000ml，色黄。4月12日附院血检：CEA 205.5μg/L，CA19-9 191.6μg/L，

CA125 77.6μg g/L，AFP、Fer、CA153、Scc正常。生化指标正常。处理：①上方加炮山甲粉10g（冲），蜈蚣8g，车前子2包（冲）。②扶正消瘤散30g，每次2g，每日3次，口服。

三诊：4月21日在附院复查：CEA：193μg/L，CA19-9 93.8μg/L，CA125 71.4μg/L。4月21附院胸部CT示：右肺中叶癌伴右侧胸腔大量积液，及右肺膨胀不全，右肺散在慢性炎症及纤维化病变，纵隔内淋巴结轻度肿大，与外院前CT片相比，肿块减少，胸腔积液量减少。昨日抽胸腔积液1 000ml，色清，纳可，便调，眠一般，舌质红，苔薄，脉细小数。出院要求继续中药调理。续予原法出入，肺阴不足，咯血已无，可去花蕊石，加川百合以加强补肺阴，余守前方不变。处理：①上方去花蕊石，加川百合30g。30剂。②扶正消瘤散30g，每次2g，每日3次，口服。③扶正散，每次3g，每日2次，口服。

四诊：近日往南京检查，CEA 188μg/L，CT示：肿块较前缩小，胸腔积液较前减少。精神可，纳可，咳嗽少作，大便日1行，续予原法。处理：守前方案。

五诊：续服上方至2011年7月23日：7月22日江苏省某医院胸部CT示：右肺中叶肺癌可能性大（3.2mm×2.2mm），较5月24日CT体积减小，右肾囊肿可能，建议必要时中腹部CT增强扫描。肿瘤标志物：CEA 71.08μg/L，余指标正常。

六诊：续服药。症情好转平稳，面色黑好转，精神较前振，咳嗽已平，诉无所苦，纳可，便调，苔薄白，质红，脉细小数，续予原法出入。处理：①3月24日方去葶苈子、花蕊石，加入川百合30g。②中成药同前。

随访诸症可。

### 【按语】

此案例取得显效。肿瘤多见于老年人和体质欠佳的中年人，概由老年人肾气不足，中年人生活工作压力大、情绪不舒及饮食、生活习惯不调，肾气渐耗。肺肾相生，子母原有瀣沱之乐，今浊瘀滞肺、金降不及，致肺肾双亏。朱师以扶正为主，酌用金荞麦、鱼腥草清解瘀毒，以煅花蕊石收涩止血，葶苈子、桑白皮泻肺之以治其标。患者服药20剂后，咳嗽渐减，吐少量白黏痰，已无痰血及背痛，唯气短，CEA、CA19-9、CA125皆明显下降。续服药后复查：抽胸腔积液色转清，CEA、CA19-9、CA125正常，胸部CT示与前片相比，肿块减少，胸腔积液量减少。继续予扶正法治疗，患者症状进一步减轻，先后两次在南京检查，CT示肿块较前缩小，胸腔积液较前减少。而患者病情平稳，精神振作，此后予以扶正法巩固本元。

## 案8　朱良春、朱婉华教授辨治肺癌——癌毒弥漫，气阴两虚证

裘某，女，62岁。2007年12月25初诊。

主诉：左上腹及两髂骨隐痛1个月余。

患者2007年10月体检发现左肺肿块，伴右锁骨上淋巴结肿大，穿刺示：淋巴细胞增生，考虑"淋巴结炎"，未明确诊断。10月19日至南京某医院行肺穿刺示：左肺低中分化腺癌，PET/CT示左侧髂骨及胸椎有转移，予以TP化疗方案3次，来诊要求中医药治疗。刻下：精神尚可，左上腹部及两侧髂骨隐痛，右锁骨上淋巴结肿大，右颈部易汗出，纳可，便调，眠安，舌质光红、中裂，脉细小弦。血常规示：RBC $3.56 \times 10^{12}$/L，HGB 85g/L，WBC $13 \times 10^9$/L，NEU%：633，PLT $101 \times 10^9$/L；ESR 26mm/h。

中医诊断：肺癌（癌毒弥漫，气阴两虚）；西医诊断：左肺低中化腺癌。

治法：扶正荡邪，益气养阴，消肿止痛。

初诊处理：①扶正消癥汤，加金荞麦50g，川百合20g，川石斛20g，生半夏15g（生姜3片，先煎30分钟），大贝母10g，鸡内金10g，山甲粉10g，仙鹤草30g，油松节30g，炙牛角腮30g，制南星30g，炒延胡索30g，怀山药30g，生地黄、熟地黄各15g。30剂。②金龙胶囊，每粒0.25g，每次4粒，每日3次，口服。③协定5号3g，每日2次，口服（饭前半小时）。④协定4号200g，适量调敷患处。

二诊：药后患者精神较前好转，颈部不适，无咳嗽、胸闷、气紧，时觉喉中不适，有痰，纳可眠安，二便自调，舌淡红，苔薄白、中裂，脉细弦微滑。第4个疗程的化疗于1月14日结束。今日血常规：RBC $3.69 \times 10^{12}$/L，HGB 105g/L，WBC $4.0 \times 10^9$/L，PLT $93 \times 10^9$/L。药既获效，率由旧章。处理：①扶正消癥汤，加金荞麦60g，鱼腥草30g（后下），炙牛角腮30g，油松节30g，鸡血藤30g，协定6号20g，南沙参、北沙参各20g，怀山药20g，生地黄、熟地黄各20g，大贝母10g，凤凰衣8g。30剂。②金龙胶囊，每粒0.25g，每次4粒，每日3次，口服。③协定5号每次3g，每日2次，口服（饭前半小时）。

三诊：患者诉第6期化疗刚结束6天，自我感觉无明显不适，纳可眠安，

二便自调,舌质淡红,有紫气,苔薄微黄,脉细弦微滑。血常规: RBC 2.19 × $10^{12}$/L, HGB 90g/L, WBC 1.7 × $10^9$/L, PLT 119 × $10^9$/L。ESR 39mm/h。续当原法出入。处理: ①上方加炙牛角腮45g,油松节45g,鸡血藤45g,制黄精15g,陈皮6g。15剂。②金龙胶囊,每粒0.25g,每次4粒,每日3次,口服。③协定5号3g,每日2次,口服(饭前半小时)。

四诊:患者病情稳定,大便日行2~3次,质稀,不成形,纳可眠安,舌质淡红,有紫气,苔薄微黄,脉细弦微滑。22日复查胸部CT示:肿瘤无扩大。肝肾功能正常。血常规: RBC 3.7 × $10^{12}$/L, HGB 105g/L, WBC 4.4 × $10^9$/L, PLT 126 × $10^9$/L。ESR 21mm/h。处理: ①扶正消瘕汤,加金荞麦60g,鱼腥草30g(后下),炙牛角腮45g,油松节45g,鸡血藤30g,协定6号20g,南沙参、北沙参各20g,怀山药20g,生地黄、熟地黄各20g,制黄精15g,陈皮6g,大贝母10g,凤凰衣8g,炒子芩6g。30剂。②金龙胶囊,每粒0.25g,每次4粒,每日3次,口服。③协定5号每次3g,每日2次,口服(饭前半小时)。

五诊:患者药后症平,左髂部下隐痛不适,无咳嗽发热,纳可,眠安,大便日行3~4次(服协定5号以后),小便正常,舌衬紫,边见齿痕,苔黄腻,中裂,脉弦细滑。朱师会诊后考虑病情平稳,前法出入。处理: ①上方去子芩,加炒白术30g,补骨脂30g,骨碎补30g。30剂。②金龙胶囊,每粒0.25g,每次4粒,每日3次,口服。

六诊:患者近日精神渐佳,关节疼痛缓解,唯膝软乏力,舌尖刺痛,纳可,大便日行2~3次,两目眶下色素沉着,舌边尖红有裂纹,苔薄黄,脉细小弦。血常规: RBC 3.6 × $10^{12}$/L, HGB 108g/L, WBC 4.2 × $10^9$/L。ESR 28mm/h。处理: ①扶正消瘕汤,加金荞麦60g,鱼腥草30g(后下),协定6号20g,南沙参、北沙参各20g,生地黄、熟地黄各20g,大贝母10g,炙牛角腮45g,油松节45g,鸡血藤30g,制黄精15g,陈皮6g,炒子芩10g,炒白术40g,凤凰衣8g,蜈蚣粉4g。30剂。②扶正蠲痹1、2号,每粒0.4g,每次4粒,每日3次,口服。③浓缩益肾蠲痹丸,每包4g,每日3次,口服。④协定5号每次3g,每日2次,口服(饭前半小时)。

七诊:患者无不适,纳可,眠安,大便日行3~4次,不成形,小便自调。舌尖红,质衬紫,苔薄黄,中裂。脉细小弦。当地医院复查CT示:①左下肺周围型肺癌伴多发转移;②轻度脂肪肝;③肝囊肿。血常规: RBC 3.44 × $10^{12}$/L, HGB 105g/L, WBC 3.9 × $10^9$/L, PLT 110 × $10^9$/L。ESR 21mm/h。CEA 10.5μg/L。

原法出入。处理：①上方加蜈蚣粉8g，生半夏15g（生姜3片，先煎30分钟）。30剂。②金龙胶囊，每粒0.25g，每次4粒，每日3次，口服。③协定5号每次3g，每日2次，口服（饭前半小时）。

八诊：患者服中药已7个月，面部色素渐消退，现无明显不适，纳可眠安，大便日行3~4次，不成形，舌偏红，苔薄黄，脉细小弦。原法出入。处理：①扶正消癥汤，加金荞麦60g，鱼腥草30g（后下），生半夏15g（生姜3片，先煎30分钟），协定6号30g，南沙参、北沙参各30g，生地黄、熟地黄各20g，炙牛角腮50g，油松节50g，鸡血藤45g，制黄精15g，蜈蚣粉8g，炒白术40g，凤凰衣8g，炒子芩10g。30剂。②中成药同前。

九诊：患者纳可眠安，二便自调，舌红衬紫，苔黄腻，中裂，脉细弦。续当原法出入。处理：上方加桑白皮12g，生薏苡仁30g。30剂。中成药同前。

十诊：电述症情平稳，仅髂部时感隐痛，余无特殊不适，纳可眠安便调，舌边有齿痕苔薄黄，脉不详。原法出入。处理：①扶正消癥汤，加金荞麦60g，鱼腥草30g（后下），生半夏15g（生姜3片，先煎30分钟），协定6号30g，南沙参、北沙参各30g，生地黄、熟地黄各20g，炙牛角腮50g，油松节50g，鸡血藤45g，制黄精15g，蜈蚣粉8g，炒白术40g，凤凰衣8g，炒子芩10g，生薏苡仁、熟薏苡仁各30g，豆蔻5g（后下），竹沥半夏10g。30剂。②金龙胶囊，每粒0.25g，每次4粒，每日3次，口服。③浓缩益肾蠲痹丸，每包4g，每次1包，每日3次，口服。

十一诊：患者症情平稳，上周因咳嗽在当地医院输液1周后好转（具体用药不详），纳可眠安，大便日行2~3次，成形，质软，小便自调，舌红少津，苔薄中裂，脉细小弦。血常规：RBC $3.88 \times 10^{12}$/L，HGB 119g/L，WBC $4.0 \times 10^{9}$/L，PLT $109 \times 10^{9}$/L。ESR 25mm/h。续当原法出入。处理：①上方生地黄、熟地黄改为30g，加珠儿参30g，五味子10g，麦冬15g。10剂。②金龙胶囊，每粒0.25g，每次4粒，每日3次，口服。③浓缩益肾蠲痹丸，每包4g，每次1包，每日3次，口服。

十二诊：患者电述，药后症情平稳，无明显不适，纳可，眠安，二便调，苔薄白中有裂纹，脉不详，目前1剂药服3日。处理：①上方15剂。②金龙胶囊，每粒0.25g，每次4粒，每日3次，口服。

患者一直服上药，症情平稳。

十三诊：患者电述，近日复查骨扫描示：骨转移情况有所扩展。处理：①扶正消癥汤，加金刚骨60g，鱼腥草30g（后下），生半夏15g（生姜3片，先煎

30分钟），协定6号30g，南沙参、北沙参各30g，生地黄、熟地黄各20g，炙牛角腮50g，油松节50g，鸡血藤45g，制黄精15g，蜈蚣粉10g，补骨脂10g，骨碎补10g，鹿角片15g，凤凰衣8g。15剂。②协定5号每次3g，每日2次，口服（饭前半小时）。③浓缩益肾蠲痹丸，每包4g，每次1包，每日3次，口服。

十四诊：患者来电诉，骨转移较前有所扩展，服上药有反胃情况，纳可，眠安，便调。处理：上方去蜈蚣粉。中成药同前。

十五诊：患者目前因经济原因，只服中药。药后症情平稳，无不适。复查血常规正常，ESR 21mm/h，X线示：左侧肺癌，1.3cm×1.4cm，1.6cm×2.0cm，骨扫描示较之前多两个转移灶，苔薄白，质光红、绛，中裂，脉细软，药既获效，率由旧章。处理：①上方加炙鳖甲10g，川百合30g。30剂，每日1剂。②协定5号每次3g，每日2次，口服（饭前半小时）。③浓缩益肾蠲痹丸每包4g，每次1包每日3次，口服。

十六诊：药后症情较前好转，苔薄白，裂纹变浅，余无不适。续上治方案。

十七诊：患者电述，复查血常规、血糖、肝肾功能正常，病灶无扩大，无明显不适主诉，苔薄白无裂纹。继服前药。

十八诊：来电述，患者自行将1剂分成多次服用，近日觉乏力明显，稍有干咳，无明显胸闷胸痛，无咯血。纳可，眠安，二便调，苔薄白有裂纹。胸CT示：肺纵隔、肺门淋巴结肿大。因经济原因不能承受，要求只服汤剂，并且1剂服3天。按患者要求处理，但嘱尽量每日1剂。处理：守上方。

十九诊：电述症情尚平稳，今年以来始觉精神欠佳，乏力、消瘦、肋骨、髂关节略有不适，2011年8月至今已在当地医院行化疗2次，尚可耐受，末次化疗时间为10月12日，现偶有咳嗽，纳谷欠香，无胃脘不适。眠安，便调，苔薄白中有裂纹。处理：按原方案治疗。

❋【按语】

该案例治疗时间跨度较长，前后约4年。初按规定服药，病情稳定，后自行减量服药，病情一度进展，继续服药，病情转稳。

❋【诊治思路】

患者因不能耐受西药的化疗，转而求助于中医。来诊时左上腹部及两侧髂骨隐痛，右锁骨上淋巴结肿大，右颈部易汗出，纳可，便调，眠安，舌质光红,中裂,脉细小弦。一派气阴两虚表现,故立"扶正荡邪,益气养阴,消肿止痛"为则。初诊以扶正消瘰汤、金荞麦、川百合、川石斛、生半夏、大贝母、生地黄、熟地黄等;金龙胶囊;协定4号适量调敷患处。药后患者精神较前好转,随症加减,总不离扶正消瘰。患者治疗前后,及治疗中多次化疗,但血检示血三系基本正常,病情平稳。

本案治疗跨度较长,虽然取得肯定疗效,但仍有几个注意点:中医四诊合参,缺一不可,否则易致偏颇。如四诊时,患者舌质淡红,有紫气,但苔薄微黄,脉细弦微滑,接诊医生在原方基础上加炒子芩6g。复诊时朱师会诊,认为患者舌衬紫,边见齿痕,虽有苔黄腻,中裂,脉弦细滑等表现,但患者整体表现疲倦、苔黄腻不只是有热表现,湿郁不化亦可表现为黄苔,从患者舌衬紫边齿痕及其他表现来看,脾肾两虚、水湿不化当为本因,遂去掉子芩,加炒白术以运脾化湿,并加补骨脂、骨碎补补肾,药后患者精神渐佳,唯膝软乏力。此后根据患者病情进行适当加减,"扶正消瘰"贯穿全程。

### 【朱师经验】

**1. 仙鹤草、油松节、炙牛角腮**　此为朱师用药经验,治疗各种原因所致血三系减少,尤其是肿瘤放疗、化疗所致者。此三味药对升高血三系、提高患者免疫力有很好的作用。此患者在治疗期间多次进行化疗,血三系不但没有下降,反而稳中有升,HGB甚至保持在105g/L以上水平。

**2. 鸡内金、白术**　二药相伍对于中焦瘀滞及脾虚者效果甚好,张锡纯曰:"脾胃居中焦以升降气化,若有瘀积,气化不能升降,是以易致胀满,用鸡内金为脏器疗法。若再与白术等份并用,为消化瘀积之要药,更为健补脾胃之妙品。"朱师经验,常以二者配伍治疗慢性萎缩性胃炎伴肠上皮化生者,效果较好,病变较重,则配伍刺猬皮和炮山甲软坚消结、化散郁积。

**3. 炙鳖甲、蜈蚣粉**　鳖甲为至阴之物,入肝、肾经,能益阴除热,是退劳热在骨及阴虚往来寒热之上品,有很好的抗肿瘤效果,尤其对消化道肿瘤。《神农本草经》记载:主治"心腹癥痕,坚积,寒热,去痞疾息肉,阴蚀痔核恶肉",丹溪曾云"鳖甲属金与土,肺脾之所以入也"。朱师在临证中治疗肿瘤及肿瘤发热患者,见身热、口干、舌红、脉数等症状者,多滋阴清热,以青蒿鳖甲汤为主药,佐以羚羊角粉、牛黄粉等,均能退热,且药效持久,无不良反应。蜈蚣,走窜之力最速,内而脏腑,外而经络,凡气血凝聚之处皆能开之。朱师经验体会,蜈蚣除传统的息风定痉之功外,又擅开瘀、消癥解毒、镇痛,凡痛毒肿瘤之瘀结不解者,皆可用之,在辨治基础上,符合病机者每参用蜈蚣,是一味颇有前途的抗癌药。

**4. 金龙胶囊、浓缩益肾蠲痹丸** 其为朱师多年临证经验研制而成,其扶正消癥之功,非草木所能比拟,此不多述。

◆【跟诊体会】

**关于肺、脾、肾关系的思考** 朱师治疗肺部疾病,多肺脾两调、肺肾双护。笔者以为此不但考虑到"母子相生"关系,且因为肺居高位,主宣发肃降之功,"宣发"与"肃降"关系值得考量,宣发是前提,肃降是关键,肃降乃是纳气归肾,金水相生。阳明主"降"非只在中焦胃,肺之肃降亦在其中。"左右者,阴阳之道路也;木金者,生成之终始也",生、成皆须依赖中土斡旋才能完成。《伤寒杂病论》"承气"所指为何?乃中焦承上焦之气,下焦承中焦之气,须由中土斡旋有力、运轴转轮才可完成。

# 乳 房 肿 瘤

## 案1 朱良春教授辨治乳癌——癌毒弥漫,正气虚馁证

缪某,女,49岁。2010年5月21日初诊。

主诉: 左乳癌,保乳术后3年。

患者于3年前发现左乳癌,遂行保乳手术,术后病理示:浸润性导管癌Ⅱ—Ⅲ级,术后予以放疗30次,二苯氧胺内分泌治疗2年余,2009年12月因出现咳嗽、胸腔积液而停服该药,检查提示转移性乳癌,又予以化疗6次。病情有加重趋势,为求中医药治疗来诊。现诊见: 精神欠佳,暂无咳嗽,胸腔积液量少,夜眠欠佳,舌质淡红,苔薄白,脉小细弦。

中医诊断: 乳岩(癌毒弥漫,正气虚馁);西医诊断: 左乳癌,保乳术后转移。

治法: 扶正消癥。

初诊处理: ①仙鹤草40g,龙葵30g,炙蜂房12g,炙守宫12g,葶苈子30g,党参30g,生白术20g,枸杞子15g,肿节风30g,炙黄芪40g,鸡血藤30g,甘草

6g。20剂。煎汤内服。②扶正散每次3g,每日2次,口服。③龙胶囊,每粒0.25g,每次4粒,每日3次,口服。

二诊:患者药后精神较振,眠食亦可,阵发发热,夜间有汗出情况,苔薄白脉细弦,前法继进之。处理:①扶正消癥汤加生晒参15g,枸杞子20g,肿节风30g,葶苈子20g,炒酸枣仁30g,猫爪草30g,煅牡蛎30g,糯稻根30g,女贞子20g。30剂。服法同前。②扶正散,每次3g,每日2次,口服。③金龙胶囊,每粒0.25g,每次4粒,每日3次,口服。

三诊:患者怕风,经常口腔溃疡,B超复查示:右侧胸腔少量积液。PET示:①左乳癌术后化疗后,两腔及右侧胸膜结节减少,S缩小,未见FDG代谢异常增高,右侧膈角后腹膜后淋巴结消退;②两侧甲状腺结节同前;③双侧淋巴结炎性增生。舌淡红苔薄脉弦。前法继进之。处理:①上方加玉蝴蝶8g,甘中黄10g,玄参20g,山豆根15g。30剂。服法同前。②扶正散,每次3g,每日2次,口服。③金龙胶囊,每粒0.25g,每次4粒,每日3次,口服。

四诊:患者药后头晕呕吐明显,吐后即安,无其他不适。嘱其去山豆根一半,加生姜3片同用。

五诊:患者药后自觉症状明显好转。CEA 19.3μg/L, CA72-4 300μg/L。B超示:两侧乳腺小叶增生。舌苔薄脉细,前法继进。处理:扶正消癥汤加生晒参15g,麦冬12g,蒲公英30g,枸杞子20g,女贞子20g,生牡蛎30g,合欢皮15g,功劳叶15g,甘中黄10g。30剂。服法同前。中成药同前。

六诊:症状改善,唯感腰痛、多汗,大便偏稀,舌脉同前。处理:上方加怀山药30g,杜仲15g,山萸肉20g。30剂。中成药同前。

七诊:患者腰痛减轻,汗出减少,手指晨间有肿胀感,舌苔薄脉细弦。复查CEA 16.01μg/L,余项正常, Fr 3.65,肝、肾功能正常,B超示:右侧胸腔积液(少量)。前法继进。处理:①扶正消癥汤,加生晒参15g,麦冬15g,枸杞子20g,葶苈子30g,北沙参15g,合欢皮15g,功劳叶15g,川百合30g。30剂。②扶正散,每次3g,每日2次,口服。③金龙胶囊,每粒0.25g,每次4粒,每日3次,口服。

八诊:患者晨间手指肿胀感减轻,背部酸胀,易疲劳,口微干,舌苔薄,脉细弦。继续扶正消癥法。处理:①上方加怀山药30g,生薏苡仁、熟薏苡仁各30g。30剂。服法同前。②扶正散,每次3g,每日2次,口服。③金龙胶囊,每粒0.25g,每次4粒,每日3次,口服。④复方扶芳藤合剂,每次1支,每日3次,口服。

九诊：患者自觉症状已不明显，唯近一周来口腔溃疡、疼痛，近四五天有感冒，咽痒，舌淡红，苔薄，脉细。复查AFP、CA125、CA15-3、CA19-9均正常，CEA 17.61μg/L，CA72-4 300μg/L，血常规：WBC $3.25 \times 10^9$/L，RBC $4.56 \times 10^{12}$/L，HGB：121g/L，PLT：$151 \times 10^9$/L，肝功能正常。B超示：两侧乳腺小叶增生，右腋下皮下浅表组织内低回声团块，原有左乳腺癌，行保乳手术。原法继进。处理：①上方去葶苈子，加甘中黄10g，玉蝴蝶8g。30剂。服法同前。②扶正散，每次3g，每日2次，口服。③金龙胶囊，每粒0.25g，每次4粒，每日3次，口服。

十诊：患者口腔溃疡已愈，感冒、咽痒已瘥，余无特殊不适。自觉感冒愈后很快恢复体力（以前要反复好长时间）。舌淡红，苔薄，脉细。原法继进。处理：①扶正消癥汤加生晒参15g，麦冬15g，石斛15g，杞子20g，女贞子20g，生牡蛎30g，刺五加20g，川百合30g。②中成药同前。

十一诊：续服至今，自觉近来易疲劳、纳可，AFP、CA125、CA19-9正常，CEA 22.22μg/L，CA15-3 27.29μg/L，CA724＞300μg/L，甲状腺功能：$T_4$ 231.8，$T_3$、$FT_3$、$FT_4$正常，TSH 4.91，血常规正常。舌淡红，苔薄，脉细。考虑：癌毒未清，体虚不支，治宜扶正消癥法。处理：①扶正消癥汤加北沙参15g，挂金灯10g，大贝母10g，僵蚕10g，夏枯草15g，玉蝴蝶8g，冬凌草30g，首乌藤30g。②玉屏风口服液1支，每日3次，口服。③扶正散，每次3g，每日2次，口服。④金龙胶囊，每粒0.25g，每次4粒，每日3次，口服。

十二诊：代述，近日复查相关检查。PET：右侧胸膜横纹结节较前增大、增多，FDG代谢异常增多，右侧胸腔少量积液，右中肺结节较前增大，肝内转移可能。患者自觉体力较前改善，仍予以化疗。苔白腻，脉不详。前法继进。处理：①扶正消癥汤加生晒参15g，珠儿参15g，冬凌草30g，玉蝴蝶8g，猫爪草30g，山慈菇15g，油松节30g，牛角腮30g，甘杞子15g。②金龙胶囊，每粒0.25g，每次4粒，每日3次，口服。③扶正散，每次3g，每日2次，口服。④扶正消瘤散，每次2g，每日3次，口服。

十三诊：患者因癌肿增大、指标上升，遂行化疗，复查指标稍下降，但正气大虚，面色晦滞，精神萎靡。要求续服中药。舌淡苔薄脉细，大便每日5~6次。处理：原法出入，上方加炒白术30g，怀山药30g。中成药同前。

十四诊：患者化疗已行5个疗程，无特殊不适，体重增加，纳可，眠佳，苔薄脉细。前法出入。处理：①扶正消瘕汤加生晒参15g，怀山药30g，生白术30g，甘杞子15g，油松节30g，牛角腮30g，山萸肉20g，瘪桃干20g，煅牡蛎30g。②金龙胶囊，每粒0.25g，每次4粒，每日3次，口服。③扶正散，每次3g，每日2次，口服。④扶正消瘤散，每次2g，每日3次，口服。

### 【按语】

此为一例阶段好转的乳腺癌术后案例，患者于3年前发现浸润性导管癌手术并进行放化疗几十次，仍出现复发转移，乃转而求中医药治疗。

### 【诊治思路】

朱师考虑患者术后多次放疗、化疗又复发，乃由正气大虚致癌毒弥漫，需扶正消瘕并用，初诊予以炙黄芪、党参、生晒参、仙鹤草、枸杞子、鸡血藤、龙葵、炙蜂房、炙守宫、葶苈子、生白术、肿节风；并扶正散、金龙胶囊。药后患者病情稳定，1个半月时B超复查示：右侧胸腔少量积液。PET示：两腔及右侧胸膜结节减少，S缩小，未见FDG代谢异常增高，右侧膈角后腹膜后淋巴结消退、双侧淋巴结炎性增生。治疗5个多月，患者自觉目前症状已不明显，复查各项指标除了CEA、CA724外，余基本正常。B超示：两侧乳腺小叶增生，右腋下皮下浅表组织内低回声团块，原有左乳腺癌，行保乳手术。自觉感冒后能很快恢复体力。治疗1年后，患者病情一直平稳，虽后来出现癌肿增大、指标上升的情况而行化疗，复致正气大虚，续扶正消瘕药后复安。

### 【朱师经验】

该案例治疗结果虽未尽如人意，但笔者认为颇多可取之处，包括理论与朱师临证经验。

1. **阴阳并重、不可偏废**　人身之阴阳，皆根于肾，肾为水火之脏，内寄元阴元阳。笔者跟师1年有余，亲睹朱师治疗肿瘤、痹证及各种疑难杂证时，与其他医家不同之处。朱师曾说：以阳气为主导的阴阳失衡是疾病发生的根本原因，但阳气固然重要，阴精不可或缺，"孤阴不生，孤阳不长"，二者相互依存、互根互生互用。对于劳倦内伤，专事滋阴补肾，则恢复甚慢，倘以培补肾阳为主，佐以滋肾，则阳生阴长，奏效甚速；生命与健康的维护，实基于水火之相济，才是健康的根本。即如此案，立扶正消瘕为基本法，以温柔濡润、阴阳并调收功。

**2. 辨别寒热真假** 切不可一见口腔溃疡等，即认为有"火"，而径予清热之品。朱师指出，慢性虚损患者多阴阳两虚，若阴虚不足以潜阳，虚火上浮而见口腔溃疡诸证，引火下行或滋阴潜阳为正治。朱师多加用甘中黄、玄参以达滋阴降火、养阴解毒之功。

**3. 重视经验方、"专方"** 朱师临证70余年，临证经验极为丰富，不但发掘了诸多药物的"潜在性能"，而且创制了许多验方，方简效优。例如，本案治疗瘰疬结核就是朱师以僵蚕、大贝母、夏枯草等为主要成分而创制的"消瘰丸"，对于肝肾两亏、痰火内郁，结而成核者，效果肯定。其中僵蚕擅散风降火、化痰软坚、解毒疗疮，朱师认为其辛凉发泄之功是其他虫类药所不同之处；而守宫破坚消结已屡获验证，诸凡痰核、瘰疬、喉痹，用之均有佳效。正如朱师所指出的：经验方是老中医在长期临证中反复筛选出来的、有很强的针对性，应当好好继承。

## 案2  朱良春教授辨治乳癌——气虚痰瘀证

孙某，女，56岁。2010年7月14日初诊。

主诉：确诊左乳浸润导管癌15个月余。

患者于2009年4月2日发现左乳肿块，就诊上海某医院，于2009年4月3日行"左乳癌改良根治切除术"，术后病理示：左乳浸润性导管癌Ⅲ期；腋窝淋巴结示：癌转移，肌间淋巴结转移，残腔壁淋巴管内见癌粒。术后行化疗6个疗程，放疗25次，2010年7月5日于上海某医院行PET/CT检查示：①左乳癌术后左侧胸壁复发，两侧锁骨上、腋下及纵隔淋巴结转移，左侧胸膜转移可能，轻度脂肪肝，肝内多发囊肿。肿瘤标志物检查：CA19-9 404.4μg/L，CA125 72.2μg/L，CA153 40.25μg/L，肝功能：ALT 129U/L，AST 114U/L，LDH 625U/L，GGT 182U/L。

刻下：左上腹、左臂疼痛，胸壁皮肤水性破溃，纳可，大便干结，一日一行，苔薄白，舌胖有细小裂纹，舌质红，脉细。

中医诊断：乳岩（气虚痰瘀）；西医诊断：左乳浸润导管癌根治术后左胸壁复发。

治法：扶正消癥，解毒消肿。

初诊处理: ①扶正消癥汤加川石斛15g,生地黄15g,炮山甲15g(冲),炙蜈蚣6g,紫背天葵20g,肿节风30g,冬凌草40g,补骨脂30g,泽兰、泽泻各30g,金荞麦40g。20剂。②扶正消瘤散,每次2g,每日3次,口服。③金龙胶囊,每粒0.25g,每次4粒,每日3次,口服。

二诊: 患者服药期间同时化疗,住院期间,予以护肝治疗。左上肢肿痛减轻,胸壁破溃处已收口结痂,纳欠佳,大便日行1次,顺畅,小便可,舌苔薄少质红,舌布裂纹,脉细。血检: WBC $4.9 \times 10^9$/L, LY% 0.181, RBC $4.46 \times 10^{12}$/L, HGB 138g/L, PLT $106 \times 10^9$/L, ALT 125U/L, AST 145U/L, LDH 295U/L, γ-GT 231U/L, Cr 37μmol/L。处理: 原法出入。上方川石斛改为30g,垂盆草30g,20剂。中成药同前。

三诊: 患者手臂肿痛减而未已,纳欠佳,呕吐,药后尤甚,近日化疗结束,改口服希罗达治疗。苔少舌红,脉细小。血常规: WBC $3.4 \times 10^9$/L, RBC $4.75 \times 10^{12}$/L, HGB 51g/L, PLT $194 \times 10^9$/L。肝功能: 总胆红素(STB) 17.4μmol/L,直接胆红素(CB) 8.7μmol/L,肌酸磷酸激酶(CPK) 112U/L,谷氨酰转移酶(GGT) 280U/L。CT示: 左乳癌术后左胸壁复发,情况较前好转,左乳内侧、纵隔及左锁骨上淋巴结较前缩小,左侧少量胸腔积液已吸收,右肺结节较前缩小。处理: ①上方加炒白芍20g,生地黄改为20g。20剂。②扶正消瘤散,每次2g,每日3次,口服。③金龙胶囊,每粒0.25g,每次4粒,每日3次,口服。

四诊: 患者诸症渐见好转,体重减轻,汗出如雨,近日未复查相关指标。纳可,便调,舌红绛中裂好转。脉细无力,续前出入。处理: ①上方加瘪桃干15g,生龙骨、生牡蛎各30g,炮山甲粉10g(冲),甘中黄8g。14剂。②扶正消瘤散,每次2g,每日3次,口服。③金龙胶囊,每粒0.25g,每次4粒,每日3次,口服。

五诊: 患者药后症平,面色显见好转,汗出减少,唯双足、膝乏力,纳可,便调,续予原法出入。处理: ①上方去瘪桃干,20剂。②扶正消瘤散,每次2g,每日3次,口服。③金龙胶囊,每粒0.25g,每次4粒,每日3次,口服。

六诊: 患者口干、无力1个月,后于岳阳某医院住院诊断为糖尿病酮症酸中毒,2型糖尿病。经治好转出院。刻下: 多饮、多食、多尿症状均缓,左上肢活动不利伴疼痛,时有胸闷心慌,RI(胰岛素):18u、8u分早晚皮下肌注。纳一般,二便通调,舌红中裂,脉细。处理: 续原法出入。处理: ①扶正消癥汤去甘草,生晒参15g,川石斛20g,炮山甲粉10g(冲),蜈蚣6g,紫背天葵20g,肿节风30g,鬼箭羽40g,补骨脂30g,合欢皮20g,生地黄20g,生龙骨、生牡蛎各30g,山萸肉20g,青葙子15g,垂盆草30g。20剂。1剂药服2天。②扶正消瘤散,每次2g,每日3次,口服。③金龙胶囊,每粒0.25g,每次4粒,每日3次,口服。

七诊:患者药后症减,空腹血糖6mmol/L,餐后血糖7.4mmol/L。血常规、肝功能、肾功能正常,三酰甘油(TG)2.37mmol/L,左上臂、腋窝时有不适,纳可,二便调,舌红绛中裂,苔薄白,脉细。原法出入。处理:①上方加橘核、荔枝核各20g,赤芍20g,炮山甲15g,蜈蚣8g。20剂,1剂药服2天。②扶正消瘤散,每次2g,每日3次,口服。③金龙胶囊,每粒0.25g,每次4粒,每日3次,口服。

八诊:患者症情平稳,5天前感冒发热39.4℃,目前体温已平,咳嗽咳痰,痰白易咯,神疲乏力,舌红绛细小裂纹,苔薄白,脉细。上海某医院查血常规正常,某肿瘤医院彩超示:①右乳融合小叶增生声像;②肝囊肿。胸CT示:左乳术后左胸壁复发治疗后较前好转,右侧内乳、纵隔及右锁骨上小淋巴结、右肺结节此次未见显示、左上肺胸膜下条索影及小片状致密影同前,肝囊肿同前。续当原法出入。处理:①扶正消癥汤去甘草,加生晒参20g,川石斛30g,炮山甲粉15g(冲),蜈蚣8g,女贞子30g,赤芍20g,紫背天葵20g,蒲公英30g,鬼箭羽40g,生地黄20g,天花粉15g,合欢皮20g,山萸肉20g,补骨脂30g,金荞麦40g,冬凌草30g。20剂,1剂药服2天。②扶正消瘤散,每次2g,每日3次,口服。③金龙胶囊,每粒0.25g,每次4粒,每日3次,口服。

九诊:药后症平,左上肢手术后常有不适,轻咳,神疲,纳可,便调,苔薄白质红、裂纹,脉细。续原法出入。处理:①上方加南沙参、北沙参各15g。20剂,1剂药服2天。②扶正消瘤散,每次2g,每日3次,口服。

十诊:患者近期渐停胰岛素,自诉空腹血糖正常。4月1日复查CT示:左乳术后复发治疗后较前相仿,右内乳、纵隔及左锁骨见小淋巴结,左肺胸膜下条索状影及小片状致密影同前,肝多发低密度灶(肝内脂肪沉积伴肝囊肿),左手臂漫肿与去年比加重,纳可,便调,舌红绛裂纹,苔少,原法出入。处理:①扶正消癥汤,加珠儿参30g,川石斛20g,蒲公英30g,夏枯草2包(冲),泽漆15g,肿节风30g,冬凌草30g,炮山甲粉15g(冲),蜈蚣6g,猫爪草30g,生薏苡仁30g,白花蛇舌草30g。20剂,1剂药服2天。②扶正消瘤散。

十一诊：患者症情平稳，左侧腋窝已敛口，诉腋窝至胸壁处小结节数枚，表皮破溃1周，是血及溃破物。左手臂漫肿，行走后易疲倦，纳可，便调，苔少，舌红绛裂纹，脉细。原法出入。处理：①上方加川百合30g。20剂，1剂药服2天。②扶正消瘤散同前服用。

### 【按语】

此为乳浸润导管癌术后多处复发案例，经治病情平稳好转。

### 【诊治思路】

患者来诊见周身多处疼痛，胸壁皮肤水性破溃，大便干结，日一行，苔薄白，舌红淡胖有细小裂纹，脉细。肝功能明显异常，考虑为正气大虚、痰瘀内结之证，乃立"扶正消癥，解毒消肿"为法，予以扶正消癥汤加川石斛、生地黄以养阴生津，炮山甲、炙蜈蚣、紫背天葵、肿节风、冬凌草、泽兰、泽泻、金荞麦以散结消毒、利水解毒，并服扶正消瘤散、金龙胶囊。患者服中药同时化疗，治疗后左上肢肿痛减轻，胸壁破溃处已收口结痂；后来患者化疗反应明显，手臂肿痛复作，纳欠佳，呕吐，行CT示：左乳癌术后左胸壁复发情况较前好转，肿大淋巴结及肺结节较前缩小，原有少量胸腔积液已吸收。虽检查提示病灶改善，但患者正气大损，血红蛋白仅51g/L，苔少舌红绛中裂，脉细小，提示化疗后阴津损伤明显，遂由上方加炒白芍入营血分，以酸温养血，并生地黄增至20g加强养阴补肾。诸证渐见好转；"有形之血不能速生"，续加瘪桃干、甘中黄以引补益肺肾，生龙骨、生牡蛎以重镇敛潜浮阳治之；半年后复查胸CT示：左乳术后左胸壁复发治疗后较前好转，淋巴结、肺结节亦不见。

此案例成功之处在于，紧紧抓住"正气大虚"基本病机，扶正祛邪共用、温清并施而取得显效。

## 案3　朱良春教授辨治乳腺癌——痰瘀内阻证

刘某，女，40岁。2011年5月9日初诊。

主诉：左乳腺癌术后2年余。

患者2年前因乳腺肿瘤行手术切除，术后行化疗5个疗程，自觉病情控制尚可,偶有腹部不适。近日行CT示:肝内多发低密度斑片状影,增强后明显不均匀、强化,转移性可能性大。纳可,二便调,舌淡苔薄白,脉细弦。要求中医药治疗。自诉既往肝功能异常。

中医诊断:乳岩(痰瘀内阻);西医诊断:左乳腺癌术后,多发肝转移。

拟从扶正祛邪治之。

初诊处理:①扶正消癥汤加广郁金20g,炮山甲15g(打),蜈蚣8g,紫背天葵15g,冬凌草30g,蛇六谷20g,徐长卿15g。20剂。②扶正消瘤散30g,每次2g,每日3次,口服。

二诊:两胁部不适,隐痛,手臂、下肢肌肉时有抽动感,舌淡苔白,脉弦细。前法继进。处理:①上方加全蝎粉4g(分吞),生白芍20g,宣木瓜10g。20剂。

②扶正消瘤散,每次2g,每日3次,口服。

三诊:药后肌肉抽动好转,进食时有阻塞感。B超示:轻度脂肪肝,右侧腋窝淋巴结肿大,舌淡苔薄白,脉细弦。复查相关检查:AFP 8.26μg/L,CA12-5 75.85μg/L,CA15-3 37.1μg/L。纳可,大便日3次,质稀。处理:①扶正消癥汤加炒白术20g,广郁金20g,炮山甲粉4g(分吞),蜈蚣8g,猫人参20g,蛇六谷20g,徐长卿15g。20剂。②中成药同前服用。

**【按语】**

此为乳腺癌术后出现并发症后中医药治疗得效的案例。

**【诊治思路】**

患者为中年女性,因乳腺癌行手术切除,后发现肝脏转移来诊。四诊合参,考虑为正气不足、痰瘀内阻,从扶正祛邪治之,以扶正消癥汤加广郁金、冬凌草、蛇六谷、紫背天葵凉血消瘀,炮山甲、蜈蚣以消癥散结、通络止痛,徐长卿以解毒消肿、理气镇痛,配扶正消瘤散。二诊时,患者有隐痛、两胁不适,肌肉时有抽动感,乃用全蝎、生白芍、宣木瓜(朱师创制的痛宁胶囊的主要组成成分)以宣痹通络止痛;三诊时患者肌肉抽动好转,但进食时有阻塞感,考虑与气虚结滞于中、阳明降气不足有关,初诊方加炒白术、猫人参以运转中气、右降之力,促一气周流。此案例患者后来间断来诊,其后随访不详。就其早期来诊反映情况来看,取得了阶段性成功。

◆【朱师经验】

笔者跟诊以来，观察到诸多有关肿瘤所致疼痛，经朱师诊治后都取得较好效果，值得认真思考和体会。肿瘤之根本病机为正气亏损，明代张景岳说："脾肾不足及虚弱失调之人，多有积聚之病。"肿瘤的病机过程虽异常复杂，但癌毒滋生与留着某处，多由正气日亏，无力监察与抵御邪气为前提。癌毒一旦留结，阻碍气机运行，则津液输布失常、留结为痰，血液不能正常运行则停而为瘀，癌毒与痰瘀搏结，肿块渐成。瘤体形成，则夺精微以自养，致使瘤体迅速长大。机体因失养而迅速衰弱，脏腑功能因癌毒内扰而失调，诸症叠起。扶正固然为必须，消解肿瘤亦不可少。

笔者跟师过程，亲睹朱师辨治肿瘤经验极为丰富，效果十分明显。朱师经常用到的虫类药物包括壁虎（守宫）、土鳖虫、蝉蜕、蟾蜍、炮山甲、白花蛇、乌梢蛇、地龙、僵蚕、蝼蛄、全蝎、蜈蚣等。并创制了许多验方，如治食管癌的"藻蛭散"，治疗胃癌的"消癌丸"等。但朱师指出，虫类药物均具有较峻猛的破积化瘀作用，必须在辨证施治理论的指导下使用，才能取得佳效。

## 案4　朱婉华教授治疗乳腺癌转移——癌毒内侵，气血不足证

许某，女性，38岁。2008年3月3日初诊。

主诉：右侧乳腺浸润性导管癌2年，颅转移癌术后5个月。

患者于2006年发现右乳房结节，于当地医院诊断为"乳腺癌"，当年5月19日行"乳腺改良根治术"，病理示：右乳腺浸润性导管癌。术后行放疗1个月，化疗7次，至2007年8月多次复查病情平稳。当年9月份突发头痛，至上海某医院行头颅MRI示：右枕叶转移性癌。于2007年10月16日行切除术。术后放疗1个月，后患者拒绝化疗，转于上海某中医门诊部服药治疗至今。患者出现胃脘不适、反酸，精神不振，觉头晕耳鸣，不易入睡。来诊见：头发脱落，精神尚可，偶觉胸闷心慌，大便干结如羊屎，口干，喉中有黏痰，不易咯出，苔薄黄微腻，质紫，脉细小弦。辅助检查：2008年1月复查颅CT示：脑癌切除术后，右顶枕部术后积液可能。腹部CT示肝、胆、脾、胰未见异常，腹膜后未见肿大淋巴结，胃底胃壁稍厚。

中医诊断：乳岩（癌毒内侵，气血不足）；西医诊断：乳腺浸润性导管癌

术后,颅转移癌复发。

治法:补益气血,扶正荡邪。

初诊处理:①扶正消瘾方,协定6号方30g,生半夏10g(加姜3片,先煎30分钟),制南星30g,生薏苡仁、熟薏苡仁各40g,豆蔻5g(后下),凤凰衣8g,泽兰、泽泻各30g,炙牛角腮30g,油松节30g,鸡血藤30g,柴胡6g,当归10g,生赤芍、生白芍各20g,郁金20g,全瓜蒌30g,麦冬15g,女贞子20g。30剂。②中成药:金龙胶囊,每次3粒,每日3次;协定5号,每次6g,每日2次。③铝碳酸酶片护胃。④清淡饮食。

二诊:患者觉头晕耳鸣症状时有好转,喉中有异物感,大便仍干结不爽,纳欠佳,口干欲饮,夜间痰中带血丝。舌淡红苔薄白,脉小弦。ESR 23mm/h,HGB 110g/L,RBC $3.56 \times 10^{12}$/L,WBC $3.5 \times 10^9$/L,PLT $118 \times 10^9$/L。药既奏效,率由旧章。处理:①上方加大血藤30g,败酱草30g,炙牛角腮45g,油松节45g。30剂。②协定5号和金龙胶囊继用。

三诊:患者电述,服药后胃脘不适,反酸,易倦,右耳针刺样疼痛,月经量很少,色黑。处理:上方加桃仁、红花各10g,六轴子2g。30剂。

四诊:电述,咽中仍有异物感,咽之不下,咯之不出,前段时间痰中带血丝,近2周未见血丝,但痰呈咖啡色,纳谷一般,偶有反酸但较前明显减轻,耳鸣减轻,头部有发胀感,口干欲饮,苔薄白。处方:①初诊方加玄参20g,枸杞子、菊花各10g,30剂。②中成药同前。

五诊:患者电述,总体感觉尚可,咽部异物感、反酸、头痛、耳鸣症状均有减轻,纳眠可,二便调,自行一剂药服一天半。守前方继进。

六诊:服药后病情稳定,偶有头晕头胀、耳鸣,纳眠可,二便调,舌苔渐化,复查头颅CT、肝功能无异常;CA153 4.6μg/L;CEA 3.48μg/L;血常规:WBC $3.7 \times 10^{12}$/L,RBC $3.36 \times 10^9$/L;HGB 107g/L,PLT $170 \times 10^9$/L。此乃久病体虚、气血不足,治宜扶正祛邪、益气养血。原方继用,中成药同前。

七诊:电述,近日劳累后头晕明显、头胀明显,易疲倦,背酸,饮食不调后偶有咽中异物感,及胃脘不适,口干明显,苔薄微黄。续当原法出入。处方:①扶正消瘾方,协定6号方30g,生半夏10g(加姜3片,先煎30分钟),南沙参、北沙参各15g,玄参20g,炙牛角腮45g,油松节45g,甘杞子、菊花各10g,山萸肉10g,川石斛15g,绿萼梅10g,郁金20g,生白及10g,大血藤30g,合欢皮15g,焦山栀8g,淡豆豉10g,生赭石10g,败酱草30g。30剂。②中成药同前。

八诊：患者仍有劳累后头胀、腰部酸胀，喉中有痰，无咳嗽，胃脘不适，反酸，口干欲饮，大便干结，月经2个月一次，11月12日经净后，26日复来，量少，色暗，持续7天后经净，前几次月经色红，淋漓不尽，8月10日服中药结束，舌淡苔薄白，脉无法查及。要求服1个月中药，1.5个月中成药。处方：①扶正消瘤方，协定6号方，生半夏15g（加姜3片，先煎30分钟），葛根30g，吴茱萸3g，枸杞子、菊花各10g，川楝子15g，生地黄、熟地黄各20g，凤凰衣8g，郁金20g，煅瓦楞子30g，炙牛角腮30g，川黄连3g，山萸肉15g，油松节30g等。30剂。②中成药同前。

九诊：患者药后腰部仍酸，喉中有痰，胃脘不适，偶有反酸，口干欲饮，夜间11、12点口苦明显，大便干结，排便通畅。末次月经去年12年31日，8日经净，量少，色暗，苔薄黄，余不详。要求服1个月中药，1.5个月中成药。处方：①扶正消瘤方，协定6号方30g，生半夏15g（加姜3片，先煎30分钟），葛根30g，吴茱萸3g，川黄连3g，川楝子15g，凤凰衣8g，蒲公英30g，生白及10g，山萸肉15g，当归15g等。30剂。②中成药同前。

十诊：患者腰部酸胀、喉中有痰较前好转，胃脘不适、反酸较前转频，口干欲饮，晨起口苦，大便干。处理：①扶正消瘤方，协定6号方30g，生半夏15g（加姜3片，先煎30分钟），凤凰衣8g，蒲公英30g，生白及10g，生地黄、熟地黄各15g，郁金20g，珠儿参30g等。30剂。②金龙胶囊同前服用。

十一诊：患者病情平稳，唯右侧手术处有胀痛感，颈项转动后头昏明显，口干口苦，牙龈出血，喉中异物感，眠差，面色无华。检查：ESR 10mm/h，WBC $4.6×10^9$/L，RBC $3.46×10^{12}$/L，HGB 95g/L。CEA、Fer、CA19-9、CA50、CA125、CA153、AFP均正常。X线：颈椎间盘突出（待排）。苔薄白，脉细，原法出入。处方：①扶正消瘤方，协定6号方30g，生半夏15g（加姜3片，先煎30分钟），蒲公英30g，葛根20g，川芎10g，枸杞子、菊花各10g，竹沥半夏15g，生赭石30g，大贝母20g，当归12g，凤凰衣8g，甘杞子20g。30剂。②中成药只服用金龙胶囊、浓缩益肾蠲痹丸、协定5号。

十二诊：电述，腰酸改善，颈项不适同前，仍在服用"枸橼酸他莫西芬片"，月经量少，色黑夹血块，苔薄黄腻。处方：①上方加生水蛭8g，当归20g，山萸肉15g。②中成药同前。

十三诊：除中间因症状变化有微调外，基本守原方。述胸椎旁可触及数枚如米粒大小的肿块，略有压痛，略有腹胀腰酸，末次月经6月23日，易疲倦,畏寒肢冷,脉细弦,舌尖红,苔薄白罩黄,纳、眠、便调。处方:①扶正消瘕方,加骨碎补30g,补骨脂30g,鹿角片15g,生黄芪30g,泽兰、泽泻各30g,竹沥半夏15g,当归12g,蒲公英30g,山萸肉20g,巴戟天15g等。30剂。②浓缩益肾蠲痹丸、金龙胶囊、协定5号同前服用。

十四诊:药后症平,颈腰痛如前,2周前突发耳鸣,至当医院查头颅CT:未见异常。下肢时有抽搐,畏寒肢冷,纳食可,眠安,二便调,舌红苔薄白罩黄,脉细数偏弦。要求继服前方,中成药同前,但去调经药。处方:上方+淫羊藿15g,余同前。

十五诊:电述,仍服"枸橼酸他莫西芬片"已停经2个月。服中药后仍有胃脘不适,反酸,易饱,右耳鸣、听力下降,苔薄白,脉细软。ESR 16mm/h,血常规正常。辨证为气阴两虚、胃失和降、精血失充。治宜益气养阴、和胃降逆、补益精血。处方:①扶正消瘕方,加山萸肉20g,珠儿参20g,五味子10g,灵磁石30g,姜半夏10g,凤凰衣8g,煅瓦楞子30g等。30剂。②浓缩益肾蠲痹丸、金龙、蝎蚣胶囊、通便胶囊。

十六诊:药后症平,仍口干,时有反酸,右耳鸣如前,记忆力减退。易疲劳,时感头晕,纳眠欠佳。大便稍干,小便偏黄,舌苔薄黄。守前继进。

正规治疗3年,面色转润,精神转佳,纳欲转香,继续前方守治,并服浓缩益肾蠲痹丸、金龙胶囊、协定5号、通便胶囊。

随访情况仍良好。

## 【按语】

此为乳癌复发转移后中医药治疗成功的案例。治疗过程长达3年,随访病情稳定好转。案例成功的重要原则仍是"扶正",《内经》曰:"正气存内,邪不可干",《医宗必读》亦认为:"积之成也,正气不足而后邪气聚之"。此类疾病的成因即由于抵抗之力下降,邪由内生或外犯。治之当然以"扶正"为先,酌祛邪治标。

## 【诊治思路】

患者为年轻女性,因"右侧乳腺浸润性导管癌2年,颅转移癌术后5个月"再次行切除术,术后经历放疗。正气戕伤甚重,来诊时已是明显的阴阳不足、气血双亏状态:头发脱落,胃脘不适、反酸,精神不振,头晕耳鸣,不易入睡,大便干结如羊屎,口干,喉中有黏痰,不易咯出,苔薄黄微腻,质紫,脉细小弦。治疗非朝夕之可为,须缓图之。立补"补益气血、扶正荡邪"之法。处以扶正消癥方加减,并结合女性肝血易虚、肝气易郁的特点,加用柴胡、当归、生赤芍、生白芍、郁金以解郁养血活血;并嘱清淡饮食。药后患者诸证改善,唯劳累后头晕明显、头胀明显,易疲倦、背酸,饮食不调后偶有咽中异物感及胃脘不适,口干明显,苔薄微黄。考虑气阴不足仍明显,原方加南沙参、北沙参、川石斛、玄参以滋阴,甘杞子、生地黄、熟地黄、山萸肉滋肾精。经治诸证改善明显。以"扶正消癥法"正规治疗3年后,患者面色转润,精神转佳,纳欲转香。病情平稳改善。

本案取效要点:①扶正为主,酌情补益,如炙牛角腮、油松节,以益气生血。②针对女性以血为用、易肝郁之特点,稍用柴胡、当归、生赤芍、生白芍、郁金、麦冬、女贞子等佐以养肝阴、疏肝气。

### 【朱师经验】

朱师在治疗女科病时,多加用疏肝解郁之品,如柴胡、当归、生白芍、生赤芍、郁金。另外,朱师临证经验:蒲公英有清肝泻火、"达肝郁"之效,认为本品"得春初少阳之气,有生发之性,故治疗肝病,凡肝寒而郁者,宜用桂枝,肝热而郁者,宜用蒲公英"。此于本患者甚为恰当,既解肝热而郁,又清郁定痛。朱师认为,肿瘤患者行放疗,易致热毒内遏,灼伤阴津,白及苦降清热、甘缓和中,《名医别录》载其"主胃中邪气,则苦寒之品,能除胃热耳",《本草经疏》谓"入血分以清热,散结逐腐"。朱师认为,白及能保护消化道黏膜,减轻其充血水肿,修补受损组织,其入阳明经,有补虚清热、逐瘀生新之功,随证加入,往往疗效明显。朱师强调乳腺癌是女人的大敌,目前发病率有增高趋势,除了社会环境因素外,饮食、情绪也是造成此病高发的原因,用药是一方面,生活方式的调理亦不可忽视。

### 【跟诊体会】

关于此案例的辨治,笔者有些自己的看法:本案"扶正"具体所指是什么?放射性物质易伤人阴津,致生内热,患者行手术并放疗,出现头发脱落、胸闷心慌、大便干结如羊屎、口干,二、三诊时表现腰酸、疲倦、喉中有痰等,脉细软(初为脉小弦,但其后多以细软出现),似提示肺肾阴精不足、阴虚内热之机更为明显。《素问·天元纪大论》曰："阳明之上,燥气主之",阳明为标、燥为其本,阳明包括肺和胃、大肠诸脏腑,故燥邪胜多见于肺、胃、大肠经的病变,如咳嗽、胃脘胀、恶心、便干结等;阳明金降不及直接影响坎水的生成。本案例就有"金水不能相生"的表现,如胸闷心悸、耳鸣(虚火不能下潜,阳浮于上),便干结如羊屎,口干甚至发脱、龈肿(阴液亏虚失于滋养),头胀头晕、劳累后明显等,其究原因一是"血虚气弱",一是肾水亏虚、木失涵养,二者皆可由肾精亏虚解释。笔者认为,患者治疗3年后仍有口干欲饮、小腿抽筋、耳鸣如蝉、牙龈肿痛、大便干结如羊屎等原因,除与其体质、肿瘤放疗、化疗有关外,似应着重考虑肝肾阴精亏虚,若大滋肾水、少佐温阳之品,取"阳得阴助而生化无穷"之效。此为笔者之见。

# 食 管 肿 瘤

### 案1　朱良春教授辨治食管癌转移——癌毒内侵,气阴两虚,正虚邪恋证

陈某,女,60岁。2010年11月20日初诊。

主诉:发现食管癌2年,并多发转移(肺、肝、骨)。

患者2009年9月于当地体检发现CEA 138μg/L,遂查胃镜示考虑食管癌,并浅表性胃炎。胸部CT示:①左下肺占位,恶变可能;②气管中段占位,考虑癌变可能;③右上肺钙化灶,陈旧性肺结核可能;④肝内多发小囊肿。2009年9月18日由江苏省某肿瘤医院行"食管癌切除+食管胃后部吻合术"及"左下肺叶切除+淋巴清扫术",术后病理示:左下肺中央型肿块5cm×5cm×4cm,块型腺癌,中-低分化,侵犯胸膜,食管中段溃疡型低分化鳞癌,累及全层,达外膜外结缔组织,侵犯神经。院内骨扫描:第8胸椎、右侧骶髂关节、左侧肱骨上端骨病变。2009年10月7日出院。继行化疗2次,今来诊要求中医药治疗。精神可,消瘦乏力,纳差,口干,时有嗳气反酸,呃逆及吞咽梗阻,眠安便调。苔薄黄,脉细小弦。

辅助检查:2010年11月12日于当地医院查CEA 42.7μg/L, CA153 26.76μg/L, CA19-9 11.29μg/L, CA724 23.35μg/L。B超示:肝多发囊肿。血常规(-), ESR 18mm/h。

中医诊断：噎膈（癌毒内侵，气阴两虚，正虚邪恋）；西医诊断：食管癌，并多发转移。

治法：扶正荡邪，益气养阴。

初诊处理：①扶正消癥汤，加蒲公英30g，藤梨根30g，珠儿参30g，麦冬15g，五味子10g，川厚朴10g，煅瓦楞子30g，炮山甲10g，凤凰衣8g，鸡内金10g，炙刀豆子15g，煅海螵蛸50g，冬凌草30g。30剂。②金龙胶囊，每粒0.25g，每次4粒，每日3次，口服。

二诊：电述，患者药后已无明显嗳气反酸、呃逆及吞咽梗阻，口干亦去，唯仍纳差、倦怠乏力，眠安、便调，苔薄白，汤药未按要求服用。处理：治疗方案同前，续配中药免煎剂及协定5号。嘱其务必遵医嘱服汤药。

三诊：电述，患者因吞咽梗阻，只能进流质、半流质饮食，汤剂未能按要求服药，1剂药服2天，近1个月以来纳谷不香，疲倦乏力明显。眠可，便调。自认为苔薄白。处理：方案同前。

四诊：患者现精神可，纳可，已无吞咽梗阻感，近期在外院复查肿瘤肝转移，眠安，便调。处理：上方加郁金20g。金龙胶囊续服。

## 【按语】

此为一例食管癌术后多发转移的患者，来诊的主要痛苦为进食梗阻。服药30剂即明显缓解，嗳气、反酸及呃逆基本消失，经扶正消癥法加减治疗食管癌的成功案例。美中不足者，未复查相关肿瘤指标。

## 【诊治思路】

本案之始，根据患者四诊情况，考虑为气阴两虚、正虚邪恋，确定以"扶正荡邪、益气养阴"为大法，以扶正消癥汤加减治疗。初诊即以扶正消癥汤加蒲公英、藤梨根、珠儿参、麦冬、煅瓦楞子、炮山甲、凤凰衣、炙刀豆子、煅海螵蛸、冬凌草等。方中蒲公英得春初少阳之气，饶有生发之性，其能化热毒，擅长治疗恶肿、结核、疗喉痹肿痛，且有"达肝郁、散滞气"之功。朱师指出："蒲公英镇痛作用不仅在于它能清胃，还在于它能消癥。凡胃脘因瘀热作痛，用其最为相宜，配合养胃之品，可奏养胃消癥、镇痛医痈之功。"合藤梨根则收清降解毒之功。另外，食管癌术后行放疗、化疗易伤阴津，故用珠儿参、麦冬以养阴清热，厚朴降气，五味子敛气以归肾，更以煅瓦楞子、凤凰衣、鸡内金、炙刀豆子、煅海螵蛸收敛生肌、护膜止疡以促中焦运化。一诊后患者已无明显嗳气、反酸、呃逆及吞咽梗阻。

### 【朱师经验】

虫类药是朱师治疑难杂病的一大特色,本案所用虫类药如炮山甲、煅海螵蛸、凤凰衣皆为朱师临床常用。

**1. 炮山甲** 炮山甲已在多个肿瘤案例中阐述,对于癥积结聚具有明显消解之功,朱师常以之配伍蜈蚣、守宫等,治疗多种癌症。

**2. 海螵蛸** 海螵蛸咸、涩、温,归肝、肾经,功能收敛止血、涩精止带、制酸止痛、消痈敛疮。《本经》认为其主"女子赤白漏下,经汁血闭,阴蚀肿痛,寒热癥瘕,无子"。朱师对《素问》"四乌贼骨一芦茹丸"治疗"血枯"进行了发挥,认为此方是通补奇经的祖方,加减组成新方如四海舒郁丸等,内服、外用皆有较好的作用。不仅如此,朱师长期经验认为,本品对消化道肿瘤、肉瘤等有一定治疗作用,盖与其收敛生肌作用在一定程度上阻止了病灶部位的扩大、侵蚀有关。

**3. 凤凰衣** 凤凰衣味甘、淡,性平,无毒,归脾、胃、肺经,功能生肌敛疮、养阴清肺,对于膜性溃疡有较好的效果。朱师取"以皮治皮"之意,运用于消化道溃疡、萎缩性胃炎、肠上皮化生、糜烂性胃炎等,以达到"以膜护膜"之效。

### 【跟诊体会】

在复习本案时,笔者思量:守宫对食管癌、胸腔内的癌等有着广泛的治疗作用,何以在本案例不用守宫反而使用了炮山甲配海螵蛸?难道是因为本案消化道癌症并发溃疡,取海螵蛸收敛生肌,或因患者多发转移、正气大虚,炮山甲祛瘀兼扶正之效?值得进一步体悟。

## 案2 朱良春教授辨治食管癌——正虚邪结证

朱某,男,1951年。2010年5月27日初诊。

主诉:进食时梗噎感3个月余。

患者于2010年2月自觉进食时梗噎感,未在意,后症状有所加重。遂于

4月7日南通市某医院检查示：食管中段癌，收入院。4月13日行"食管中段癌根治术、胃食管弓上吻合术"，术中病理提示：食管低分化鳞癌、侵及全层，术后未行放化疗。复查示：吻合口炎症。今来诊要求中医药治疗。刻下：精神可，消瘦乏力，吞咽略有梗阻，时有手术切口处麻木、疼痛，纳可，眠安，近日外感，稍有咽痒偶咳，痰量一般，色白质黏，大便溏结不调，小便尚可。苔薄白，质红，衬紫，脉细小弦。

中医诊断：呃逆（正虚邪结）；西医诊断：食管癌根治术后。

治法：扶正荡邪。

初诊处理：扶正消瘤汤，加蒲公英30g，藤梨根30g，金刚骨50g，凤凰衣8g，云茯苓20g，党参30g，生白术20g，炙刀豆子10g，蝉蜕8g。14剂。坚持服药。

二诊：患者药后已无吞咽梗阻感，仍有术口麻木、刺痛感，饮食量少，大便一日2~3次，量少质干难解，小便正常。苔薄白，中剥，脉细小弦。自述以前有"肠炎"病史，相关检查：ESR 9mm/h，血常规：WBC $5.36 \times 10^9$/L，RBC $4.18 \times 10^{12}$/L，HGB 133g/L，PLT $114 \times 10^9$/L。续当原法出入。朱师会诊后处理：①上方加决明子15g，30剂。②扶正消瘤丸每粒0.3g，每天服3次，每次服1.5g，口服。

三诊：患者进食快时稍有吞咽梗阻感，手术切口处已无疼痛，稍感麻木，纳少，大便日行3次，量少难解，小便调，眠安，苔薄白边腻，脉细小弦，夜间梦遗。PE：左颈部可扪及一肿大淋巴结，质稍硬，约1.5cm×1.5cm，随吞咽上下移动。检查：血常规正常，ESR 2mm/h，B超示：左侧甲状腺囊腺瘤。续当原法出入。处理：守上治疗方案。

四诊：患者诉1个月的药量服2个月，体重增加，面色红润，咳嗽有痰，右侧甲状腺瘤，质稍软，纳香，二便常，苔薄黄质红有紫气，边有齿痕，脉细小弦。续当原法出入。处理：①扶正消瘤汤，加蒲公英30g，藤梨根30g，金刚骨50g，凤凰衣8g，生半夏15g（生姜3片，先煎30分钟），化橘红8g，陈皮8g，紫背天葵15g，玄参20g，云茯苓20g，党参30g，生白术30g。30剂。②扶正消瘤丸每粒0.3g，每天服3次，每次服1.5g，口服。

五诊：患者1剂药服2~3天，精神可，纳谷香，吞咽食物无明显梗阻感，无饮水呛咳，受凉后咳嗽，泡沫痰，色白质稀，易咯出，无胸闷胸痛，左侧颈部肿物活动可。苔淡黄质红脉弦。今日B超示：甲状腺囊肿26mm×20mm。

处理:①上方加大贝母15g,夏枯草20g。20剂。②扶正消瘤丸每粒0.3g,每天服3次,每次服1.5g,口服。

六诊:1剂药服3天,精神好,纳香,普食,吞咽顺畅,偶尔咳痰色白量少,质稠能自行咯出,受凉后症状明显,苔薄白,脉细小弦,边有齿痕,续当原法出入。

七诊:药后症情平稳,处理同前。

❀❀【按语】

此案例取得满意效果。患者因食管低分化鳞癌侵及全层,吻合口炎症,来诊时消瘦乏力,吞咽略有梗阻,在综合辨证基础上,以扶正消癥汤加蒲公英、藤梨根、金刚骨、凤凰衣、云茯苓、党参、生白术、炙刀豆子、蝉蜕。14剂后患者噎膈已消失。三诊时手术切口处已无疼痛及麻木。继续治疗诸证平稳。朱师辨证之准、用药之精当,令人叹服!

❀❀【跟诊体会】

朱师的"专病专药"尤其值得重视,如蒲公英、藤梨根、刀豆子针对食管癌及吞咽梗阻有降气消滞作用,大贝母、夏枯草针对甲状腺囊肿有化结消瘰之功。此患者虽以虚为基础,食管癌病变问题十分突出,初诊的苔薄白,质红,似为寒热虚实夹杂之证,此热为瘀滞不通所致,若仅以补虚治之,则不免有助热之弊。因此,整体把握"其虚",结合局部之"实邪"乃为辨治疑难病的指导原则。朱师在扶正消癥汤基础上加蒲公英、藤梨根、刀豆子三味药,既从整体虚证着眼,又兼局部瘀热病变,实为"辨证与辨病相结合"展示;五诊方加用大贝母、夏枯草亦有此思路在内。夏枯草,《滇南本草》指出本品"祛肝风,行经络……行肝气,开肝郁,止筋骨疼痛、目珠痛,散瘰疬周身结核"。朱师认为夏枯草苦寒能清热,味辛能散结。对于热毒郁结之病症,伍用本品可起到散结清毒之功,尤其配合大贝母后,散结消瘰之力更佳。

## 案3　朱良春教授辨治食管癌——痰瘀内结,正气大虚证

赵某,男,65岁。2009年4月10日初诊。

主诉(代):进食困难3个月余。

患者于3个月前因进食困难,在当地行相关检查诊断为"食管癌(中段),并慢性支气管炎",随即行"食管癌剖胸探查术",发现肿块位于食管中段,大小约6cm×3cm×3cm,侵入胸降主动脉,范围约3cm×3cm,无法切除。家人述症索药。

辅助检查:甲胎蛋白(AFP)2.58μg/L,2010年11月12日于当地医院查CEA 1.86μg/L,PSA 1.33μg/L,CA125 3.79μg/L,CA19-9 10.65μg/L。肝肾功能、电解质正常;肌酸磷酸激酶697μg/L。彩超示:轻度脂肪肝,前列腺增生。

中医诊断:噎膈(痰瘀内结,正气大虚);西医诊断:食管癌。

治法:扶正祛邪,软坚消癥。

初诊处理:①太子参30g,旋覆花15g(包),代赭石30g,陈皮6g,藤梨根30g,生黄芪40g,莪术10g,炙守宫12g,炙蜂房15g,失笑散15g(包),龙葵30g,凤凰衣8g,水蛭10g,生半夏12g,生姜3片,炒延胡索30g,炙刀豆子15g,甘草6g。20剂。②扶正消瘤丸每粒0.3g,每天服3次,每次服1.5g,口服。

二诊:电述,患者精神好转,吞咽稍畅。但后背、右胸仍疼痛仍显(较前略有改善)。午后4点低热畏寒阵作,体温37.2℃。时吐白痰,纳眠可,二便调,续予以原法。

三诊:上方一直续服,期间因有肿块增大、肠梗阻,行放疗。电述患者气短而喘,咳嗽阵作,痰白黏易咯,纳可,便调。舌脉不详。处理:①上方加金荞麦50g,甜葶苈20g,大贝母20g,半枝莲30g,坎脐2条,紫石英20g,山慈菇20g。20剂。②中成药同前。

四诊:患者电述,咳嗽痰少,稍有气短,纳可便调。复查肝胆脾胰B超,钡剂示:病灶不显(未见报告)。血常规:WBC 3.3×10$^9$/L,RBC 4.52×10$^{12}$/L,HGB 145g/L,PLT 113×10$^9$/L。上方一直服用。

家属诉病情一直稳定,多次复查正常。

随访良好。

【按语】

此为食管癌患者,无法手术切除,经中药、放疗治疗后临床痊愈。

【诊治思路】

患者食管中段癌已侵入胸降主动脉,考虑为痰瘀内结、正气大虚之证,确定以"扶正祛邪,软坚消癥"为法治之。初诊以生黄芪、莪术、太子参、旋覆花、代赭石、陈皮、藤梨根、炙守宫、炙蜂房、失笑散、龙葵、凤凰衣、水蛭、生半夏、炒延胡索、炙刀豆子等。并以扶正消瘤丸协助扶正消癥。20剂后,患者精神好转,吞咽稍畅;继续服药5个月,同时进行放疗,肿块缩小,但患者气短而喘,咳嗽阵作,痰白黏易咯,以化痰散结解毒、补肺肾、温潜浮阳处理,诸证改善。守上方案治疗约3年余,多次复查正常。

### 【朱师经验】

扶正消癥是朱师治疗此类疾病的原则,用药尤有特色,本案着重谈生黄芪与莪术相伍补气而不壅中,攻邪并不伤正。

《医学衷中参西录》:"参、芪能补气,得三棱、莪术以流通之,则补而不滞,而元气愈旺。元气既旺,愈能鼓舞三棱、莪术之力以消癥瘕,此其所以效也。"朱师认为,二药相伍恒收祛瘀生新之功,可使器质性病变之病理变化获得逆转,常以生黄芪20~30g,莪术6~10g为主,治疗慢性萎缩性胃炎、消化性溃疡、肝脾大及肝癌或胰癌者,能明显改善病灶的血液循环和新陈代谢,能使某些溃疡、炎性病灶消失。朱师临床运用甚为灵活,如以益气为主,则加黄芪量,化痰瘀则加大莪术用量。本案患者少气、阴虚明显,即以黄芪佐以太子参益气养阴。

## 案4  朱建华教授辨治食管癌——脾虚湿盛证

陈某,男,72岁。2011年12月26日初诊。

主诉:腹泻6个月余。

患者半年前无明显诱因出现腹泻伴肠鸣,呈水样便,无赤白黏液,夹较多泡沫,1个多月前于南通某医院行结肠镜(2011年10月7日)示:结肠多发性息肉(腺癌性息肉)。约1周后行手术切除。刻下:精神可,腹泻以凌晨首发,至上午约行3次,大便中有泡沫;嗳气时作,口干,纳眠尚可,小便可。舌红,苔薄,中黄厚腻,脉左弦双尺弱。

既往史:患者约20年前行食管中上段癌根治术。

中医诊断:泄泻(脾虚湿盛);西医诊断:食管中上段癌根治术后;结肠多发性息肉。

治法:养脾阴,化湿浊。

初诊处理:太子参15g,怀山药30g,炒白术30g,仙鹤草30g,黄连8g,吴茱萸6g,煅瓦楞(先)30g,炒薏苡仁30g,茯苓20g,乌梅肉20g,乌梅炭20g,焦山楂、焦神曲各15g。30剂。

二诊:药后肠鸣、便稀均有改善,大便日行1~2次,舌红苔薄黄腻,脉稍弦,双尺弱,胃中时有恶心、反酸,治守原意。处理:上方加代赭石(先)30g,补骨脂30g,旋覆花(包)15g,黄连10g,吴茱萸8g,茯苓20g,去山楂、神曲。

三诊:患者药后肠鸣,便稀均有改善,大便日行1次,唯不成形,受寒后加重,时有嗳气。仍予养脾阴、化湿浊。处方:太子参15g,怀山药30g,炒白术30g,炒扁豆30g,仙鹤草30g,黄连8g,吴茱萸5g,煅瓦楞(先)30g,炒薏苡仁30g,代赭石(先)30g,旋覆花(包)10g,茯苓20g,乌梅炭20g,八月札20g,诃子肉20g,炒麦芽20g,补骨脂30g,生谷芽、生麦芽各6g。

四诊:患者食管、胃脘已无不适感,纳食佳,大便日行1次,欠成形,肠鸣亦减少,矢气时作,舌红,苔薄黄,脉细少弦,双尺弱,仍予养脾阴、化湿浊、降胃逆。处方:太子参15g,怀山药30g,炒白术30g,仙鹤草30g,代赭石(先)30g,旋覆花(包)15g,黄连6g,吴茱萸5g,煅瓦楞(先)30g,炒薏苡仁30g,茯苓20g,刀豆子15g,补骨脂30g,诃子肉15g,乌梅炭15g,槐花炭15g,五方草30g,生甘草6g。

五诊:患者药后觉舒,唯大便尚欠成形,日行1次,大便前轻度腹痛,舌红,苔薄黄,脉细少弦,双尺弱,治守原意。处方:太子参15g,怀山药30g,炒白术30g,仙鹤草30g,炒赤芍、炒白芍各20g,旋覆梗15g,代赭石(先)30g,煅瓦楞(先)30g,炒海螵蛸30g,炒薏苡仁30g,茯苓20g,补骨脂30g,炒谷芽、炒麦芽各20g,五方草30g,炒防风10g,生厚朴6g。

六诊:患者服上药后,胃脘反酸消失,唯大便尚不成形,日行1次,口干,舌红,苔薄黄,脉细少弦,仍予养脾阴、化湿浊、降胃逆。处方:太子参15g,怀山药30g,炒白术30g,仙鹤草30g,炒赤芍、炒白芍各20g,煅瓦楞(先)30g,炒海螵蛸30g,诃子肉15g,茯苓20g,炒防风10g,五方草30g,补骨脂30g,炒地鳖虫5g,川石斛10g,生厚朴6g。

七诊:患者反酸消失,大便较前成形,日行1次,时觉口干,受凉即腹部肠鸣,舌红苔薄黄,脉细少弦,双尺弱,原方出入。上方加生黄芪20g,赤石脂15g,去诃子肉15g。

八诊：患者大便成形，日一行，腹泻除，反酸消失，偶有吞酸，尚觉口干，舌红，苔薄黄，脉细少弦，双尺弱，仍予养脾阴、化湿浊、降胃逆，上方加天花粉10g，炙刀豆子10g。

九诊：患者胃部觉舒，大便基本正常，唯左眼时有不适，左眼未见网脱，颅内未明显异常。舌红，苔薄黄，脉细少弦，仍予养脾阴、化湿浊。处方：太子参15g，怀山药30g，炒白术40g，仙鹤草30g，炒赤芍、炒白芍各20g，煅瓦楞30g，炙刀豆子15g，川石斛10g，茯苓20g，炒防风10g，补骨脂30g，莪术8g，黄芪20g，炙内金20g，赤石脂15g，五方草30g，炙甘草6g，另自备枸杞20枚，每日嚼服。

随访稳定，无不适。

### 【按语】

朱建华主任以淡养脾阴、化湿浊法成功治愈本案例。

### 【诊治思路】

患者为72岁男性，20年前行食管中上段癌根治术，半年前无诱因出现腹泻，伴肠鸣，呈水样便，无赤白黏液，夹较多泡沫，结肠镜示结肠多发性息肉（腺癌性息肉），并在1周后手术切除。来诊见舌红，苔薄，中黄厚腻，脉弦、双尺弱，腹泻以凌晨首发，至上午约日行3次，大便中有泡沫，嗳气时作，口干。朱主任考虑为脾虚湿盛所致，立"养脾阴，化湿浊"为则，仙桔汤合黄连吴萸汤、归脾丸之意加减治之。7剂后，患者肠鸣、便稀均有改善，唯胃中时有恶心，反酸。原方加代赭石、旋覆花、补骨脂补益脾肾、降胃逆。患者药后腹泻改善，大便日行1次，唯便不成形，肠鸣，受寒后加重，时有嗳气，加强温脾化湿、降逆止呕，原方加怀山药、炒白术、炒扁豆、仙鹤草、煅瓦楞、代赭石（先）、旋覆花、补骨脂等。患者药后诸证减，治守原意加减，诸症皆获平稳改善。

### 【跟诊体会】

朱建华主任为朱师学术继承人，长期跟朱师临证，深得朱师真传，临证体察细致，思辨周详，施治刚柔相济，本案例可窥一斑。

"淡养脾阴，化湿浊"为朱师辨治脾虚湿盛之泄泻的基本法之一，笔者侍诊见多例成功案例，各有精彩，散见书中各处。笔者来自土气薄弱、潮湿温润之地,曾在门诊接触较多此类患者,今观南北地域有别,患者体质亦有较大差别,施治有异,兹结合本案例谈谈个人观点。

此患者既往有食管癌病史,本次来诊前已行结肠多发性息肉(腺癌性息肉)手术,腹泻以凌晨首发至上午约行3次,大便中有泡沫,嗳气时作,口干舌红,苔薄,中黄厚腻,脉弦双尺弱。综合来看,似有脾肾虚寒、胃寒气逆的表现。癌症复发者虚寒之体质不可忽视。患者腹泻以凌晨与上午为明显,此时段为气机升发之时,人身之气顺借天地之气机升发之力,挟体内寒湿外排而见大便溏泄,可考虑为排病,此从患者表现亦可测:寒饮内停则肠鸣辘辘,口干乃阳虚不能温化水饮、津不上承所致;苔中黄厚腻似为中焦水湿不化之象,脉弦双尺弱皆似肾亏之象;受凉即腹部肠鸣亦为佐证。若治从温运脾肾两本着手,病程加快与否?此为笔者个人见解,限于笔者主要从事中医药救治急危重、用药偏于救治扶阳为先,对疑难病思考甚为有限,此蠡测管窥之见,须结合临证再细思。

# 胃 部 肿 瘤

## 案1　朱良春教授治疗胃癌——气阴两虚,痰瘀交凝证

王某,男,45岁。2010年8月25日初诊。

主诉:发现胃癌10天余。

患者因胃部不适,于上海某医院行胃镜检查示:胃角腺癌。腹部CT示:胃癌可能,后腹膜及胃旁淋巴结肿大,肝内多发转移,两侧肾上腺转移可能。曾行放化疗,具体方案不详。当时抽血检查:WBC $15.4 \times 10^9$/L,RBC $4.38 \times 10^{12}$/L,HGB 107g/L,PLT $214 \times 10^9$/L,NEUT% 0.802,LY% 0.128,CEA、CA19-9、CA50偏高(化验单未见)。刻下:患者神清,精神欠佳,面色萎黄,腹部隐痛频发,余(-),纳眠可,二便调,苔薄白,质红,脉细弦。

否认既往任何疾病史,否认家属肿瘤病史,否认有不良饮食习惯史。

中医诊断:胃积(气阴两虚,痰瘀交凝);西医诊断:胃癌。

治法:益气养阴,化痰和瘀,扶正荡邪。

初诊:①扶正消癥汤加蒲公英30g,藤梨根30g,生赭石30g,生半夏15g(生姜3片,先煎30分钟),蜈蚣8g,怀山药30g,鱼腥草30g,川百合30g,广郁金

20g，生白芍30g，当归10g，炮山甲10g（分吞），凤凰衣8g，协定10号方1包，金荞麦60g。②金龙胶囊，每粒0.25g，每次4粒，每日3次，口服。③虫草灵芝孢子胶囊，每次6g，每日3次，口服。

二诊：患者因腹痛阵发，周身不适，要求入院治疗，予以收住院。基本处方如上。2010年9月15日患者腹痛有所好转，精神转佳。出院带药：①扶正消癥汤，加蒲公英30g，藤梨根30g，生赭石30g，蜈蚣8g，怀山药30g，鱼腥草30g，广郁金20g，生白芍30g，当归15g，凤凰衣8g，炒延胡索30g，姜半夏15g，豆蔻6g，水蛭6g，生白及10g，制首乌30g，山萸肉20g，甘杞子10g，炮山甲4g（分吞）。15剂。②金龙胶囊，每粒0.25g，每次4粒，每日3次，口服。③虫草灵芝孢子胶囊，每次6g，每日3次，口服。

三诊：患者来电述，药后胃脘胀痛减轻，纳眠可，二便自调，苔薄白，脉无法描述。处理：①扶正消癥汤，加蒲公英30g，藤梨根30g，生赭石30g，蜈蚣8g，怀山药30g，鱼腥草30g，广郁金20g，生白芍30g，当归15g，凤凰衣8g，炒延胡索30g，姜半夏15g，豆蔻6g，水蛭6g，生白及10g，制首乌30g，山萸肉20g，甘杞子10g，炮山甲粉4g（分吞）。15剂。②金龙胶囊，每粒0.25g，每次4粒，每日3次，口服。③虫草灵芝孢子胶囊，每次6g，每日3次，口服。

四诊：患者来电述，症状良好，无特殊不适，纳眠可，二便调，继服前药。

五诊：面色转华，体重较初诊时增加5.6斤，脐周隐痛，夜间易饥，饥时胃痛，进食则舒，餐后略胃胀，活动后觉胸闷气喘，纳尚可，二便自调，现已长出黑发。苔薄白，脉细略弦。当地医院复查相关检查：WBC $11.54 \times 10^9$/L，RBC $4.08 \times 10^{12}$/L，HGB 108g/L，PLT $218.1 \times 10^9$/L，CEA 1 500μg/L，CA19-9 1 200μg/L，CA125 725μg/L，肝功能正常；胃病理示：低分化腺癌。处理：药既奏效，守法继进。①扶正消癥汤，加蒲公英30g，藤梨根30g，生半夏15g（生姜3片，先煎30分钟），肿节风30g，蜈蚣8g，怀山药30g，鱼腥草30g，广郁金20g，猫爪草30g，生白芍30g，生水蛭8g，生白及10g，山萸肉20g，甘杞子15g，马勃10g，炮山甲10g（分吞），失笑散15g（包）。15剂。②金龙胶囊，每粒0.25g，每次4粒，每日3次，口服。

【按语】

肿瘤之成因的论述，首见于《内经》"阳化气，阴成形"，《医宗必读》曰："积之成也，正气不足而后邪气聚之"，明确指出正虚为前提，脏腑气血功能失调和,机体自身免疫功能减退,复因邪气所袭,或痰、瘀等邪生。

朱师认为,癥瘕积聚是由于久病耗气损精,致气衰无力,血因之而瘀,而成气虚血瘀之候,宜益气活血、化瘀生新,方能奏扶正消积之功。本案以扶正消癥汤加减治疗,二诊后患者腹痛减轻,四诊即自觉症状良好,至五诊时患者面色转华,体重较初诊时增加5.6斤,曾行放化疗导致的脱发已长出黑发,而复查血常规示较入院时改善。取效之快,超出笔者预期。

### 【朱师经验】

**1. 黄芪、莪术**　此为朱师治疗脾胃癥瘕常用药对。脾以升为常,胃以降为顺,二者燥湿相济、升降相因。癥瘕临床见证不外气血阴阳亏虚、络道不通,概括为虚、瘀两端。《素问·阴阳应象大论》曰"定其血气,各守其乡,血实以决之,气虚宜掣引之",故治之或补气行血或化瘀理气,不可一见纳化欠佳即用醒脾或运脾之法,须通补并用。黄芪、莪术相伍可为通补兼施之范。二者相伍治疗脾胃癥瘕之疾,前人多有论及,如王执中《资生经》曾谓"执中久患心脾疼,服醒脾药反胀,用蓬莪术面裹炮熟研末,以水与酒醋煎服立愈"。朱师认为"黄芪能补五脏之虚,莪术善于行气、破瘀、消积,莪术与黄芪同用,可奏益气化瘀之功……因黄芪得莪术补气而不壅中,攻破而不伤正"《本经》言生黄芪善医痈疽久败,能排脓止痛,次言大风癞疾,五痔鼠瘘,皆可用之,性虽温补,而能疏调血脉,通行经络,祛风运毒,生肌长肉,以其伍蓬莪术,恒收祛瘀生新之功。故临床运用可使器质性病理变化获得逆转"。

**2. 蒲公英、藤梨根**　蒲公英不但有清胃定痛之功,兼具消痈散肿、清肝达郁之效,朱师治疗消化道"郁热"常以此二药组合。例如,本案患者来诊时腹部隐痛频发,舌质红,脉细弦。此为痰瘀互结,壅滞于中化热。朱师以蒲公英、藤梨根加减,以消癥清胃,并配合芪、参等补益之品,达养胃消癥、镇痛医痈之功。朱师强调祛邪不忘扶正,考虑此类患者多有肝肾亏虚之证,须温养之,多加用怀山药、山萸肉、甘杞子等补益肝肾,固其根本。

**3. 蜈蚣、炮山甲**　对于腹痛、消化道肿瘤患者,朱师常用蜈蚣、炮山甲起化瘀止痛、消癥除瘕之效。不再一一述。

### 【跟诊体会】

需要注意的是:此案患者初诊查血常规示白细胞较高,但患者并无发热等特殊不适,此种白细胞升高可考虑为机体祛邪外出时正邪交争所出现的反应,故继续扶正消癥以助正气祛邪外出,随着病情稳定好转,指标亦趋向正常。提醒后学:不可单纯凭某个检查指标来判定患者病情,尤其在抗生素滥用的今天,慎不可看见白细胞升高即认为有感染,即用抗生素;很多时候,白细胞升高恰恰是机体祛邪外出过程中、正邪交争的反应,提示机体尚有一定抗邪能力,治疗当以扶正、促邪气外出。若以抗生素等苦寒之品对不足之正气加以杀伐,失去了辨证论治的精神,按照西医检查而"对号入座"之举,焉能取效?

## 案2　朱良春教授辨治胃癌——癌毒内侵,术后精气重馁证

黄某,女,56岁。2010年4月9日初诊。

主诉:胃脘饱胀、嗳气5年。

患者因胃脘饱胀、嗳气长期服多潘立酮片(吗丁啉)、雷尼替丁治疗,初可症状缓解,渐至无效。2007年10月行胃镜检查示:胃印戒细胞瘤。遂行胃癌根治术、P2毕Ⅰ式胃十二指肠吻合,并行化疗。现来诊见:面色无华,面部黄褐斑,纳谷欠香,大便2~3日1行。苔薄白,质淡紫,脉细软。

中医诊断:胃积(癌毒内侵,术后精气重馁);西医诊断:胃癌。

治测:扶正消癥。

初诊处理:①扶正消癥汤,加生晒参20g,生白术40g,藤梨根30g,八月札20g,丹参20g,砂仁4g(后下),猪苓20g,猫人参20g。30剂。②金龙胶囊,每粒0.25g,每次4粒,每日3次,口服。③虫草灵芝孢子胶囊,每次3g,每日2次,口服(饭前半小时)。

二诊:患者诉化疗配合服药,白细胞上升,苔、脉同前。处理:①上方加当归15g,山萸肉15g,淫羊藿15g。30剂。②虫草灵芝孢子胶囊,每次3g,每日2次,口服(饭前半小时)。

三诊:患者药后又同时化疗4个疗程,另还需6次化疗。现患者面色萎黄,苔薄白中根厚腻,脉细。此乃气血两虚、癌毒内侵,治宜补益气血、扶正荡邪。处理:①扶正消癥汤,加金荞麦60g,生白术40g,猫人参20g,炮山甲30g,潞党参20g,藤梨根30g,八月札20g,女贞子20g,绞股蓝20g。30剂。

②金龙胶囊,每粒0.25g,每次4粒,每日3次,口服。③虫草灵芝孢子胶囊,每次3g,每日2次,口服(饭前半小时)。

四诊:患者精神较前好转,纳谷香,苔薄白根厚腻,质淡紫,脉小细弦。复查肿瘤指标:CA242 13.74μg/L,CA50 5.94μg/L,CEA 6.08μg/L,CA19-9 23.21μg/L。血常规:WBC $4.76 \times 10^9$/L,HGB 13.1g/L,RBC $3.84 \times 10^{12}$/L,PLT $205 \times 10^9$/L。原法巩固之。处理:①扶正消癥汤,加金荞麦60g,生白术40g,猫人参20g,炮山甲30g,潞党参20g,藤梨根30g,女贞子20g,绞股蓝20g,补骨脂30g,熟附片10g,红参6g,八月札20g,砂仁5g,生薏苡仁40g。30剂。②金龙胶囊,每粒0.25g,每次4粒,每日3次,口服。③虫草灵芝孢子胶囊,每次3g,每日2次,口服(饭前半小时)。

五诊:患者电诉,药后病情平稳,偶有恶心感,苔转薄白。处理:①上方去八月札、砂仁、薏苡仁。②金龙胶囊,每粒0.25g,每次4粒,每日3次,口服。③虫草灵芝孢子胶囊,每次3g,每日2次,口服(饭前半小时)。

六诊:目前精神可,无明显不适感。半月前复查CEA 6.85μg/L,肝功能:ALT 172U/L,AST 166U/L。血常规正常。处理:①扶正消癥汤,加金荞麦60g,生晒参20g,生白术40g,猫人参20g,绞股蓝20g,刺五加20g,砂仁5g,炮山甲12g,牛角腮30g,油松节30g,鸡血藤30g,藤梨根30g,田基黄30g,生薏苡仁40g。30剂。②金龙胶囊,每粒0.25g,每次4粒,每日3次,口服。③虫草灵芝孢子胶囊,每次3g,每日2次,口服(饭前半小时)。

七诊:患者纳眠可,二便调,舌质紫,苔中根腻,守上处理方案。

八诊:患者服药1年余,刻下无明显不适感,已上班半年,纳眠佳,二便调,苔薄白腻,中黄,质淡紫,脉细小弦尺弱。复查胃镜示:吻合口小肠黏膜及胃黏膜慢性炎。辅助检查:CA 242、CA 50正常,CEA 7.27u/ml,CA19-9 17u/ml,血常规正常。守上继进。

九诊:患者胃癌术后16个月,坚持服用中药,纳香,眠佳,大便二日一行,无自觉不适感,唯面色少华,苔白腻中黄,脉细小弦,尺弱。处理:六诊方加生白术30g,鸡血藤30g。

十诊:患者精神可,症情稳定,经常外出旅游,检查:血常规正常,CEA、肿瘤指标正常,苔薄黄微腻,质淡紫,脉细小弦。处理:①扶正消癥汤,加竹沥半夏15g,生薏苡仁、熟薏苡仁各30g,豆蔻5g(后下),蒲公英30g,藤梨根30g,苍术、白术各10g,凤凰衣8g,莪术8g,生水蛭8g,甘杞子10g,当归10g,陈皮8g。30剂。②中成药同前。

十一诊：患者自觉精力充沛，纳谷香，二便正常，苔薄白质淡紫，脉细软。增强CT检查：未见异常。CEA：9.5u/ml，CA724：500u/ml，血常规正常，前法继进。处理：①甘杞子15g，当归15g，制黄精15g，党参30g，云茯苓20g，陈皮8g，炒白术30g，生水蛭8g，莪术8g，山萸肉20g，生黄芪30g，红景天15g，甘草6g，仙鹤草80g，藤梨根20g。30剂。②中成药同前。

十二诊：患者电诉无不适，唯经常有口唇疱疹，纳眠可，二便调，要求中药处理：①十诊方加板蓝根30g。②中成药同前。

十三诊：患者病情稳定，因旅游过于频繁，劳累，稍咳，痰易咯出，口周有疱疹，纳可，便调，眠佳，苔淡黄根腻，脉细弦。守原法继治。处理：①蒲公英30g，甘杞子15g，党参30g，云茯苓20g，人中黄10g，鱼腥草30g，生白术30g，陈皮6g，金沸草20g，生水蛭8g，生黄芪30g，红花10g，红景天15g，仙鹤草80g，藤梨根20g。②中成药同前。

患者随访病情稳定，无特殊不适。

【按语】

此案例患者最初诊断为胃癌时行手术治疗，因不耐放疗、化疗药物的损伤，转而求治于中医，经扶正消癥调理，恢复正常生活、工作。

【诊治思路】

初诊见患者气血虚损明显，面色无华，面部黄褐斑，纳差，大便2~3日一行，苔薄白，质淡紫，脉细软等一派正气虚馁之象。遂以扶正消癥汤加减。二诊时患者诉虽经化疗但白细胞不降反升，扶正消癥之效也。考虑患者正气仍虚，还要进行放疗、化疗，故加大补益力度，其后又经过10次放疗、化疗，但相比之前的放疗、化疗后精神萎靡、乏力等，患者反而精神好转。虽患者未表现不适，但朱师考虑患者正气本虚，虽暂无明显不适，仍需注意未病先防，加用牛角腮、油松节、鸡血藤，以益气养血、提高机体免疫力。患者坚持服药，复查胃镜示胃癌已消失不见、未见复发，各项指标正常，已恢复正常生活。

【朱师经验】

同是胃癌患者，本案与前案王某的治疗区别于：更重视补益气血，攻伐之品相应减少；与前案不同的还有"水蛭"的应用：前案有水蛭，而本案无水蛭，原因者何？

**1. 水蛭药性与用法**　朱师在《虫类药的应用》曾提出水蛭功擅活血止血而不留瘀、瘀祛而不加重出血。临床观察表明，对有瘀血癥积而体质偏虚者，水蛭用量稍大，患者连服数剂即出现面色萎黄、神疲乏力，血检可见红细胞、血红蛋白、血小板均有下降。古人的"有毒"说，概指此。故朱师强调："凡证属体气亏虚，而脉又软弱无力者，虽有瘀滞癥癖，不宜使用大剂量，或伍补益气血之品始妥。"本案患者明显气血亏虚，故在治疗中慎用水蛭。及至患者气血亏虚明显改善、血检各项指标正常后，始加用水蛭以荡余邪。

**2. 专病用专药**　跟诊及翻阅朱师医案对朱师辨治肿瘤从正虚、癥积为根本病机着手，以扶正、消癥为大法，并加类似"专病专药"之法深有体会。例如，治疗消化道肿瘤，朱师以白术、藤梨根、八月札、大血藤、败酱草等消癥散积，以黄芪配莪术，以益气化瘀、补气消瘤。本案例即是依此施治，获效甚显。

**3. "久病多虚""久病多瘀"**　此为疑难、顽疾的基本病机，亦是朱师治疗疑难、顽疾的着眼点。朱师辨治疑难顽症虚实兼顾，力求补而不滞、滋而不腻，祛邪而不伤正，理气而不伤阴；一旦药中肯綮，则需坚持服药，不宜轻易更方。

## 案3　朱良春教授治疗胃癌——气阴两虚，痰瘀交凝证

金某，男，68岁。2009年4月6日初诊。

主诉：胃癌术后4年复发。

患者因胃部不适，在当地医院行相关检查确诊为"胃癌"，即行"胃癌根治术"。病理切片示：腺癌，部分印戒细胞。术后化疗一次，口服香菇多糖，病情平稳。1个月前于上海某医院检查胃镜示：胃癌复发。遂前来就诊。诊见：形体丰腴，近1个月体重下降10斤，精神尚可，神疲乏力，嗳气反酸，纳谷尚可，二便自调，舌苔薄白，质暗，脉细。

查B超、CT示：血吸虫肝病，肝脏纤维化。检血常规、肝肾功能正常。PA 119ng/L，TBA 55U/L。

中医诊断：胃癌(气阴两虚,痰瘀交凝)；西医诊断：胃癌术后复发,胰腺转移。

治法：扶正祛邪,软坚消癥,健脾助运。

初诊：①协定1号加太子参30g,旋覆花15g(包),八月札20g,煅瓦楞30g,藤梨根30g,潞党参30g,失笑散15g,炮山甲15g(分吞),刺猬皮15g,生白及10g,煅海螵蛸30g。30剂。②金龙胶囊,每粒0.25g,每次4粒,每日3次,口服。③协定12号：每粒0.3克,每天服2次,每次服3.0克,口服。

二诊：患者6月11日在上海某医院行腹部手术,术中见原胃空肠吻合口处见一肿块约8cm×6cm,质硬,浸润胰腺头、胰腺体及胰十二指肠韧带,无法切除。即缝合创口。现纳食可,神疲乏力,二便尚调,苔微腻,脉细弦。朱师会诊后认为,此证为癌毒弥漫、症情重危,勉力图之。处理：①扶正消癥汤,加太子参20g,姜半夏15g,炮山甲15g,蜈蚣8g,广郁金20g,莪术8g,刺猬皮12g,失笑散15g(包),藤梨根30g,八月札20g。30剂。②金龙胶囊,每粒0.25g,每次4粒,每日3次,口服。③扶正消瘤丸每粒0.3g,每天服3次,每次服1.5g。

三诊：药后病情缓和,乏力,纳可,便调,近10日双踝浮肿(今日已缓)。苔薄腻,中后微裂,脉细软。朱师认为效不更方,守法继进。处理：①上方加煅瓦楞30g,煅海螵蛸20g,泽泻30g。20剂。②中成药同前。

四诊：胃癌术后胰腺转移的患者,经治疗目前精神尚振,胃纳尚馨,唯嗳气频频,左侧卧位时腹部似有物压迫,肠鸣辘辘,下肢稍有浮肿,自觉口干,便调眠安,苔后部白腻,脉细弦。症情当前稳定,可继进之。处理：①扶正消癥汤,加潞党参30g,姜半夏15g,煅瓦楞30g,煅海螵蛸20g,炙刀豆子15g,广郁金40g,炮山甲粉4g(分冲),蜈蚣8g,藤梨根30g,八月札20g。30剂。②中成药同前。

五诊：患者诉近期精神较前好转,纳食亦佳,时感胃脘嘈杂,嗳气频频,呃逆噎膈,大便每日一行,眠佳。苔白,根部微腻,舌胖质偏红,脉细弦。朱师指示,正气来复,前法继治。处理：①上方加煅赭石30g。20剂。②中成药同前。

六诊：患者诉服药后情况很好,仅近20天以来体重下降3kg。因此,患者顾虑重重,有时药后有呕吐,苔薄脉细,前法继进。处理：①上方加生白术20g,怀山药30g。20剂。②中成药同前。

七诊：电述，来上海放置支架(胰)，术后身体恢复欠佳，体重下降20斤，纳食尚可，乏力。续原法出入。处理：守上治疗方案。

八诊：患者取支架，每10天左右呕吐一次，断续脘痛、较剧，痛甚手中冰冷，出汗，面色苍白。近1周中脘痛一次，20分钟后缓解，目前体重130斤。反酸已止，纳可，大便2~3日一行，无干结，尿频，舌苔中黄腻，质中衬紫，脉细，续予原法出入。处理：①扶正消癥汤，加广郁金20g，海金沙2包，炙鸡内金20g，紫背天葵20g，八月札20g，山慈菇20g，炮山甲粉15g，蜈蚣8g，藤梨根30g，枳实、枳壳各6g，生川大黄10g，太子参30g，旋覆花2包，姜半夏15g，金钱草2包，茵陈30g，炒延胡索30g。30剂。②中成药同前。

九诊：药后症减，胃脘部疼痛、反酸已无。口气腥秽，胃纳尚可，二便自调，苔薄白，脉细弦。朱师指示，药已获效，续原法出入。处理：①上方去金钱草、茵陈、海金沙、生川大黄，加煅瓦楞子30g，泽漆15g。30剂。②中成药同前。

十诊：患者病情平稳，双下肢浮肿。近日复查胃镜：吻合口聚集新生物，道腔狭窄，残胃胆汁反流。处理：①上方加旋覆花2包，代赭石30g，加金钱草30g，茵陈1包(冲)，海金沙1包，生晒参15g，车前子15g(包)，猪苓20g。14剂。②中成药同前。

十一诊：患者感胃脘部隐痛，痛时汗出、反酸，近日流质饮食，消瘦明显，神疲乏力，眠欠安，舌淡苔白根腻，脉细弦。朱师指示，患者病情危重，真阴内耗，体力不支，勉力图之。处理：①扶正消癥汤，加生晒参15g，生白术30g，广郁金20g，八月札20g，煅瓦楞子20g，蒲公英30g，甘松10g，炮山甲粉12g，蜈蚣8g，煅牡蛎30g(先)，炒酸枣仁30g。20剂。②金龙胶囊，每粒0.25g，每次4粒，每日3次，口服。③扶正消瘤丸每粒0.3g，每天服3次，每次服1.5g，口服。④扶正散，每次3g，每日2次，口服。

十二诊：来人代述，患者精神可，纳可，便调。处理：①上方炮山甲改为1包(冲)，加姜半夏15g。14剂。②中成药同上。

十三诊：患者诉，近来易饥欲食，每2~3天呕吐一次胃内容物(色如蛋清)，腹胀，有气窜感，难入睡，易醒。体重较前增加2~3斤，舌质红衬紫，苔腻，脉细弦。朱师指示，前法继进之。处理：①上方姜半夏改为生半夏12g，加生姜2片，煅赭石30g，陈皮8g。14剂。②中成药同上。

十四诊：患者诉腹胀，窜痛不适，尤以早晚为甚，无肢肿，纳欠馨，无呕吐,睡眠改善,苔薄白,脉细。朱师指示,上方加砂仁、白蔻仁各5g。20剂。中成药同上。

十五诊:患者近感腹胀症缓,胃纳亦馨,偶见呕吐较前亦改善,唯下肢时见浮肿,腹部块状质硬,眠欠佳,苔白腻,脉细。朱师指示:前法继进。处理:①扶正消癥汤,加太子参20g,生白术30g,炮山甲粉12g,蜈蚣8g,广郁金20g,沉香曲20g,泽兰、泽泻各20g,熟薏苡仁30g,砂仁、白蔻仁各4g。20剂。②成药同上。

十六诊:家人来电述,患者面部及下肢浮肿,腹部肿块消失,自觉较适。处理:①上方加楮实子30g,生晒参15g,蟋蟀6g,猪苓20g。②余同前。

十七诊:药后精神显见好转,脘腹胀明显缓解,唯近日浮肿断续发作,当地配利水药未服,纳可,便调,舌暗,苔薄白微腻,脉细无力。续予原法出入。处理:①上方加琥珀末5g(分冲)。20剂。②中成药同前。

十八诊:患者精神可,进食通畅,体重增加,唯小便频,夜尿3~4次,欠畅,后背酸痛不适。大便日行一次,成形,下肢酸软稍肿,舌质偏红,舌苔花剥,脉细小弦。朱师认为:气阴两虚,治宜双调。处理:①扶正消癥汤,加川石斛15g,枸杞子20g,生晒参15g,生白术20g,猪苓、茯苓各20g,益智仁15g,淫羊藿15g,炮山甲粉5g(分冲),川续断15g。20剂。②金龙胶囊,每粒0.25g,每次4粒,每日3次,口服。③扶正消瘤丸每粒0.3g,每天服3次,每次服1.5g,口服。

### 【按语】

此为胃癌术后复发、并转移,无手术机会的重症癌患者,本身体质差,手术复发转移,癌毒弥漫,朱师从癥瘕积聚由于久病耗气伤精,血因之而瘀的病机关键着手,以益气活血、化瘀生新、扶正消积立法;扶正贯穿全程,终获佳效。

### 【诊治思路】

患者为老年男性,以"胃癌术后4年复发"来诊,近1个月体重下降10斤,神疲乏力,嗳气反酸,舌苔薄白,质暗,脉细。外院检查见癌肿已浸润胰腺头、胰腺体及胰十二指肠韧带,无法切除。朱师诊后,考虑癌毒弥漫、病情重危,勉力图之,继续扶正消癥汤加减治疗。药后患者精神尚振,唯感嗳气频频,左侧卧位时腹部似有物压迫,肠鸣辘辘,下肢稍有浮肿,自觉口干,苔后部白腻,脉细弦等,考虑中气虚而失运,原方加潞党参补脾益气,煅瓦楞、煅海螵蛸制酸护膜,并加蜈蚣与炮山甲散结、消癥。药后患者精神好转,纳食亦佳。后因患者腹部不适放置支架后引起一系列反应,并胃脘部痛作,痛时汗出、反酸,消瘦明显,神疲乏力等。朱师考虑患者气血双亏,病情危殆,以扶正为主。处以扶正消癥汤加生晒参、生白术等,并以金龙胶囊、扶正消瘤丸等扶助正气,药后患者诸症改善,唯下肢时见浮肿,腹部痞块可及,质硬。此"气虚水湿痰停"所致也,予扶正消癥、健脾益气化湿施治。患者症情持续平稳改善。

如此重症,朱师竟能运筹帷幄,力挽狂澜。朱师临证经验之丰富、辨证之精、用药之准,令人叹服。

### 【朱师经验】

#### 1. 常用药对

（1）黄芪、莪术:此为朱师治疗消化系统肿瘤的常用药对。消化系统的关键是中土脾胃,我们先对足阳明胃、足太阴脾的生理有所了解。在《素问·血气形志》曰:"夫人之常数,太阳常多血少气,少阳常少血多气,阳明常多气多血,少阴常少血多气,厥阴常多血少气,太阴常多气少血,此天之常数也。"阳明为十二经之长,以降为顺;太阴"多气少血","多气"提示太阴脾气主健运,以升见长,其病则多为脾气亏虚、运化无力。临床所见胃胀、心下痛、纳差等多与脾升胃降失常相关。黄芪、莪术,一以补气运脾,一以化滞消胀,二药一升一降、一补一消,颇合脾胃升降相因、纳化相合之机。朱师临证常以黄芪30g,莪术6~10g相伍,治疗慢性萎缩性胃炎、消化性溃疡、肝脾大及肝或消化道癌肿,有明显效果,认为"黄芪能补五脏之虚,莪术善于行气、破瘀、消积,莪术与黄芪同用,可奏益气化瘀之功……因黄芪得莪术补气而不壅中,攻破而不伤正",是对"芪、莪"药对的全面深刻的理解。

（2）蜈蚣、炮山甲:对于腹痛、消化道肿瘤患者,朱师常用蜈蚣、炮山甲起化瘀止痛、消癥除痞之效,不再赘述。

#### 2. 区别标本先后而施治

例如,十八诊时,患者药后精神尚可,进食通畅,体重增加,唯感小便频,夜尿3~4次,欠畅,后背酸痛不适,下肢酸软稍肿,舌质偏红,舌苔花剥,脉细小弦。朱师认为此由"气阴两虚"所致,应在扶正消癥基础上,加用益智仁、淫羊藿、川续断温壮肾气,川石斛、枸杞子、生晒参、生白术、猪苓、茯苓益气养阴利水。辨标本先后而施治之法,正是遵循《素问》:"病发而有余,本而标之,先治其本,后治其标;病发而不足,标而本之,先治其标,后治其本。谨察间甚,以意调之,间则并行,甚则独行"之要旨。

当时笔者在总结这份案例时,竟有惊心动魄之感,深感朱师视"人命至贵,重逾千金"之菩萨心肠、解救重厄之霹雳手段。在医疗环境对医者甚为不利的情况下,此等危重症患者,医生多避之不及,有心无力者大有人在,朱师不避重重艰难、一心赴救的大医风范,令人感动!"儿女性情,英雄肝胆,神仙手眼,菩萨心肠"乃朱师真实写照!

### 案4 朱良春教授辨治胃癌——癌毒内侵,精气重馁证

沈某,男,55岁。2010年9月3日初诊。

主诉:胃癌术后9个月。

患者2009年12月8日因"胃窦癌"行"根治性远端胃大部切除术",术后病理示:胃窦低分化腺癌(浸润型),侵及浆膜、外脂肪。术后化疗1个疗程,口服某中药3个月,灵芝孢子粉服用至今。2个月前复查相关检查。腹部CT示:胃大部切除术后,肝门胰头结节。现来诊见:精神可,体瘦,易乏力,脘腹无明显不适,耳鸣4个月,有闭塞感,纳可,大便1日一行,小便调,舌淡暗,苔薄白,脉细。血常规:WBC $2.45 \times 10^9$/L,RBC $3.48 \times 10^{12}$/L,HGB 101g/L,PLT $5.2 \times 10^9$/L,CA242 7.8μg/L,CEA 2.9μg/L,CA19-9 6.09μg/L。生化基本正常。

中医诊断:胃积(癌毒内侵,精气重馁);西医诊断:胃癌术后,胰头结节。

治测:扶正祛邪,软坚消癥。

初诊处理:①扶正消癥汤,加生晒参15g,生白术、炒白术各15g,淫羊藿15g,怀山药30g,鸡血藤30g,油松节30g,藤梨根30g,砂仁4g(后下),牛角腮30g,阿胶10g(烊冲),枸杞子20g。30剂。②金龙胶囊,每粒0.25g,每次4粒,每日3次,口服。③扶正散,每次3g,每日2次,口服。

二诊:来电述症缓,贫血仍存,耳鸣明显,纳可便调。处理:①上方加山萸肉30g,灵磁石30g。30剂。②中成药同前。

三诊:药后症减,偶见耳鸣,药后头晕、纳可,二便调,苔薄白,舌质衬紫暗,脉细。续予原法出入。处理:①上方加潞党参30g,生地黄、熟地黄各

10g,陈皮6g,去阿胶。30剂。②金龙胶囊,每粒0.25g,每次4粒,每日3次,口服。③扶正散,每次3g,每日2次,口服。④扶正消瘤丸每粒0.3g,每天服3次,每次服1.5g,口服。

四诊:来电述,药后头晕减。近日复检,血常规:WBC $3.4 \times 10^9$/L, HGB 145g/L, PLT $127 \times 10^9$/L, CEA 12.99μg/L。肝、胆、脾、胰未见异常。余正常。处理:①上方加紫背天葵30g,白花蛇舌草1包(冲)。30剂。②金龙胶囊,每粒0.25g,每次4粒,每日3次,口服。③扶正散,每次3g,每日2次,口服。

五诊:药后诸症平稳,纳可,便调,眠佳,苔薄白,舌胖衬紫脉细。原法出入。处理:上方去白花蛇舌草。中成药同前。

六诊:上方一直服至今,患者耳鸣好转,食粗纤维食物后胃中稍有不适,余无不适,自行停药。纳可,便调,眠佳,苔薄白,舌胖衬紫脉细。自述当地医院复查相关指标皆未见异常。续予原法出入。处理:①扶正消癥汤加生晒参15g,生白术、炒白术各15g,淫羊藿15g,怀山药30g,枸杞子20g,白花蛇舌草1包(冲),紫背天葵20g,凤凰衣8g,生鸡内金20g,守宫5g,蜂房5g,豆蔻2包(冲),鸡血藤30g,油松节30g,藤梨根30g,砂仁4g(后下),牛角腮30g,阿胶10g(烊冲)。30剂。②扶正消瘤丸每粒0.3g,每天服3次,每次服1.5g,口服。

随访病情稳定,无特殊不适。

【按语】
　　此为胃癌术后患者经扶正消癥辨治成功案例。

【诊治思路】
　　此案患者为中年男性,已行"根治性远端胃大部切除术"、化疗及中药口服后,复查腹部CT示有肝门胰头结节。患者体瘦,易乏力,耳鸣有闭塞感,舌淡暗,苔薄白,脉细。血常规示三系偏低。考虑癌症术后复因化疗损伤,致脏腑功能受损、精气大虚,故以扶正消癥分阶段施治。初以扶正消癥汤加生晒参、生白术、炒白术、淫羊藿、怀山药、鸡血藤、油松节、牛角腮、阿胶、枸杞子等,并口服金龙胶囊、扶正散等补益精气。患者药后症缓,但贫血仍存,耳鸣明显,加山萸肉、灵磁石以温阳镇潜。30剂后,症大减,偶耳鸣,继续温柔濡润、补益精气。患者正气渐复,机体耐得攻伐,乃于上方加紫背天葵、白花蛇舌草解毒散结。患者诸症好转。

本案例取效明显,方中多处体现朱师临证思路及用药特点:正气虚为主者,以扶正补虚为主,攻邪为助,扶正贯穿全程。另外,案中多个药对使用也体现出朱师对本草的精研,如益气补血,提升血三系的鸡血藤、油松节、牛角腮,温补镇潜的山萸肉、灵磁石等。已多个案例中进行剖析,不再多述。

# 淋 巴 瘤

## 案1　朱良春教授辨治非霍奇金淋巴瘤——癌毒内侵证

巩某,女,46岁。2011年8月1日初诊。

主诉:左下肢肿痛伴发热3个月。

患者于2011年5月起觉左下肢肿痛,伴发热,体温最高达39℃,泰安某医院查左下肢MRI示:左股骨下端骨质破坏。病理活检见异型细胞。山东省某医院PET/CT检查示:右侧鼻咽部占位,提示恶性肿瘤。7月7日北京某医院鼻咽部活检示:非霍奇金淋巴瘤,弥漫大B型,CD20表达阳性,生发中心细胞性,中度恶性。予以化疗CHOP方案1周期,化疗后白细胞明显下降,最低至$0.62 \times 10^9$/L,经G-CSF皮下注射后上升$7.4 \times 10^9$/L。患者自觉体质变差,不能耐受,要求中医药治疗。

来诊见患者左下肢肿胀、疼痛、乏力,体温正常。纳可,便调,口干欲饮,苔薄腻,质淡红,脉细。

中医诊断:非霍奇金淋巴瘤(癌毒内侵);西医诊断:非霍奇金淋巴瘤。

治疗:扶正消癥。

初诊处理:①仙鹤草60g,龙葵30g,守宫15g,蜂房10g,炒酸枣仁30g,白花蛇舌草30g,冬凌草20g,生薏苡仁40g,生黄芪30g,制南星30g,生地黄、熟地黄各15g,补骨脂30g,甘杞子20g,徐长卿15g,甘草15g。20剂。②金龙胶囊,每粒0.25g,每次4粒,每日3次,口服。

二诊:患者左下肢肿胀、疼痛较前好转,精神好转,乏力明显好转,眠好,纳一般,口干,舌质红,苔薄根微腻,脉细。药既获效,前法继进,加强补肾之力。处理:①上方加骨碎补30g,煅自然铜15g。30剂。②金龙胶囊,每粒0.25g,每次4粒,每日3次,口服。③蕲蛇粉,每粒0.3g,每天服3次,每次服1.5g。

三诊:患者来诊诉,难入眠,梦多,纳谷欠馨,大便正常,小便可,余无特殊,苔薄腻,脉细。本月5日复查MRI示淋巴瘤消失,左膝关节骨质破坏,积液。血常规正常,HBS-Ag(＋)。考虑:此正气亏虚,余毒未清,前法继进。处理:①上方加沉香曲20g,谷芽、麦芽各15g。②金龙胶囊,每粒0.25g,每次4粒,每日3次,口服。③蕲蛇粉,每次4粒,每日3次,口服。

随访平稳。

### 【按语】

此案例服药50剂即获显效,复查MRI示淋巴瘤消失。

非霍奇金恶性淋巴瘤是原发于淋巴结或淋巴组织的恶性肿瘤。淋巴瘤的易感性与免疫功能低下有关,遗传性免疫缺陷者、肾移植并长期接受免疫抑制剂治疗者、自身免疫性疾病者容易并发淋巴瘤。由于病情复杂,治疗棘手。

### 【诊治思路】

本例非霍奇金恶性淋巴瘤患者,朱师辨其病机为癌毒内侵、正气大虚为发病根本,立扶正消癥为治,予仙鹤草、龙葵、守宫、蜂房、生地黄、熟地黄、补骨脂、生黄芪、甘杞子以扶正,加白花蛇舌草、冬凌草、生薏苡仁、制南星、徐长卿解毒化瘀通络,配合金龙胶囊口服解毒消癥。药服20剂,患者左下肢肿胀、疼痛较前好转,乏力明显好转;遂加大补肾力度,益精生髓以增强祛邪外出之力;30剂后复查MRI示淋巴瘤消失,唯左膝关节骨质破坏、积液。检查血常规正常。患者此过程中没有使用放疗、化疗治疗。

朱师辨治肿瘤"扶正"为主,兼除"癥积","扶正"贯穿治疗全程,区分疾病不同阶段"消癥",而获显效,对临证颇有启示,尤其在癌毒大减、正虚渐显时,宜遵《内经》"大积大聚其可犯也,衰其大半而止"的原则,运脾胃、补肾精,助气血运化,俟正气充足、抗邪有力,自可消除癌毒;不可一味穷追猛打,重伤根本。该案例的治疗效果甚佳,组方简洁,为非霍奇金恶性淋巴瘤的治疗提供了一个很好的思路。兹就朱师临证用药及思路特点浅析。

### 【朱师经验】

#### 1. 常用药物经验

(1)仙鹤草:仙鹤草别名脱力草,有强壮之功。江浙民间,用之治脱力劳伤。因本品能祛瘀散结,善于攻坚,故又名"石打穿"。《本草纲目》引葛祖方:仙鹤草"消宿食,散中满,下气,疗……翻胃噎膈"。《生草药性备要》谓其"理跌打伤,止血,散疮毒"。朱师认为本品有补益气血之效,能行能止,止中有行,兼擅活血之长。本品强壮之功,当与补益气血有直接关系。其既然能治痈疽结毒,亦应能治疗正气虚损、癌毒内侵之病患,盖因此类疾病皆由邪毒结聚、气血壅遏之病机。朱师常以之配伍治疗癌证和慢性虚损之疑难杂证,如食管癌、胃癌、肺癌、胰腺癌、乳腺癌等。此外,朱师常以本品配合黄芪、油松节、大枣为基本方,治疗血小板减少性紫癜、过敏性紫癜,效果甚好。朱师认为,本品须大量强壮之功始明显,一般用量在40g以上,甚则达100g。

(2)徐长卿:朱师认为,本品除了具有祛风湿止痹痛作用,还有解毒消肿的疗效。常用本品配伍姜黄治疗肢体肿痛,认为肿痛之成因为"不荣""不通",或因气虚,或由血寒,或血虚,或因热毒内蕴。其治固有温凉之殊,而通络实为其要。朱师治疗各种疼痛,如痹证、痛风等,在辨证治方中加入徐长卿均有明显效果。

(3)守宫、蜂房、蕲蛇:虫类药的辨治施用是朱师辨治疑难杂症的一大特色。自20世纪60年代起朱师即开展了对虫类药抗癌的临床研究,取得了令人瞩目的成果。本案例中此三味药的组合即为朱师治疗此类疾病的经验。

守宫:守宫咸寒,归心、肝经,被列为"五毒"之一。朱师临床发现本品不但没有所谓的"毒性",且具有较好的祛风定惊、解毒消坚、通络起废之功,因善于攻散气血之凝坚,故常用于恶疽肿瘤,对于瘰疬结核、历节风痛、中风瘫痪、风痰惊痫尤为有效。依据朱师经验研发的治疗各种恶性肿瘤的"金龙胶囊",其主要成分即是鲜活守宫等的提取物。

蜂房:蜂房归肝、肾、胃三经,《本经》谓其:"味苦,平,主治惊痫瘛疭,寒热邪气,癫疾,鬼精蛊毒,肠痔,火熬之良。"《景岳全书》谓本品:"味微甘微咸,有毒,疗蜂毒肿毒……治恶疽、附骨疽、疔肿诸毒,亦治赤白痢,遗尿失禁,阴痿……"《本草崇原》指出"蜂房水土结成,又得雾露清凉之气,故主祛风解毒,镇惊清热。仲祖鳖甲煎丸用之,近医用之治齿痛,褪管,攻毒,解毒,清热祛风……"朱师认为本品有祛风定痉、解毒疗疮、散肿定痛、兴阳起痿等作用,治疗痹证、肿痛久而不消者,效佳;内服外用皆可,只是近世过多强调其"毒",多数外用,内服避之,淹没其功,甚为可惜。朱师参用治疗痹证之关节肿痛久不消,甚至变形者,颇有助益。另外,历代本草皆认为本品有毒,但据朱师经验,从未发现一例中毒,并认为蜂房在治疗恶性肿瘤方面值得深入探索。古代虽有本品"有毒"的描述,为医虽当慎之,但亦不可拘泥不用,一切以临床实践为准。

蕲蛇:蕲蛇性温,味甘、咸,归肝、脾经。本品有祛风通络、定惊止痉、消癥之功用,治疗肿瘤时既可止痛,又能消肿块。《本草纲目》指出,本品"通治诸风,破伤风,小儿风热,急慢惊风搐搦,瘰疬漏疾,痘疮倒陷"。朱师认为本品可镇痛、化瘀、解痉、化瘀消肿,对恶性肿瘤有一定的治疗作用。以本品为主要成分的"金龙胶囊"即为代表。朱师在临证中还拓宽了本品的使用范围,如根据《开宝本草》谓本品治"脚弱不能久立",朱师以之治疗乙脑及脊髓灰质炎等后遗瘫痪痿软;从本品"搜风解毒"立意,以本品配冰片,制成"蕲冰散"(蕲蛇30g,冰片3g,研细末,用麻油或菜油调为糊状,外用),治带状疱疹剧烈疼痛者,效果佳。朱师认为本品外达皮肤、内通经络,而透骨搜风之力尤强,故"截风要药"非虚。但朱师指出,运用本品要注意与守宫的区别:二者皆有搜风通络、攻毒定惊之功,皆为治风解毒要药,但前者以透骨搜风见长,后者以破坚消坚为用,血虚津伤慎用,后者无瘀凝坚核者勿轻施。

朱师强调,虫类药尤其是蛇类药功效十分突出,有草本药所不能代替的作用,但正确认识诸多虫类药的"毒性",不但要从历代本草、医家经验学习,重要的是从临床实践中去体会感知;还要结合现代药理研究加深认识和理解,如此,虫类药的研究和运用始具有十分广阔的前景。

**2. 重视中药"潜能"**　朱师多次强调要重视中药"潜能",认为中药之功效不能如书本所限,其药量、配伍、煎煮法等不同,效果不同。笔者在跟诊过程中亦发现在治疗痹证、肿瘤、疑难杂症、妇科病等方面,朱师用药不拘一格,剂量及配伍并没有完全按照教材,但效果十分明显。这与朱师极为丰富的临证经验和对病机的精准把握,以及对各类本草之性味的熟稔是分不开的。

**3. 区别疾病的"本""标"及治疗时机**　朱师强调临证宜区别疾病的"本""标"及治疗时机。中医强调整体观念,本身就具有标本兼治的优势。医者不但要重视发病的根本所在,也要重视对患者当前痛苦"症结"的处理,治疗"根本病变",酌用"专病专药",能快速缓解患者的不适,树立患者对治疗的信心,从而更加配合治疗。例如,本案例止痛宣痹的徐长卿、外用治疗带状疱疹的"蕲冰散"等。朱师多次强调,不可认为"对症处理"就是西医的事,中医同样有"对症处理"的药物,在"治本"须待时日,当前症情紧急情况下,"治标"的作用不可忽视。具体实践,针刺、外用法只是一个方面,中药本身潜能是不可忽视的,需要在临证多下功夫,多观察,多实践,体会药物在不同疾病中的效能,全面把握本草的功效。

### 案2　朱良春教授辨治霍奇金淋巴瘤——正虚痰瘀内结证

杨某,女,16岁。2008年7月14日初诊。

主诉:患霍奇金淋巴瘤6个月。

患者于6个月前出现咳嗽,CT示:左上肺占位病变,伴纵隔淋巴结肿大。病理提示:霍奇金淋巴瘤结节硬化型。经化疗6个疗程后复查CT示:①纵隔右侧气管食管多发淋巴沟,大部分较前略有缩小;②右肺门根部可见软组织,范围较前略有缩小,右肺远端阻塞性改变较前吸收;③双颈部多发小淋巴结节,大者约5mm,同前相仿;④甲状腺不规则略低密度灶,同前相仿。其他检查正常。刻下:形体丰腴,满月面容,肝掌,纳谷香,二便调,舌质红边有齿痕,脉细带弦。

朱师诊述:患病半载有余,经化疗有所缓解,但正气亏虚状态,痰瘀内结。治宜软坚散结,扶正消瘤。

中医诊断:霍奇金淋巴瘤(正虚痰瘀内结);西医诊断:霍奇金淋巴瘤结节硬化型。

治疗:软坚散结,扶正消瘤。

初诊处理:①扶正消瘤汤加穿山龙40g,金荞麦40g,山慈菇15g,党参20g,炮山甲12g,陈胆星20g,猫爪草30g,女贞子20g,生薏苡仁30g,玄参20g,生牡蛎30g,大贝母15g。30剂。②金龙胶囊,每粒0.25g,每次4粒,每日3次,口服。③扶正消瘤丸每粒0.3g,每天服3次,每次服1.5g,口服。

二诊:服药半月,精神好转,纳谷香,二便调,舌淡红边齿痕,苔中根黄腻,脉细。续予原法出入。处理:①上方加生半夏10g,炒白芥子10g。30剂。②金龙胶囊,每粒0.25g,每次4粒,每日3次,口服。③协定12号,每次0.3g,每日2次,口服。

三诊：患者诉近日症平，数日来皮肤微痒，伴少量渗液，纳谷香，二便调，舌质红苔少白腻，脉细。月事已3个月未行，无特殊不适。朱师：病情平稳，前法继进。处理：①扶正消瘰汤加穿山龙50g，炮山甲12g，山慈菇15g，金荞麦40g，陈胆星30g，猫爪草30g，党参20g，全当归10g，桃仁、红花各10g，丹参15g，生牡蛎20g，生半夏10g，徐长卿15g，女贞子20g，蝉蜕12g，赤芍、白芍各15g，淫羊藿15g，生薏苡仁30g，玄参20g，大贝母15g。14剂。②金龙胶囊，每粒0.25g，每次4粒，每日3次，口服。③协定12号，每次0.3g，每日2次，口服。

四诊：服药后皮肤瘙痒减轻，近日有反复，月经8月31日已行，1周后净，右口角轻度破溃，无口疮，纳可，大便日行1~2次，质成形，舌暗红苔薄白，中略腻，脉细小数。续原法出入。处理：①上方去淫羊藿、桃仁、红花，加紫草20g。14剂。②金龙胶囊，每粒0.25g，每次4粒，每日3次，口服。③协定12号，每次0.3g，每日2次，口服。

五诊：药后身痒已平，唯口眼干燥，纳谷可，二便畅，舌暗红苔薄白，脉细。续原法出入。处理：①三诊方去淫羊藿，加生地黄20g。14剂。②金龙胶囊，每粒0.25g，每次4粒，每日3次，口服。③协定12号，每次0.3g，每日2次，口服。

六诊：药后症平，略感咽痒，似有痰阻，纳可便调，舌淡红苔薄白，脉细小数。附院全胸片示：右肺门及纵隔较前明显缩小，余肺未见明显异常。血检正常。朱师：此乃佳象，继前处理：①三诊方去桃仁、红花，加墨旱莲20g。14剂。②金龙胶囊，每粒0.25g，每次4粒，每日3次，口服。③协定12号，每次0.3g，每日2次，口服。

七诊：上方一直续服。患者症平，纳谷香，二便调，舌淡红苔薄白，脉细。2天前在上海某医院做全身CT示：①右下细支气管旁小结节，考虑为淋巴结；左侧颈部小结节影，直径小约1cm；②后腹膜、肠系膜根部、双侧髂血管旁及腹股沟区多发小淋巴结；③胸CT未见明显异常。处理：①协定1号加穿山龙50g，炮山甲12g(杵)，夏枯草20g，山慈菇20g，金荞麦40g，猫爪草30g，全当归10g，丹参15g，生牡蛎30g，生半夏10g，徐长卿15g，女贞子20g，墨旱莲20g。14剂。②金龙胶囊，每粒0.25g，每次4粒，每日3次，口服。③协定12号，每次0.3g，每日2次，口服。

八诊：上方服后症平，眠平稳，磨牙，纳可，便调，苔薄，脉细弦。处理：①上方加川石斛15g。30剂。②金龙胶囊，每粒0.25g，每次4粒，每日3次，口服。③协定12号，每次0.3g，每日2次，口服。

九诊：上方续服，诉期间腹泻2日，今日已瘥，口干亦好转，纳谷可，二便调，舌质红边有齿痕，苔薄白，脉细小弦。处理：上方去猫爪草，加太子参30g。中成药同前。

十诊：患者服上药一直平稳。近日鼻塞，现以流涕为主，黏白。无咳嗽无发热，昨日服中成药。纳可，便调。胸CT示：①右侧胸斜裂胸膜可疑小结节影，右上叶支气管旁略厚，双侧颈部小淋巴结，腹膜后有较多小淋巴结，肠系膜上有小淋巴结。处理：①协定1号加穿山龙50g，夏枯草20g，炮山甲12g（杵），金荞麦40g，山慈菇20g，丹参15g，生半夏10g，苍耳子15g，麦冬15g，南沙参、北沙参各15g，辛夷花15g。14剂。②金龙胶囊，每粒0.25g，每次4粒，每日3次，口服。③协定12号，每次0.3g，每日2次，口服。

十一诊：复诊自感无不适，纳可，便调，舌质红，苔薄白，脉细小数。上海某医院CT示：腹股沟、髂血管旁淋巴结消失，右斜裂胸膜可疑小结节影，右上肺支气管旁略厚。处理：①上方去苍耳子、小茴香、南沙参、北沙参，加潞党参30g，川百合30g。14剂。②金龙胶囊，每粒0.25g，每次4粒，每日3次，口服。③协定12号，每次0.3g，每日2次，口服。

十二诊：药后症情稳定，自感无不适，苔薄脉平，前法出入。处理：①协定1号方加穿山龙50g，炮山甲12g，猫爪草30g，山慈菇20g，紫背天葵20g，蜈蚣6g，生牡蛎30g，夏枯草15g，大贝母15g，生薏苡仁40g，生半夏10g，生姜3片。14剂。②协定12号，每次0.3g，每日2次，口服。

十三诊：上方一直续服。2009年8月3日复查胸部CT示：①右侧纵隔气管、食管沟多发淋巴结，较前略有缩小、减少，现大者短径约0.8cm，前纵隔软组织影较前增大，倾向为增生性软组织，建议追踪复查；②右主支气管、右肺上叶、中间段软组织增厚较前明显减轻，右肺上叶远端阻塞性改变较前吸收；③双侧甲状腺密度不均匀，同前相仿，请结合超声检查。腹部+盆腔CT示：未见异常肿块影及肿大淋巴结。血检正常。体重近3个月减轻5斤。续予以原法出入。今晨出现咽痛、流黄涕，眠中易惊，苔薄白，脉细弦。症情稳定，前法继进。处理：①上方加潞党参30g，怀山药30g。20剂，2剂药服3天。②金龙胶囊，每粒0.25g，每次4粒，每日3次，口服。③扶正散，每次3g，每日2次，口服。

十四诊：患者近日症平，鼻涕中夹少量血丝，受寒左下肢稍痛不适，纳可，便调，舌淡红苔薄白，脉细。患者1个月前于某肿瘤医院查CT，与前片比较：①右侧纵隔气管、食管沟多发淋巴结，大者短径约0.8cm，同前相仿，前纵隔软组织影较前缩小，建议追踪复查；②右主支气管、右肺上叶、中间段支气管软组织增厚同前相仿，余同前。处理：①扶正消癥汤加金荞麦40g，炮山甲12g，猫爪草30g，紫背天葵20g，冬凌草40g，山慈菇20g，大贝母15g，玄参20g，夏枯草15g，川石斛15g。30剂。②扶正消瘤丸每粒0.3g，每天服3次，每次服1.5g，口服。

十五诊：来电述无所苦，自感掉头发。一天前复查CT示：①前纵隔软组织影大小同前；②右主支气管、右肺上叶、中间段支气管软组织增厚较前好转；③双侧胸膜下见微小类结节同前相仿；④颈部、双侧甲状腺、胸腔未见异常及积液。处理：上方炮山甲改为10g，去猫爪草，夏枯草更为2包。

随访良好。

### 【按语】

此案霍奇金淋巴瘤患者治愈。

本病与免疫功能低下有关，遗传性免疫缺陷者、肾移植并长期接受免疫抑制剂治疗者、自身免疫性疾病者容易并发淋巴瘤，治疗颇为棘手。

### 【诊治思路】

本例患者为16岁女性，四诊合参考虑为正虚痰瘀内结所致，立"软坚散结，扶正消癥"为法。以扶正消癥汤加穿山龙、金荞麦、山慈菇、党参、炮山甲、陈胆星、猫爪草、女贞子、生薏苡仁、玄参、生牡蛎、大贝母。并以金龙胶囊、扶正消瘤丸口服以扶正消癥。患者服药半月，精神好转，纳谷香，二便调，舌淡红边齿痕，苔中根黄腻，脉细；以上方加生半夏、炒白芥子以加强化痰逐瘀散结。服药期间患者出现皮肤微痒，并少量渗液，考虑正气渐复、祛邪有力，同时不排除有对虫类药过敏的情况，加全当归、桃仁红花、丹参、徐长卿、蝉蜕、赤芍、白芍、淫羊藿，以活血祛风除湿、兼补肝肾。患者药后皮肤瘙痒渐愈。全胸片示：右肺门及纵隔较前明显缩小。再治疗1个多月患者于上海某医院检全身CT未见病灶，唯多发小淋巴结。继续散结化痰、养阴益肾为治；其后复查CT示：腹股沟、髂血管旁淋巴结消失，右斜裂胸膜可疑小结节影，右上肺支气管旁略厚。此为佳象，继续扶正，酌加蜈蚣等以散结通络。服药后，复查胸部CT、腹部及盆腔CT示未见异常肿块影及肿大淋巴结,患者结节影较前缩小。

本案前后共治疗2年9个月,宣告治愈。

### 【朱师经验】

朱师辨治本病效验甚多,今仅举半夏用验共飨。

朱师对于生半夏之用有颇多经验。他认为,半夏辛温,长于化痰破坚、消肿散结,为治疗痰核之要药。朱师经验:凡痰核症之顽缠者,恒非生半夏不为功,如软坚消核选加海藻、昆布、生牡蛎、夏枯草等;若化痰通络加用白芥子、大贝母、僵蚕等;而活血消肿则加当归、丹参、紫背天葵等;补益气血则加用太子参、川百合、十大功劳叶等。在辨治该霍奇金淋巴瘤结节硬化型患者的过程中,生半夏的几种配伍得以全部展现。如初诊时配伍炮山甲、生牡蛎、大贝母、炒白芥子以软坚消核、通络。患者药后精神好转,但月事不行,乃以本品配全当归、桃仁、红花、丹参,并以淫羊藿、生薏苡仁、大贝母等活血化瘀、消补共施。及至患者复查结节改善,有气虚时,则以之配伍潞党参、川百合以补益肺脾。朱师指出:传统半夏的加工方法导致半夏有效成分大量散失,药效势必大减,轻病尚可,治疗重症、顽难之疾恒非生半夏不用。

### 【跟诊体会】

该案整个治疗过程相对顺利,朱师着眼于"癥""结"及"虚"三个问题,立扶正消癥法治疗,应证而变。细微处用药尤显朱师辨证用药拿捏之精当。

例如十诊时用协定1号加穿山龙、夏枯草、炮山甲、金荞麦、山慈菇、丹参、生半夏、苍耳子、麦冬、南沙参、北沙参、辛夷花。补益之力减,温阳通督之力加强。及至病情改善,即去苍耳子、辛夷花以防温燥伤津。服药后,患者略感咽痒,似有痰阻,而全胸片示:右肺门及纵隔较前明显缩小时,考虑为邪去佳象,原方易桃仁、红花为墨旱莲以加强补肝肾之精。病情持续稳定,终至痊愈。

## 案3 朱良春、朱婉华教授辨治非霍奇金淋巴瘤——痰瘀内蕴,癌毒内侵证

王某,男,1959年。2008年3月24日初诊。

主诉：右颈部肿物1年余。

患者2007年2月无意中发现右侧锁骨上肿物，当地医院未能确诊，7月9日转诊至北京某医院住院诊查，诊断为非霍奇金淋巴瘤弥漫大B型Ⅳ期B，遂于7月31日行R-CHOP方案化疗至今已经9个周期。2008年3月14日行CT示：①颈部淋巴瘤术后改变；②喉部改变，请结合临床；③两肺上叶小结节，性质待定，$C_5$、$T_{9\sim12}$椎体及附件异常密度影；④慢性肝损害；⑤脾门区结节。血常规正常，肝肾功能：ALT 47U/L，余（－），Cr 63μmol/L，来诊要求服中药。刻下：胸背时有疼痛不适，右锁骨上见一约10cm手术瘢痕，未扪及肿大淋巴结，纳可、眠安、二便自调，舌淡红苔腻黄，脉细小弦微滑。ESR 2mm/h。血常规：WBC $4.7\times10^9$/L，HGB 139g/L，RBC $4.02\times10^{12}$/L，PLT $137\times10^9$/L。有DM多年，处理情况不详。

中医诊断：非霍奇金淋巴瘤（痰瘀内蕴，癌毒内侵）；西医诊断：非霍奇金淋巴瘤。

治法：化痰和瘀，扶正荡邪。

初诊处理：①扶正消瘰汤，加协定6号30g，制南星30g，生薏苡仁、熟薏苡仁各30g，补骨脂20g，骨碎补30g，豆蔻5g（后下），山慈菇15g，紫背天葵15g，潞党参30g，云茯苓15g，生白术40g，陈皮10g，凤凰衣8g。30剂。②金龙胶囊，每粒0.25g，每次4粒，每日3次，口服。③协定5号，每次6g，每日2次，口服（饭前半小时）。④清淡饮食。

二诊：患者电述，症情平稳。处理：按原治疗方案。一直服用上治疗方案。

三诊：请专家会诊，患者整体情况稳定，无特殊不适，口干欲饮，晨起口苦，纳可，便调。CT示：①肝右叶小囊肿；②肝右叶后段小血管瘤；③脾门及脾尾较大淋巴结；④颈、胸、脾、胰、肾平扫+强化未见异常；⑤$C_5$、$T_9$、$T_{12}$见异常密度影，与上次无变化。10月7日查：血常规（－）；肝功能：AST 48U/L、ALT 32U/L、ALP 75U/L、GGT 29U/L；血糖：7.55mmol/L；肾功能：Cr 64μmmol/L，余（－），舌衬紫、苔白微腻、脉细弦。药既获效，率由旧章。处理：①扶正消瘰汤去甘草，协定6号30g，制南星30g，补骨脂20g，骨碎补30g，鹿角片10g，田基黄30g，垂盆草30g，羚羊角粉0.6g（分吞），五味子5g，凤凰衣8g，鬼箭羽30g，萹蓄30g，潞党参30g，云茯苓15g，生白术20g，陈皮6g，川石斛15g。30剂。②金龙胶囊，每粒0.25g，每次4粒，每日3次，口服。③协定5号6g,每日2次,口服(饭前半小时)。④清淡饮食。

四诊:患者电述,近日体检情况良好,血糖正常,症情平稳。处理:①上方去鬼箭羽、萹蓄。30剂。②金龙胶囊,每粒0.25g,每次4粒,每日3次,口服。③协定5号,每次6g,每日2次,口服(饭前半小时)。

一直服用以上方案。

五诊:患者恢复良好,已正常工作1年,已能自行至甘肃、黄山等地旅游。肝肾功能、血糖正常。苔薄白,脉不详。要求配药。处理:①扶正消癥汤去甘草,协定6号30g,制南星30g,补骨脂20g,骨碎补30g,鹿角片10g,凤凰衣8g,潞党参30g,云茯苓15g,生白术20g,陈皮6g,川石斛15g。30剂。②金龙胶囊,每粒0.25g,每次4粒,每日3次,口服。③协定5号,每次6g,每日2次,口服(饭前半小时)。

六诊:药后复查CT、肝肾功能、血常规、血糖均正常,处理:①上方加金钱草30g,广郁金20g。30剂。②金龙胶囊,每粒0.25g,每次4粒,每日3次,口服。③协定5号6g,每日2次,口服(饭前半小时)。④扶正消瘤丸,每粒0.3g,每天服3次,每次服1.5g,口服。患者一直按上治疗方案进行治疗,一剂药服2天。

七诊:患者精神好,常出差,但没有劳累的感觉,苔薄白,脉细小弦。3月13日外院CT示:同前相比无明显变化。ESR 2mm/h,肿瘤指标正常。处理:①上方加山萸肉15g,20剂,2剂服3天。②金龙胶囊,每粒0.25g,每次4粒,每日3次,口服。③协定5号,每次6g,每日2次,口服(饭前半小时)。④扶正消瘤丸,每粒0.3g,每天服3次,每次服1.5g,口服。

续服上方。

八诊:患者来诊,诉无任何不适,纳眠佳,二便调,相关检查指标正常。苔薄白根腻微黄,脉细濡,续当原法巩固之。处理:停服汤剂,只服中成药:金龙胶囊、协定5号、扶正消瘤丸。

九诊:回访患者诸症平稳,工作生活愉快。

【按语】

此为中药治愈非霍奇金淋巴瘤术的病案。

【诊治思路】

患者在外院诊为"非霍奇金淋巴瘤,弥漫大B型Ⅳ期B",并行R-CHOP

方案化疗患者。辨证为痰瘀内蕴、癌毒内侵,立"化痰和瘀、扶正荡邪"法,以扶正消癥汤加补骨脂、骨碎补、四君子汤扶正气,并生薏苡仁、熟意苡仁、豆蔻、炮山甲、制南星、山慈菇散结消痰,同时服用金龙胶囊、协定5号益肺固肾。服药30剂,症情平稳;复查CT与前无变化,并请中科院专家会诊无特殊,相关指标除ALP、血糖稍高外,余(-)。初显疗效,继续前方案加减施治,加用护肝之药,如田基黄、垂盆草、羚羊角粉、五味子等。针对患者血糖升高的情况,加用鬼箭羽、萹蓄。后患者各项检查皆恢复正常,正常工作,能外出旅游,乃停服汤剂,只服中成药。患者诸症平稳。

### 【朱师经验】

扶正散癥为则,持重应机,随证加减。关于病机分析,多案可见,兹不赘述。

**1. 药物配伍**　朱师临证经验十分丰富,本案有两组用药值得注意:鬼箭羽、萹蓄降血糖;田基黄、垂盆草、羚羊角粉、五味子护肝解毒。

（1）鬼箭羽、萹蓄:此为朱师治疗湿浊内阻瘀而化热之消渴证、痹证常用配伍。

鬼箭羽,又名卫矛,味苦性寒,有破瘀行血、活络通经之功。清·杨时泰《本草述钩元》谓:"大抵其功精专于血分。"朱师在长期临床实践中发现,本品善于坚阴,性寒入血,有活血降糖、蠲痹通络之功,又擅清解阴分燥热,对糖尿病阴虚燥热者,配合天花粉同用有止渴清火之功,能很好地降低血糖、尿糖,辨治准确可获根治。鬼箭羽对痹证也有较好的治疗作用,朱师常用之治疗湿热夹瘀之痹证,以本品配伍能入骨祛风、除痹止痛的蜂房治疗类风湿关节肿痛、僵直和变形有一定效果。

萹蓄,味苦寒,《本经》认为"味苦,平",有利尿、清热、杀虫之功,治热淋、癃闭、黄疸、阴蚀、白带、蛔虫、疳积、痔肿、湿疮等。《滇南本草》认为本品"利小便,治五淋白浊,热淋,瘀精涩闭关窍,并治妇人气郁,胃中湿热,或白带之症"。张寿颐曰:"萹蓄,《本经》《别录》皆以却除湿热为治,浸淫疥疮,疽痔、阴蚀,三虫,皆湿热为病也,后人以其泄化湿热,故并治溲涩淋浊,濒湖以治黄疸、霍乱,皆即清热利湿之功能。然亦惟湿阻热结为宜,而气虚之病,皆非其治,若湿热疮疡,浸淫痛痒,红肿四溢,脓水淋漓等证,尤其专职。"朱师有不同见解,认为本品虽以治湿浊内阻为主,但并非不能用于虚证之人，适当配伍，当用则用。

（2）田基黄、垂盆草、羚羊角粉、五味子：此为朱师治疗肝胆湿热内瘀、气机不畅、血不归经所常用配伍药对。朱师认为肝功能异常时，一味追求降低肝功能指标是非常片面的，应当分析指标异常的原因。"邪之所凑，其气必虚""至虚之处，便是容邪之所"，黄疸的形成固然有肝胆疏泄失畅、胆汁不循常道的问题，与邪正纷争也直接相关，扶正、祛邪各有侧重，治疗须详辨其证而施其治。扶正可以振奋功能，能提高机体抗病能力，疏肝、养肝结合以使气机调畅、使肝气升发有度；但邪毒炽盛时，不可忽视专药。此四味药是朱师在长期临床实践中，反复验证而成。笔者跟师时，多次目睹肝胆疏泄失畅，出现黄疸、发热等的患者酌用本配伍后病情得以明显改善。

有人对五味子治肝病或有不解，《本草求真》有较为恰当的解释："五味子，为咳嗽要药……肺气随阴以下降，则气化精而精盈，肾水从阳以上布，则精化气而气盛，阴阳二气，实一气之变动，以肝为关捩子，五味专精于肝，而交合肺肾，故其效如此，有不同于他味之酸敛者。肺气阳中有阴，故能降，治肺气以阴降为主。然元气之降，先本于升，五味升降咸备，所以阳邪伤阴，固宜清阳，以之收阳；阴邪伤阳，亦宜此辛温畅阳，而寓收阴"。盖五味者，酸苦甘辛咸五味皆备，可纳五脏气归于肾脏，以补益根本。朱师辨治肺肾虚之中成药"久咳丸"即以该药为主要组成。

## 案4　朱良春、朱婉华教授辨治非霍奇金淋巴瘤——痰瘀交阻，郁而化热证

周某，男，1993年出生。2010年7月27日初诊。

代述：发现非霍奇金淋巴瘤1年余，继发性神经系统淋巴瘤半年。

患者2009年6月出现腹痛，后于江苏省某医院检查发现左锁骨上、右腹股沟淋巴结肿大，7月2日行左锁骨上淋巴结活检，病理提示：B细胞淋巴瘤，符合大B细胞淋巴瘤（活化型），免疫提示：CD20：(++)，CD79a：+，CD3、CD43背景散在+，CD30、Mum-1部分+，Ki67+20%，CD21散在+。7~9月共行6次CHOP化疗方案。2010年2月出现右额颞部头痛，呈持续性，伴双下肢酸痛不适，查脑脊液考虑脑转移，3月4日行鞘内注射，并检出肿瘤细胞，后行MTX化疗共5次；6月23日患者出现胸闷、呼吸急促，抢救后略有好转，家长

要求出院,来人述症索药:极度消瘦,不能行走,全身乏力,左眼难以睁开,复视,进食硬物及饱食后易呕吐,偶有头部、腹部痛,纳少便调,眠差,苔黄厚腻质红,面色无华。

中医诊断:非霍奇金淋巴瘤(痰瘀交阻,郁而化热);西医诊断:非霍奇金淋巴瘤并脑转移。

治法:化痰和瘀,软坚消癥,清热扶正。

初诊处理:①扶正消癥汤加胶质瘤方,陈胆星20g,姜半夏15g,青风藤30g,金刚骨50g,五爪龙50g,凤凰衣8g,蜈蚣粉8g(分吞),生赭石20g,甘杞子15g,珠儿参30g,鸡内金10g,沉香曲20g。15剂。②金龙胶囊,每粒0.25g,每次4粒,每日3次,口服。③协定5号,每次6g,每日2次,口服(饭前半小时)。④通便胶囊,每粒0.3g,每晚服1次,每次服0.9g,口服。⑤清淡饮食,作息规律。

二诊:来人述患者一剂药分两次用,药后饭量增加,已能下床做轻微活动,左眼已能间断睁开,左脚痛增加(曾受外伤,左脚趾曾断裂)。舌质红绛,续当原法出入。处理:上方15剂。中成药同前服用。注意生活调摄。

三诊:患者药后症状进一步减轻,能下地行走,左眼睁开,左脚仍有疼痛,余无明显不适,纳眠便可,舌尖红,苔薄白腻,脉细滑,左尺弱。续当原法出入。处理:续服上方2剂后住院,依前治疗方案,稳定后带上方案出院。

四诊:患者病情稳定,无不适,纳眠便调,处理:守初诊方15剂。并金龙胶囊同前口服;清淡饮食,勿进油腻辛之品,作息规律。

随访诸症平稳。

**【按语】**

此为获得显著成功案例。本案治疗特点:二诊即明显取效,其后巩固治疗,未再复发。

**【跟诊体会】**

患者发现非霍奇金淋巴瘤1年余,继发性神经系统淋巴瘤半年。来诊时患者极度消瘦,全身乏力,左眼难以睁开,复视,进食硬物及饱食后易呕吐,偶有头部、腹部痛,纳少便调,眠差,舌尖红苔黄厚腻,面色无华。综合分析,病已发展至肝、脾、肾三阴脏并虚的严重程度。肾为先天之本,内蕴真阴真阳,病及根本,甚为危重。清·陈士铎《石室秘录》指出:"命门者,先天之火也,心得命门而神有主,始可应物;肝得命门而谋虑;胆得命门而决断;胃得命门而能受纳;脾得命门而能转输;肺得命门而治节……无不借命门之火以温养之。"朱师认为,肾之真阳是人体一切功能活动的动力,五脏六腑的功能得以正常运转,都有赖于命门真阳的温养煦煦,倘若命门火衰,会影响整体。此患者来诊见大肉脱、肝肾精血亏虚之极,足不能行走、目不能视物、食纳不下等。故扶正为治之正法,化痰和瘀消癥兼用,扶正消癥汤加胶质瘤方消之。15剂药后,患者饭量已有增加,能下床做轻微活动,左眼已能间断睁开,而曾有踇趾断裂的左脚疼痛增加(此当为正气得以恢复,祛邪外出的排病反应)。朱师认为此时的排病反应尤须注意,根本病机尚未改变,不可犹疑不前,继服前方。继服15剂,患者症情进一步减轻,已能下地行走,左眼睁开。四诊时,患者正气基本恢复,此后病入坦途。

### 【朱师经验】

**用药平和,防伤其正** 《内经》曰:"大积大聚,其可犯也,衰其大半而止。"《素问·五常政大论》曰:"病在中而不实不坚,且聚且散奈何?""无积者求其脏,虚则补之,药以祛之,食以随之。"此为辨治"虚证"的指导原则。朱师认为不可过用攻伐,肿瘤患者如此,老年或体质虚衰者亦如此。朱师遵《内经》言:"化不可代,时不可违""养之和之静以待时,谨守其气勿使倾移",强调药以扶正,果菜食养尽之,无使过之伤其正。

## 案5 朱良春、朱胜华教授辨治非霍奇金淋巴瘤——癌毒内侵证

沈某,男,41岁。2012年9月6日初诊。

代主诉:反复高热、腹胀20天。

患者20天前突然高热,体温在40℃左右,无咳嗽,于上海某医院住院治疗,行相关检查确诊为非霍奇金淋巴瘤。患者目前仍发热,精神萎靡,时有恶心呕吐(吐水为主),高度腹胀,尿量(使用利尿药情况下)约1 800ml,大便量少,每2~3小时1次,眠差,苔白根厚腻。

住院期间查血常规:WBC $3.65 \times 10^9$/L,PLT $22 \times 10^9$/L。PET-CT示:全

身多发淋巴结肿大、淋巴瘤浸润可能性大、脾大伴代谢弥漫性增高,两肺下叶纤维条索状影陈旧性癌变、脂肪肝、胆结石。淋巴结穿刺涂片:多量异型淋巴细胞提示非霍奇金淋巴瘤。8月30日肝功能:ALT 139U/L,AST 256U/L,TbiL 67μmol/L,BUN 7.6mmol/L,Cr 81μmol/L。既往饮酒多。

中医诊断:非霍奇金淋巴瘤(癌毒内侵);西医诊断:非霍奇金淋巴瘤,脂肪肝,胆结石,肝损害。

治法:扶正消癥。

初诊处理:①扶正消癥汤,加穿山龙50g,青风藤30g,猫爪草30g,蟋蟀30g,姜半夏10g,代赭石30g,生白术30g,楮实子30g,葶苈子30g,凤凰衣8g。煎汤灌肠,每日1剂,保留30分钟以上。7剂。②金龙胶囊,每粒0.25g,每次4粒,每日3次,口服。③人工牛黄粉0.6g(分吞);羚羊角粉0.6g(分吞)。④清淡饮食。

二诊:药后体温有所下降,在37.5~38℃,乏力,纳少,腹胀明显减轻,尿量增加,但大便5~6日未解。复查血常规:WBC $2.61 \times 10^9$/L,HGB 36g/L,PLT $22 \times 10^9$/L。守法继治。处理:①上方加油松节30g,鸡血藤30g,炙牛角腮30g,决明子20g,全瓜蒌30g,人工牛黄0.6g(分吞);羚羊角粉0.6g(分吞)。②金龙胶囊,每粒0.25g,每次4粒,每日3次,口服。③虫草灵芝孢子粉胶囊口服。

三诊:患者服中药期间化疗一次,体温基本正常,腹胀明显好转,精神稍增强,纳少,便调,夜间体温最高达39℃,经用地塞米松体温可降至正常。复查血常规:WBC $1.2 \times 10^9$/L,HGB 37g/L,PLT $138 \times 10^9$/L。原法继治。处理:①上方加潞党参30g,茵陈30g,赤芍15g。14剂。②中成药同前。

四诊:患者药后症情有所好转,进食有所增加,目前仍乏力,二便调,眠可。复查血常规:WBC $2.8 \times 10^9$/L,HGB 68g/L,PLT $101 \times 10^9$/L。肝功能:ALT 49U/L,AST 41UL,TBIL 30.5μmol/L。原法继治。处理:扶正消癥汤,加穿山龙50g,青风藤30g,猫爪草30g,潞党参30g,生白术30g,猪苓、茯苓各30g,油松节30g,鸡血藤30g,炙牛角腮30g,决明子20g,徐长卿15g,茵陈30g,羚羊角粉0.6g(分吞)。14剂。

五诊:患者药后病情稳定,近来行骨穿,口头报告骨髓增生活跃,偶见细淋巴细胞,予以CHOP-E方案化疗,复查血常规:WBC $78 \times 10^9$/L,PLT $43 \times 10^9$/L。肝功能:TBIL 24.3μmol/L,余正常。来人取药。处理:上方去人工牛黄,14剂。中成药同前。

随访良好。

◀【按语】

　　朱胜华教授为朱师学术思想传承人之一,长期跟师侍诊,全面继承了朱师学术思想体系,在疑难杂病领域,尤其是肝病、消化系统疾病有深入研究。

　　朱教授辨治本案患者突然发病、原因不明、病起即高热、呕吐频繁、水肿明显患者,遂立扶正为则,酌解毒化瘕兼治,治疗过程中随证加减,诸症稳定好转。

◀【诊治思路】

　　本案中年男性由突然高热、腹胀,行相关检查确诊为非霍奇金淋巴瘤。四诊合参,考虑为由癌毒内侵,遂立"扶正消瘕"法,予以扶正消瘕汤加穿山龙、青风藤、猫爪草、蟋蟀、姜半夏、代赭石、生白术、楮实子、葶苈子、凤凰衣。考虑患者呕吐频繁、腹胀明显,难以口服汤药,改为保留灌肠,并中成药辅治。患者药后体温明显下降,腹胀显减,尿量增加,乏力,唯大便5多日未解。复查血常规示血三系减少,考虑患者气虚血弱,予加油松节、鸡血藤、炙牛角腮以益气养血,并辅以决明子、全瓜蒌润肠通便。患者虽经化疗,仍症情稳定,诸症持续好转。继续原法继治,终获佳效。

◀【朱师经验】

　　**独辟路径,多途径给药**　多途径给药是朱师辨治肿瘤的用药特色。常用的有灌肠、外敷法、泡浴及香熏等。肿瘤患者病至后期,或病情严重,汤剂口服有困难者,多采用灌肠办法给药,利用肠道吸收有效成分,发挥其治疗作用。朱师早年曾以此法治上海施姓患者,取得很好的效果。笔者在跟师学习期间,参加病房查房,亲睹一些危重患者饮食难入时即采取这种办法。值得临床进一步观察推广。

# 其　　他

## 案1　朱婉华教授辨治胰尾癌——正虚邪恋,癌毒内侵证

刘某,男,1962年。2010年3月30日初诊。

主诉:左腹痛3年余。

患者2006年始出现左腹痛,行胃镜检查示:糜烂性胃炎。2009年始腹痛加重,当年11月在当地医院行腹部CT示:胰尾占位。11月6日收入新疆某医院治疗,手术中发现肿块约14cm×3.5cm×3.0cm,与胃后壁粘连严重,累及十二指肠水平部、空肠上段,遂行"胃肠吻合+空肠侧侧吻合术",术中病理示:腺癌。术后行化疗4次,放疗29次,效果欠佳。来诊求中医药治疗:精神可,左中腹及手术吻合口处隐痛不适,体乏肢倦,畏寒怕冷,口干不甚,纳可,小便调,眠浅易醒。苔薄白,脉细小弦。

既往有糖尿病5年,空腹血糖升高,服药控制可。

本院查血常规: WBC $4.8×10^9$/L, RBC $4.33×10^{12}$/L, HGB 118g/L, PLT $194×10^9$/L。ESR 16mm/h。2010年1月5日,查CEA 14.02μg/L, CA19-9 14.1μg/L, CA125 17.1μg/L.

中医诊断:胰癌(正虚邪恋,癌毒内侵);西医诊断:腺尾癌。

治法:扶正荡邪。

初诊处理:①扶正消癥汤去甘草,加金钱草30g,广郁金20g,制川乌10g,川桂枝10g,羌活15g,细辛3g,凤凰衣8g,蜈蚣粉2.25g,全蝎粉2.25g。3剂。②金龙胶囊,每粒0.25g,每次4粒,每日3次,口服。③协定5号,每次6g,每日2次,口服(饭前半小时)。④浓缩益肾蠲痹丸,每粒4g,每日3次,口服。⑤住院治疗。(其后得知:患者自行一剂药吃两天)。

患者住院服上药一直治疗,病情稳定后出院。坚持服用上药。

二诊:患者精神较振,唯左肩疼痛,余无明显不适,纳香,眠佳,苔薄黄质淡紫,脉细小弦。处理:①上方7剂。②扶正蠲痹1、2号,每粒0.4g,每次4粒,每日3次,口服。③协定5号,每次6g,每日2次,口服。

三诊:患者经治50余天,神疲乏力已平,左上腹痛减轻,两肩痛已缓,矢气排便较臭,大便日行1~2次,不成形,苔薄白微黄,质红,有紫气,脉细小弦。续当原法巩固治疗。处理:①上方7剂。②扶正蠲痹1、2号,每粒0.4g,每次4粒,每日3次,口服。③协定5号,每次6g,每日2次,口服。

四诊:患者诉药后左上腹痛较前减轻50%,双肩关节疼痛减而未已,仍有矢气排便较臭,大便日行1次,不成形,纳眠可,小便调,苔薄黄质淡紫,脉细小弦。药既获效,率由旧章。处理:①上方加大血藤30g,败酱草30g。7剂。②扶正蠲痹1、2号,每粒0.4g,每次4粒,每日3次,口服。③协定5号,每次6g,每日2次,口服。

五诊：患者上腹痛减轻60%，矢气较臭，两肩疼痛较前减轻，苔薄白，脉细小弦。ESR 5mm/h，药既获效，率由旧章。处理：①上方加鬼箭羽50g，萹蓄30g。7剂。②扶正蠲痹1、2号，每粒0.4g，每次4粒，每日3次，口服。③协定5号，每次6g，每日2次，口服。

六诊：患者面色红润，精神亦振，已去世博会游玩一次，无不适。昨日复查：CEA 156.33μg/L，CA19-9 2.605μg/L，CA125 17.1μg/L。处理：①上方7剂。②扶正蠲痹1、2号，每粒0.4g，每次4粒，每日3次，口服。

七诊：近日来后背左侧有麻木感似猫抓，上唇、舌边有溃疡，疼痛，大便日一次，苔薄白脉细。续当原法出入。处理：①上方加人中黄10g。②金龙胶囊，每粒0.25g，每次4粒，每日3次，口服。③协定5号，每次6g，每日2次，口服。

八诊：患者药后舌边、上唇溃疡已愈，后背疼痛已消，后背麻木、猫抓感消失70%，大便日一次，苔薄白脉细平。续当原法出入。处理：治疗守上。

九诊：患者背脊似猫抓感已无，唯胸背部少量红疹，稍痒，纳眠均佳，二便自调。（自从加用鬼箭羽、萹蓄后RI已减量）。守上方案。

十诊：患者药后红疹渐退，近日稍有畏寒，体倦乏力，纳眠可，二便调。处理：①上方加党参45g，云茯苓20g，生白术30g，陈皮8g，山萸肉30g，淫羊藿15g。7剂。②金龙胶囊，每粒0.25g，每次4粒，每日3次，口服。③协定5号，每次6g，每日2次，口服。

十一诊：患者一直服上药，无特殊不适。近日复查肝功能：AST 76U/L，ALT 101.3U/L，ALP 207.3U/L，GGT 190.9U/L；肾功能正常；空腹血糖：7.98mmol/L；血常规：WBC $8.76 \times 10^9$/L，RBC $4.4 \times 10^{12}$/L，HGB 130g/L，PLT $219 \times 10^9$/L；CEA＞951μg/L，CA19-9＞211μg/L，CA125 260μg/L。处理：①扶正消癥汤去甘草，金钱草30g，广郁金20g，蒲公英30g，鬼箭羽50g，萹蓄30g，垂盆草30g，田基黄30g，羚羊角粉1.2g，五味子10g，熟附片5g，羌活15g，川桂枝10g，凤凰衣8g。2剂。②金龙胶囊，每粒0.25g，每次4粒，每日3次，口服。③协定5号，每次6g，每日2次，口服。

至此病情一直稳定，但后来患者出现腹痛（家属表述不清），初为隐隐，后来剧烈，入住他院。随访中断。

【按语】

朱婉华教授为朱师学术继承人之一，长期跟随朱师应诊，全面系统掌握了朱师的学术思想体系,临床以中医药为主导辨治疑难杂病、危重症,疗效显著。朱教授不但学验俱丰,且甚具开拓性思维,颇多创新。

诸癌中尤其以胰癌最为凶险,进展快、预后差。此例胰尾癌患者,初即获显效,一度稳定好转,后病情突然变化(原因不明,家属表述不清),虽未能挽回病势,仍颇多值得学习。

## 【诊治思路】

本病癌症,朱教授考虑"正虚""癥结"为根本病机特点,以扶正消癥汤为基础随证加减治疗。初诊时以扶正消癥汤去甘草,加金钱草、广郁金、制川乌、川桂枝、羌活、细辛、凤凰衣、蜈蚣粉、全蝎粉。经治50余天,患者神疲乏力已平,左上腹痛减轻,两肩痛已缓。治疗3个半月余,面色红润,精神亦振,已去世博会游玩一次,无不适。复查相关指标明显改善,继续加减治疗,患者后背左侧有麻木感、猫抓感,上唇、舌边有溃疡,疼痛,考虑为虚火,乃加人中黄以引火下行。药后患者舌溃疡已愈,后背疼痛消,后背麻木、猫抓感消失70%。前后治疗8个月,诸症平稳,无特殊不适,但复查肿瘤指标示:CEA＞951μg/L,CA19-9＞211μg/L,CA125 260μg/L,较前上升,肝功能亦变差。考虑患者病情有反复,虽然自我感觉无异常,相关辅助检查指标已有提示,遂以原方加强利胆解毒、预防癌变进展。但患者因出现腹隐痛,渐至剧痛而入其他院治疗。随访中断。

## 【朱师经验】

### 1. 谨守病机,寒温并用

"正虚邪恋,癌毒内侵"为本案的基础病机,即使在患者因虚火上炎出现溃疡、口疮等"热象"时,朱教授没有惑于疾病表象用苦寒之品直折其火,反而采用滋清并用、引火下行以导浮游之火归于坎水,可窥朱教授识证之精准。

### 2. 虫类药止痛——蜈蚣、全蝎

(1)全蝎:全蝎具有明显镇痛作用,蝎身及蝎尾制剂对动物皮肤或内脏痛均有显著镇痛作用,而蝎尾的镇痛作用比蝎身强5倍。《本草经疏》载:"蝎,本经味甘辛有毒,然察其用,应是辛多甘少气温,入足厥阴肝经,诸风掉眩皆属肝木,风客是经,非辛温走散之性则不能祛风逐邪、兼引诸风药入达病所也,故大人真中风,小儿急惊风皆须用之。"朱师所创的"蝎麻散""钩蝎散"治疗血管性头痛,效果甚佳,即取之以毒攻毒、解毒散结、开气血之凝滞之性。

(2)蜈蚣:《本草纲目》载其"治小儿惊痫风搐,脐风口噤,丹毒,秃疮,瘰疬,便毒,痔漏,蛇癥,蛇伤"。二药相伍,对于各种痛证,皆有很好的效果。

◀◀◀【跟诊体会】

患者在治疗8个多月后再次出现腹痛,结合之前治疗情况,笔者考虑或是病情本身发生变化。胰腺癌本身极为凶险,诱发与加重的因素多,饮食等生活习惯稍不注意即极易复发。

## 案2  朱良春、朱婉华教授辨治神经内分泌瘤术后——癌毒内侵,气血两亏,正虚邪恋证

邹某,女,40岁。2011年4月6日初诊。

主诉:纵隔内分泌瘤术后1年余。

患者于2010年2月因胸痛不适,行PET/CT提示左前上纵隔团块,伴FDG代谢异常增高。于2010年3月12日在无锡某医院行"前纵隔肿瘤切除术"。病理切片示:胸腺神经内分泌瘤,中分化,伴出血,坏死。术后化疗4次,出现胃肠道不良反应及骨髓抑制。2010年8月患者出现腰痛,8月25日行PET/CT示纵隔血管间隙软组织影,FDG代谢增高,全身多发骨转移,累及右侧枕骨、脊椎、右肩胛骨、左锁骨、骨盆、两侧肱骨及股骨上段。其后多次放疗、化疗,胃肠道、骨髓抑制明显。对症处理后好转,但体重下降10kg。近1个月来,患者在上海某肿瘤医院行中医治疗,症状有所改善。今来我院求诊。刻下:消瘦、神疲、面色无华,腰背部酸疼,目前服用泰勒宁,每6小时一次,纳一般,无明显恶心呕吐,大便1~2日1次,眠欠佳,否认特殊病史。苔薄白质紫,脉细软。

辅助检查:2011年3月31日复查PET/CT示纵隔癌骨转移治疗后,目前仅见左第10后肋,右第11后肋及右股骨小转子放射性摄取增多,胸骨术后改变可能大。CT示肝脏多发小囊肿,左肾上腺区小结节,良性可能,腰椎多

发骨转移。血常规: WBC 3.42×10$^9$/L, N 761, LYM 149, RBC 3.8×10$^{12}$/L, Hb 131g/L, MCV106.4fl, MCH34.5pg。

中医诊断: 胸痛(癌毒内侵, 气血两亏, 正虚邪恋); 西医诊断: 胸腺神经内分泌瘤术后多发转移。

治法: 扶正荡邪, 补益气血。

初诊处理: ①扶正消癥汤, 加潞党参30g, 云茯苓20g, 生白术30g, 陈皮8g, 骨碎补30g, 补骨脂30g, 甘杞子20g, 山萸肉30g, 蜈蚣粉8g, 凤凰衣8g, 制南星30g, 五爪龙50g, 熟地黄20g, 淫羊藿15g, 熟附片15g。每日1剂, 共14剂。②金龙胶囊, 每粒0.25g, 每次4粒, 每日3次, 口服。③复方参芪口服液, 每次1支, 每日3次, 口服。④复方扶芳藤口服液, 每次1~2支, 每日3次, 口服。

二诊: 患者觉服上药后, 纳香, 二便调, 唯难入眠, 骶髂关节痛。苔薄白质淡, 脉细濡, 来院治疗。原法出入。处理: ①上方加川黄连3g, 肉桂3g, 首乌藤30g。每日1剂, 共5剂。②金龙胶囊, 每粒0.25g, 每次4粒, 每日3次, 口服。

三诊: 患者5月9日出院后, 继续巩固治疗, 一般情况尚可, 纳可, 眠尚可, 但易醒, 约2小时醒一次, 需5小时服1次泰勒宁, 仍感腰骶酸楚, 两下肢冷感。偶腹胀, 大便每日1~2次, 小便欠畅, 注射"择泰"针后, 反应时间较前延长, 苔薄白, 脉细无力, 原法巩固。处理: ①扶正消癥汤, 加潞党参50g, 云茯苓20g, 生白术30g, 陈皮8g, 骨碎补30g, 补骨脂30g, 甘杞子20g, 山萸肉30g, 凤凰衣8g, 制南星30g, 五爪龙50g, 熟地20g, 淫羊藿15g, 熟附片15g, 炮山甲(另吞)10g, 鹿角片15g, 炒酸枣仁30g, 首乌藤40g, 六轴子1.5g, 红参(另兑)5g, 西洋参(另煎)5g, 大腹皮15g。每日1剂, 共14剂。②金龙胶囊, 每粒0.25g, 每次4粒, 每日3次, 口服。③复方参芪口服液, 每次1支, 每日3次, 口服。④复方扶芳藤口服液, 每次1~2支, 每日3次, 口服。

随访尚可。

## 【按语】

此为纵隔神经内分泌瘤术后多发转移的案例, 获效肯定。

## 【诊治思路】

患者来诊已行手术切除及多次放疗、化疗, 出现了明显胃肠道反应、骨髓抑制明显,体重下降等。诊见消瘦、神疲、面色无华,腰背部酸疼,苔薄白质紫,脉细软。血常规示白细胞、红细胞皆低于正常。考虑患者正气受损严重,须扶正补益气血治之,予扶正消癥方加四君子汤、凤凰衣以护膜、温运中焦,骨碎补、补骨脂、甘杞子、山萸肉、熟地黄、淫羊藿、熟附片等以补益肾精血、振奋阳气,蜈蚣粉、制南星散结消癥,专止骨痛,并口服金龙胶囊、复方参芪口服液等扶助正气。14剂后患者觉纳香,骶髂关节痛稍减,继续上方调理。约服45剂后,患者一般情况尚可,纳眠尚可,唯易醒,约2小时醒,仍感腰骶酸楚,两下肢冷感,自述注射"择泰"针后(具体不详),疼痛的反应间隔时间较以前延长。考虑患者气血阴阳虚损明显,遂加大补益力度,加用红参、西洋参、鹿角片以气血并补、阴阳共调,炒酸枣仁、首乌藤以养血安神,六轴子、炒延胡索行气止痛,并中成药继续以扶正。诸证显见平稳改善。

### 【朱师经验】

#### 1. 止痛专药

(1)六轴子:六轴子止痛乃朱师经验,本品对于风寒湿痹、历节疼痛及跌打损伤、痛疮疔毒有显著疗效。朱师常以本品1.5~2g入汤药,配合延胡索等效果明显。

(2)制南星:对于肿瘤疼痛,朱师亦常用之,认为本品性燥烈,专走经络,为开结闭、散风痰之良药,专治痰瘀阻于经络之肢体关节疼痛、麻木,功专止骨痛。朱师对南星的应用经验经广东省中医院肿瘤科观察,结果表明减少了麻醉药的使用量。

#### 2. 固护两本

朱师治疗肿瘤十分强调固护脾肾两本,认为"肾中真阳"是人体生命活动的基本动力,五脏六腑的功能得以正常运转,都有赖于命门真阳的温养煦照。命门真火的盛衰贯穿机体发病、疗愈及生殖、发育、成长、衰老的过程。脾为后天之本,气血生化之源,如《素问·经脉别论》曰:"饮入于胃,游溢精气,上输于脾,脾气散精,上归于肺,通调水道,下输膀胱,水精四布,五经并行",对于四肢百骸、九窍起着温养作用。肾中之精决定后天,又靠后天的滋养,二者共同对人身生、长、壮、老、已起着决定作用。

#### 3. 慎用寒凉

朱师临证十分注意固护肾气,尤其是肿瘤患者,认为此类患者正气大虚,用药慎寒凉,以免重伤阳气;若必须使用,亦须寒温同用,或炒制后用。朱师方中寒温一炉、温清并用多见。

## 案3　朱良春教授辨治纵隔肿瘤——癌毒侵纵隔证

李某,男,40岁。2009年10月23日初诊。

主诉:体检发现纵隔肿瘤2个月。

患者2009年8月上旬在日本体检发现纵隔内较大肿瘤,9月上旬日本某医院做纵隔肿瘤穿刺,CT、MRI、血检提示为恶性肿瘤,转院至某肿瘤中心,病理组织重新鉴定发现是腺癌肿瘤。病理诊断为纵隔恶性肿瘤(腺癌)。日本方面认为此转移瘤,纵隔两侧淋巴结及双侧锁骨上淋巴结均有转移。10月14日回国就诊于天津某肿瘤医院,在内镜下取较大组织,病理诊断为淋巴瘤。来诊求中医药治疗。诊见:精神尚可,面色少华,纳可,便调,舌淡红,苔薄腻,脉弦细无力。此乃纵隔恶性淋巴瘤,伴锁骨多发转移。

中医诊断:胸痹(癌毒侵纵隔,多发转移);西医诊断:纵隔肿瘤,伴多发转移。

治法:拟扶正祛邪,软坚消结。

初诊处理:①扶正消癥汤,加肿节风30g,山慈菇20g,炮山甲15g,蜈蚣8g,姜半夏15g,党参20g,紫背天葵20g,猫爪草30g,生薏苡仁30g。20剂。②金龙胶囊,每粒0.25g,每次4粒,每日3次,口服。③扶正消瘤丸每粒0.3g,每天服3次,每次服1.5g,口服。

二诊:上方续服至再次化疗,无特殊不适。守上方案处理。

三诊:电述,通过化疗同时服中药,复查肿块缩小,自感无不适。

四诊:上方案续服至第8次化疗结束,复检肿块为4cm残留(原为10cm),化疗期间不良反应小,唯脱发。想在7月份继续行化疗。处理:续原法出入。处理:①扶正消癥汤,加潞党参20g,肿节风30g,山慈菇20g,炮山甲15g,蜈蚣8g,姜半夏15g,紫背天葵20g,猫爪草30g,补骨脂20g,枸杞子15g,熟地黄10g。30剂。②金龙胶囊,每粒0.25g,每次4粒,每日3次,口服。③扶正消瘤丸每粒0.3g,每天服3次,每次服1.5g,口服。

五诊:电述,9月30日在日本行增强CT、PET、血液检查均正常。日本医师确认已治愈。自我感觉良好,略感体虚。根据病史所述,续原法出入以巩固之。处理：①上方加生晒参15g,炮山甲10g(粉冲)。②金龙胶囊,每粒0.25g,每次4粒,每日3次,口服。③扶正消瘤丸每粒0.3g,每天服3次,每次服1.5g,口服。

一直服上方案至次年春天,随访诸症平稳。

### 【按语】

此为恶性淋巴瘤取得临床痊愈案例,值得临床认真体会。

### 【诊治思路】

患者确诊为纵隔恶性肿瘤(腺癌)并淋巴结及双侧锁骨上淋巴结均有转移。诊见：精神尚可,面色少华,纳可,便调,舌淡红,苔薄腻,脉弦细无力。四诊合参考虑为癌毒侵纵隔并多发转移,予以"扶正祛邪,软坚消结"治之。初诊予：扶正消癥汤,加肿节风、山慈菇、炮山甲、蜈蚣、姜半夏、党参、紫背天葵、猫爪草、生薏苡仁,配合金龙胶囊、扶正消瘤丸。服用上方期间结合化疗,治疗2个多月,复查肿块缩小。再服5个月,结合化疗,肿块由10cm缩小至4cm。在上方案基础上加补骨脂、枸杞子、熟地黄补肝肾、养精血。前后治疗共约1年,所有检查均正常,宣告治愈。

此纵隔恶性肿瘤案例,经内服中药、配合化疗获得根治。

### 【跟诊体会】

**1. 区别邪正虚实、分阶段治疗,"扶正"贯穿治疗全程**

病初,患者体检时发现有纵隔肿瘤,且肿块较大,已有多发转移。考虑患者体质尚强,但已有气滞、痰聚、血瘀、毒踞之实证,须扶正消癥并用。朱师拟扶正消癥汤加减治疗,共治疗药2个多月即已明显好转。而复查肿块已明显减少,此后根据患者病情变化随证加减,例如患者出现倦怠时,加温补肝肾精血之剂；化疗前后坚持服药,扶正以减轻化疗的不良反应,最后取得临床治愈。整个治疗过程扶正贯穿其间。

**2. 灵活运用本草**

本草的灵活精准应用也是治疗取得全效的原因。

(1)猫爪草：猫爪草味甘辛,性微温,归肝、肺经,有化痰散结、解毒消肿之效,多用于瘰疬痰核、蛇虫咬伤。朱师认为本品味辛而散,能化痰浊、消郁结,凡因痰(痰火、痰气、痰瘀、痰浊)所致病证,皆可用之。朱师曾以本品配伍牡蛎、夏枯草、守宫、僵蚕、紫背天葵、赤芍、大贝母、山慈菇、石见穿治疗腮腺囊肿,肿块明显者加蜈蚣,获得痊愈。笔者跟诊时还见朱师以本品治疗结节性红斑,急、慢性支气管炎等,皆取得较好的疗效。

(2)炮山甲、蜈蚣:此为朱师经验方"消囊丸"的主要组成成分,主要起消瘤散结、解毒祛癥作用,对于淋巴瘤、肝癌、食管癌等有很好的治疗作用。例如协同猫爪草、山慈菇治疗囊肿等,效皆肯定。

## 案4　朱良春教授辨治脊髓内星形细胞瘤——癌毒内侵,正虚邪恋证

钱某,女,12岁。2010年3月29日初诊。

主诉:走路欠稳3年余。

患者于2006年上半年发现走路异常,左腿无力,四处求诊,一直无效,原因亦不明确。2008年2月在上海某医院行脊髓MRI检查发现腰膨大处信号异常,专家会诊后考虑为脊髓内星形细胞瘤。2008年7月至今,一直在云南某医院中医治疗,主要以虫类药治疗为主。治疗至2009年上半年,患者整体情况有所改善,行走稍有改善,胃纳转佳,大便开始正常。后改用"复方伸筋草"等效果平平。2009年下半年至今,左腿无力持续加重,大便也开始不正常。2009年12月复查MRI提示:髓内膨大部位肿胀加重,原病灶有所扩大。

目前患者情况:神清、精神食欲尚可,步态不稳,左腿稍有麻木感,大便3~4日1行,小便可,夜间入睡慢。舌淡苔薄白,脉弦细。

既往史:追述2001年6月患者曾出现不明原因低热20天,住院治疗7天后热退,但发热原因一直未明。出院后大便、纳食俱不佳,服中药3年。否认其他特殊病史。月经正常;否认过敏史。

中医诊断:痿证(癌毒内侵,正虚邪恋);西医诊断:脊髓内星形细胞瘤。

治法:扶正荡邪。

初诊处方:①胶质瘤方加生半夏15g(生姜3片,先煎30分钟),炮山甲10g,鸡内金10g,生地黄20g,麦冬15g,蜈蚣8g,生薏苡仁30g,蕲蛇粉4g(分

吞），川石斛15g，全瓜蒌20g。20剂。②金龙胶囊，每粒0.25g，每次4粒，每日3次，口服。③通便胶囊，每粒0.3克，每晚服1次，每次服0.9g，以大便通为度。

二诊：患者诉药后精神振，步态仍不稳，夜眠佳，大便有改善，1~2天1行，苔薄白，脉稍弦，宗原法出入。处理：上方加肿节风30g，30剂。中成药同前。

三诊：患者诉药后行走略有改善，行走较长路程即不稳、无力，咽部充血，纳可，大便1~2日1行，小便可，舌淡苔薄黄，脉稍弦。宗原法继进。处理：上方加伸筋草30g，猫人参30g，决明子20g，僵蚕12g，金荞麦30g。30剂。中成药同前。

四诊：患者述药后病情稍改善，乏力感时减轻，行走较前稍稳，较长时间行走仍欠利及无力，大便基本日行一次，夜眠佳，舌淡红，苔薄黄，脉弦。处理：建议住院进一步治疗。

五诊：药后病情平稳，行走较前稳而有力，无力减轻，食欲增加，两便自调，纳眠可，舌质淡红，脉细弦。前法继进。处理：脑胶质瘤方加金荞麦40g，川石斛15g，泽漆15g，炮山甲12g，党参15g，决明子15g，生地黄、熟地黄各15g，蕲蛇粉4g（分两次吞服），赤芍、白芍各15g，蜂房12g，土鳖虫10g，猫人参30g。30剂。余中成药同前。

六诊：患者乏力感明显减轻，行走较前稳健有力，纳食可，夜眠安，二便调，舌质红，苔薄腻，脉细弦。求配前药续服。原法出入。原治疗方案加用朱氏温经蠲痛膏，应患者要求予以艾灸，余方案同前。

七诊：患者诉药后病情平稳，体力稍增，纳可，眠安，二便调，舌质红，苔后根腻，脉细弦。前法继进。处理：上方川石斛加至20g，加甘杞子20g，女贞子20g。金龙胶囊、通便胶囊、协定5号服法同前。

八诊：近症平稳，纳可，大便2日一行，眠安，舌淡红，苔中根黄腻，脉细弦。复查MRI示：$T_{11}$~$L_1$脊髓占位，考虑胶质瘤可能性大。处理：原法出入，45剂，余同前。

九诊：药后患者体质增强，不像以前容易感冒，行走有力，行程较前增加，纳佳，大便1~2日一行。眠佳，偶有遗尿，苔薄白，脉弦。综原法继治。处理：上方蜂房减至10g。余中成药同前。

十诊：患者一剂药服2天，病情稳定，现来复诊：精神良好，左下肢乏力,步态不稳情况较前好转,纳食可,二便调,余无不适。大便通畅,2日一行,小便调,苔薄白,根腻微黄,脉沉细。药既合拍,率由旧章。处理:①脑胶质瘤方,生半夏15g(生姜3片,先煎30分钟),猫爪草20g,肿节风20g,山慈菇15g,泽兰、泽泻各20g,川石斛10g,甘杞子20g,炮山甲4g,女贞子20g,大黄8g(后下),蕲蛇粉5g(分两次吞服)。60剂。②金龙胶囊,协定5号方。

### 【按语】

此为一例治疗脊髓星形细胞瘤的成功案例。

患者幼年发病,不排除先天体质因素致病。正气亏虚必然导致免疫力下降、不能有效识别和防御邪毒的侵袭,产生积聚癥结等。《医宗必读》曰:"积之成也,正气不足而后邪气聚之。"朱师认为导致脑胶质瘤的两大根本原因:正虚和瘀痰浊气凝聚于脑,治疗宜始终牢记扶正固本,提高机体对痰、瘀诸毒邪的清除能力,消灭瘤邪。"脑胶质瘤方"就是朱师在长期临证基础上总结出来的,治疗脑胶质瘤的有效经验。

### 【诊治思路】

钱某于7岁年发现走路异常,左腿无力,四处求诊,一直无效,原因亦不明确。12岁时在上海某医院行脊髓MRI检查时发现腰膨大处信号异常,专家会诊后考虑为脊髓内星形细胞瘤。此后多方求治,但效果欠佳,复查MRI提示:髓内膨大部位肿胀加重,原病灶有所扩大。来诊时患者步态不稳,左腿稍有麻木感。追究其在3岁时出现不明原因低热20天,虽然住院治疗7天后热退,但原因不清。综观患者整个发病过程,不排除与外邪侵袭、治疗不彻底有关。其核心病机为正虚邪恋、癌毒内侵,须"扶正荡邪"可治。朱师以胶质瘤方加生半夏、炮山甲、鸡内金、生地黄、麦冬、蜈蚣、生薏苡仁、蕲蛇粉、川石斛、全瓜蒌等扶正化瘀,大黄粉以通腑降下,以使浊邪外排。服药5个月以后,患者行走较前稳而有力,食欲增加,二便自调。继续以脑胶质瘤方加炮山甲、党参、生地黄、熟地黄、蕲蛇粉、赤芍、白芍、蜂房、土鳖虫、猫人参加减治疗。继续服药8个月后,患者自诉体质增强,且行走有力、行程较前增加。守前继治,一剂药服2天,患者下肢乏力、步态不稳情况大为改善。至笔者跟诊时,见到患者已是亭亭玉立,除行走稍欠稳,诸症正常。

【朱师经验】

"脑胶质瘤方"是朱师在长期临证基础上总结出的治疗脑胶质瘤的有效经验方,整体组方思路是以扶正固本为基础,兼攻邪实。基本组成为天麻、黄芪、丹参、枸杞子、菊花、当归、制首乌、肉苁蓉、阿胶、天葵子、重楼、蛇六谷、杜仲等。方中天麻、黄芪、枸杞子、制首乌、肉苁蓉、杜仲、阿胶补肝肾、生精髓、健脑安神;重楼息风定惊、清热解毒,在《神农本草经》里谓"主惊痫,摇头弄舌,癫疾,痈疮"。朱师取其解毒息风、治癫疾之功,用于脑疾患者每用辄效;蛇六谷性味辛温,具有化痰散结、行瘀解毒功效。诸药共奏益气扶正消瘤、化痰散结止痛之功,对于胶质瘤初发者疗效可靠,值得临床扩大应用。

## 案5 朱良春教授辨治淋巴瘤——气血两虚,浊毒蕴积证

杨某,男,10岁。2007年8月8日初诊。

主诉:淋巴瘤术后21天。

患者于2007年5月31日在气镜全麻下行腹腔肿块活检术,术后病理活检为Burkitt淋巴瘤,NHL-Ⅲ期。后行化疗,化疗过程中出现严重的骨髓抑制、肠道感染、肠梗阻、消化道出血。2007年7月21日在急诊行"剖腹探察+肠切除肠吻合术",术中探查到空肠一段黏膜弥漫性溃疡,遂切除该段。现患儿羸瘦,胃纳一般,二便尚可,眠安,舌尖红,苔薄白,中根微黄厚,脉细弦。

中医诊断:肠积(气血两虚,浊毒蕴积);西医诊断:肠淋巴瘤术后。

治法:益气养血,解毒化癥。患者气血两虚,症情重笃,勉力图治。

初诊处理:①仙鹤草30g,甘杞子10g,潞党参12g,生黄芪20g,白花蛇舌草15g,龙葵15g,生薏苡仁20g,炙守宫6g,蜂房6g,怀山药15g,甘草3g,30剂。②金龙胶囊,每粒0.25g,每次4粒,每日3次,口服。③扶芳藤合剂,每次1支,每日2次,口服。

二诊:患儿住院9天,刻下:精神可,胃纳可,夜间安眠,常自汗出,二便尚调,舌红苔白,脉细弦数。前方增益,处方如下:①仙鹤草30g,甘杞子10g,潞党参12g,生黄芪20g,白花蛇舌草15g,龙葵15g,生薏苡仁20g,炙守宫6g,怀山药15g,藤梨根15g,蜀羊泉15g,生地黄、熟地黄各10g,甘草3g。20剂。②金龙胶囊,每粒0.25g,每次4粒,每日3次,口服。③扶芳藤合剂,每次1支,

每日2次,口服。

三诊:20日在上海某医院查血常规:WBC $5.7 \times 10^9$/L,RBC $3.43 \times 10^{12}$/L,HGB 107g/L,PLT $398 \times 10^9$/L。B超示肝脾未见明显异常、后腹膜腹主动脉未见明显占位。(朱师批语:易汗出,肢冷,眠食皆安,苔薄,脉细弦数。症情好转,前法继进。)处理:①上方生黄芪加至40g,加煅牡蛎30g,山萸肉15g,浮小麦30g。14剂。②金龙胶囊,每粒0.25g,每次4粒,每日3次,口服。③扶芳藤合剂,每次1支,每日2次,口服。

四诊:患儿病情稳定,偶有腹痛,面色转润,盗汗明显,体重略有增加,苔薄白,脉小细数,续当原法出入。处理:上方加炙鳖甲10g,瘪桃干12g,白薇8g。14剂。中成药同前。

五诊:患儿症情渐好转,面色红润,眠食欠安,苔薄脉细。处理:上方去山萸肉,加炒白术12g,14剂。

六诊:患儿化疗5次,于2007年底结束,之后在上海某医院服4个月中药(益气养阴化湿类中药),血常规正常。X线片示:左下肺纹理增多,B超示:肝、脾、肾未见异常,后腹膜淋巴结未见明显肿大;增强CT示:腹腔淋巴瘤术后未见明显异常。刻下:面色红润,体重未增加,纳呆,大便常,尿频,时有便意,苔薄白,脉细。拟予以扶正消癥法继治。处理:①仙鹤草30g,龙葵15g,甘杞子12g,守宫6g,菟丝子10g,蜂房6g,生薏苡仁20g,潞党参12g,生黄芪15g,僵蚕8g,女贞子12g,甘草6g。20剂。②金龙胶囊,每粒0.25g,每次4粒,每日3次,口服。

七诊:患儿精神振,面色红润,苔薄白质淡,脉细数,守法继进。处理:①上方加当归10g,炒白术20g,云茯苓6g。30剂。②金龙胶囊,每粒0.25g,每次4粒,每日3次,口服。

八诊:患儿病情稳定,体重增加,纳香,二便正常,苔薄白,脉平,药既合拍,率由旧章。处理:①上方加陈皮4g,生谷芽、麦芽各15g。30剂。②金龙胶囊,每粒0.25g,每次4粒,每日3次,口服。③协定5号,每次2g,每日2次,口服。

九诊:患儿病情尚稳定,但1周前外感发热,近日纳谷欠香,二便正常,苔薄白腻、质紫,脉细小弦。原法出入。查血常规:WBC $6.3 \times 10^9$/L,HGB 96g/L,RBC $3.81 \times 10^{12}$/L,PLT $201 \times 10^9$/L。处理:①仙鹤草30g,甘杞子10g,潞党参12g,生黄芪40g,白花蛇舌草15g,龙葵15g,生薏苡仁30g,炙守宫6g,

蜂房6g,怀山药15g,藤梨根12g,蜀羊泉15g,生地黄、熟地黄各10g,甘草3g。30剂。②中成药同前服用。

十诊:今日查ESR 36mm/h,HGB 91g/L,WBC $9 \times 10^9$/L,PLT $147 \times 10^9$/L,RBC $3.2 \times 10^{12}$/L。精神尚可,纳可,二便正常,苔薄白根腻,脉细,续当原法出入。处理:①上方蜂房加至8g,加熟苡仁30g,豆蔻3g。30剂。②金龙胶囊,每粒0.25g,每次4粒,每日3次,口服。③协定5号,每次2g,每日2次,口服。④扶芳藤合剂,每次1支,每日2次,口服。

十一诊:患儿药后诸症皆平,苔薄白,根微腻,脉细。复查相关检查:ESR 11mm/h;血常规:HGB 101g/L,RBC $3.8 \times 10^{12}$/L,WBC $8.6 \times 10^9$/L,PLT $170 \times 10^9$/L。药既合拍,率由旧章。治疗方案守上。

十二诊:病情稳定,纳眠便可,苔薄白,质淡红,脉细。血常规:WBC $8.9 \times 10^9$/L,HGB 126g/L,RBC $4.35 \times 10^{12}$/L,PLT $243 \times 10^9$/L。X线示:正常;增强CT示:腹部无异常。处理:①仙鹤草30g,甘杞子10g,潞党参12g,生黄芪40g,白花蛇舌草15g,龙葵15g,炙守宫6g,蜂房6g,怀山药15g,藤梨根12g,蜀羊泉15g,生地黄、熟地黄各10g,山萸肉12g,浮小麦30g,当归8g,生薏苡仁、熟薏苡仁各20g,豆蔻3g,甘草3g。30剂。②金龙胶囊,每粒0.25g,每次4粒,每日3次,口服。③协定5号,每次2g,每日2次,口服。

十三诊:患儿药后症情稳定,纳可,眠安,舌淡红苔薄白,脉细小弦。血常规正常,ESR 13mm/h,续当原法出入。处理:中成药同上服用。

十四诊:诸症平稳,纳可,眠安,二便调,舌薄白根黄腻、舌红,脉细小弦,今日复血常规:WBC $10.3 \times 10^9$/L,RBC $3.75 \times 10^{12}$/L,HGB 112g/L,N 0.513 6,L 0.426,ESR 11mm/h。药既合拍,率由旧章。处理:①仙鹤草30g,甘杞子10g,潞党参12g,生黄芪40g,白花蛇舌草15g,龙葵15g,炙守宫6g,蜂房6g,怀山药15g,藤梨根12g,蜀羊泉15g,生地黄、熟地黄各10g,山萸肉12g,浮小麦30g,当归8g,生薏苡仁、熟薏苡仁各20g,豆蔻3g,甘草3g。30剂。②中成药同前服用。

十五诊:患儿无不适,近日查血常规正常。B超示:肠系膜淋巴结增大,肝脾胰肾未见异常,纳可,眠安,苔薄脉细小弦。症情稳定,前法继进。处理:①仙鹤草30g,潞党参10g,生白术15g,甘杞子10g,紫背天葵8g,炙守宫6g,蜂房6g,白花蛇舌草15g,生薏苡仁20g,龙葵1g,藤梨根15g,生地黄、熟地黄各10g,甘草3g。30剂。②中成药同前服用。

十六诊：患儿又经化疗6次后病情稳定，舌淡红苔薄白，脉平，今日查血常规正常。守上治疗方案。

十七诊：患儿一直服用药物，精神振，面色红润，复查血常规正常；苔薄白腻，质淡红，脉细弦，药既获效，率由旧章。处理：①仙鹤草30g，潞党参10g，生白术15g，甘杞子10g，紫背天葵8g，炙守宫6g，蜂房6g，白花蛇舌草15g，生薏苡仁20g，龙葵15g，藤梨根15g，生地黄、熟地黄各10g，甘草3g。30剂。②中成药同前服用。

十八诊：患儿一直守上治疗方案。今日出现双下肢散在红疹，详询病史，11月22号外感发热，服用西药对症处理后缓解，后住爷爷家，刚装修完毕，第二天出现此症。在上海某医学中心检查，诊断为过敏性紫癜。予对症处理后症状稍有缓解，近4天以来发现双上肢亦出现同样红疹。纳香，苔薄白，质淡红，中裂，脉细弦，前法继进。处理：①仙鹤草30g，龙葵15g，紫草10g，生地黄、熟地黄各15g，生槐花10g，甘杞子12g，炙守宫8g，蜂房8g，白花蛇舌草15g，徐长卿10g，僵蚕8g，甘草3g。30剂。②金龙胶囊，每粒0.25g，每次4粒，每日3次，口服。③新协定5号，每次2g，每日2次，口服。

十九诊：患儿双下肢皮疹已愈，苔薄白腻，脉平。近1个月右颈部可扪及一小结节，1月22日B超示：右颈部淋巴结稍有增大（11mm×5mm），双颈深部淋巴增大，较大者14mm×6mm，左侧18mm×9mm，肝胆脾胰、泌尿系未见异常，血常规未见异常。续当原法出入。处理：①上方加僵蚕10g，蜈蚣粉5g，龙胆1.5g，一枝黄花12g。30剂。②金龙胶囊，每粒0.25g，每次4粒，每日3次，口服。③新协定5号，每次2g，每日2次，口服。

二十诊：患儿颈部淋巴结肿大已消。复查各项指标正常。身材长高，发育正常，无任何不适，纳眠佳，二便调，苔薄白腻，质淡紫，脉细小弦。此痰瘀内阻，正虚未复，治宜化痰和瘀、扶正荡邪。处理：①生地黄、熟地黄各15g，甘杞子15g，炙守宫10g，蜂房10g，僵蚕10g，白花蛇舌草20g，龙葵20g，仙鹤草30g，一枝黄花20g，姜半夏8g，苍术、白术各15g，陈皮6g，枳实、枳壳各3g，紫草10g，甘草4g。30剂。②中成药同前服用。

患者一直服用本方案，除中间因感冒稍做加减外，一剂药服2天，诸症平稳。

二十一诊：患者目前仍服上药，因天气变化，受凉感冒鼻塞，无畏寒发热及咳嗽，纳谷不香，大便每日2~3次，便前脐周隐痛，黏滞不爽，便后痛缓，小便尚调,苔薄黄,微腻,脉细小弦。续当原法出入。处理:①生地黄、熟地黄各15g,甘杞子15g,炙守宫10g,蜂房10g,僵蚕15g,白花蛇舌草30g,龙葵30g,姜半夏8g,苍术10g,白术15g,陈皮6g,枳实、枳壳各6g,桔梗10g,白槿花10g,防风10g,生白芍30g,甘草6g。30剂,1剂药服2天。②金龙胶囊,每粒0.25g,每次4粒,每日3次,口服。③协定5号,每次2g,每日2次,口服。

二十二诊:患儿药后诸症好,精神、纳食好,腹平软,胁下可扪及Ⅰ度肝大,脾无大,相关指标复查正常。苔薄白,脉细弦,宗原法继治。

二十三诊:患者1剂药服2天,有时因上学不便而停服,目前无不适,血常规正常,B超示基本同前。刻下:精神振,面色红润,胃纳佳,眠安,二便常,苔薄白边有涎线,脉细小弦。原法出入,扶正荡邪,以期临床治愈。处理:①仙鹤草30g,生黄芪20g,党参10g,龙葵12g,穿山龙15g,生白术12g,生薏苡仁15g,蜂房6g,女贞子10g,制黄精10g,白花蛇舌草15g,甘草3g。30剂。1剂药服2天。②中成药同前服用。

随访良好。

### 【按语】

此为淋巴瘤验案,前后经治4年余,取得显效,患儿持续康复。

### 【诊治思路】

幼年而发此严重病者,须考虑先天体质因素。该患儿因化疗过程中出现严重的骨髓抑制、肠道感染、肠梗阻、消化道出血等严重并发症,复行"剖腹探察+肠切除肠吻合术"。小儿为稚阴稚阳之体,形气未充、脏腑功能尚未完备,但已多次手术,正气虚损甚为严重。来诊见其羸瘦非常,气血阴阳大虚,症情重笃,勉力图治。朱师以扶正为基本原则,酌解毒化癥兼治之,处方以仙鹤草、甘杞子、潞党参、怀山药、生黄芪、白花蛇舌草、龙葵、生薏苡仁、炙守宫、蜂房、甘草,同时服用金龙胶囊、扶芳藤合剂等扶助正气。药后患儿精神改善,胃纳可,夜间安眠,常自汗出,考虑正气有所恢复,故前方增益以加强祛邪之力,加藤梨根、蜀羊泉以清解肠中浊毒。服药20剂后在上海某医院查血常规正常;B超示:肝脾未见明显异常,后腹膜腹主动脉未见明显占位。症情好转,守法加减。服药期间有化疗,虽患儿色转为红润,但纳呆,尿频,时有便意,苔薄白,脉细,考虑小儿稚阳之体,手术后反复放化疗,生机受阻,乃加大温阳扶助之力,以仙鹤草、龙葵、甘杞子、潞党参、女贞子、生黄芪、守宫、菟丝子、蜂房等调治。守宫、蜂房在此处用意,一以通络,一以温肾助阳气。尤其是蜂房,朱师在长期临床实践中发现本品有散肿定痛、兴阳起痹等作用,对于小儿则有助于温补、促脏腑形气充盛之功。服50剂后,患儿病情稳定,体重增加,纳香,二便正常,苔薄白,脉平。

患儿持续服药2年,间断化疗,病情一直稳定,但于治疗第3年时,即2010年2月6日,患儿右颈部可扪及一小结节,B超示:右颈部淋巴结稍有增大(11mm×5mm),双颈深部淋巴增大,较大者14mm×6mm,左侧18mm×9mm,血常规未见异常。考虑为患儿体质渐实,此种情况为排出体内浊毒之物表现,遂上方加僵蚕、蜈蚣粉以散结通络、促使毒邪外排。治疗4个多月,患儿颈部淋巴结肿大已消,复查各项指标正常,身材长高,发育正常,无任何不适。治疗第4年时,患者1剂药服2天,复诊见精神振,面色红润,胃纳佳,无腹痛、腹胀、腹泻,眠安。继续扶正荡邪、巩固体质。随访情况良好,一直未见其他异常情况。

此案例治疗跨度时间约4年,达到了临床治愈。纵观治疗,扶助正气贯穿全过程,初以扶正为主要治疗原则,待正气有所恢复,酌加攻邪之品,待邪毒排出殆尽,则全力扶正、促生机,冀正气充足,自可御敌,以达"正气存内,邪不可干"目的。

### 【朱师经验】

**1. 扶正治其本**　朱师经常强调人体有强大的自我修复功能,对抗邪、生长发育起着至关重要的作用,它既是生物的生、长、化、收、藏一系列过程的幕后推动者,也是抵御邪气的决定力量,一旦此推动运化的力量不足或被削弱,即可能产生肿瘤、痹证、肾病、疑难杂症等。因此,治疗的重点在于修复此推动力量,即"扶正"。

**2. 朱师用药经验**

朱师临证经验十分丰富,多个案例有表述,今略谈白花蛇舌草、僵蚕以飨同道。

(1)白花蛇舌草:白花蛇舌草有清热、利湿、解毒之功,治肺热喘咳、扁桃体炎、咽喉炎、阑尾炎、痢疾、黄疸、盆腔炎、附件炎、痈肿疔疮、毒蛇咬伤。

《泉州本草》："清热散瘀,消痈解毒。治痈疽疮疡,瘰疬,又能清肺火、泻肺热,治肺热喘促、嗽逆胸闷。"朱师治疗淋巴细胞患者,多以之配伍,以取攻邪不伤正之效。笔者也试治两例淋巴瘤患者,确有良效。

（2）僵蚕：僵蚕功能散风降火、化痰软坚、解毒疗疮。《本草纲目》赞其"散风痰结核,瘰疬……",《本草求真》曰："僵蚕,祛风散寒,燥湿化痰,温行血脉之品……是皆风寒内入,结而为痰。合姜汤调下以吐,假其辛热之力,以除风痰之害耳。又云能治丹毒瘙痒,亦是风与热炽,得此辛平之味,拔邪外出,则热自解"。朱师临证经验认为,诸凡痰核、瘰疬、喉痹,均有佳效,其轻宣表散之功,尤其适宜于风温者。本案例在淋巴结复发时,朱师加用了僵蚕,服药后肿大的淋巴结完全消失。朱师运用僵蚕时,不仅限于肿瘤,对于痹证等,尤其是热象者,加减使用,取其散风宣热之功,取效甚好。

关于虫类药应用时,笔者曾思考一个问题,现在虫类药有滥用之势,运用虫类药是否需要辨证? 朱师一再强调,辨证是必须的,虫类药虽是好药,但不可滥用。若不分辨证、随手开出几个虫类药,一旦药不对证,尤其是出现过敏反应,后果堪忧。

## 案6　朱良春教授辨治皮肤淋巴瘤——痰瘀交凝,正虚邪恋证

张某,男,51岁。2010年10月28日初诊。

主诉：皮肤淋巴瘤14年。

患者自1996年始出现全身皮肤多发性皮下结节,多方求治未果,后于南京某皮肤病研究所行病理切片示：大腿肿块切片为角化生变,棘皮轻度增生,肥原、真皮内弥漫单-核细胞浸润,其内散在多核原细胞,部分单核细胞核大染色深,轻度异形,可见单核细胞γ表达,形成pautrier微脓肿,明确诊断为皮肤淋巴瘤。行多次放疗、内科治疗,病情仍反复,予雷公藤多苷、泰尔斯、甘立新服用至今,病情无明显改善,来诊要求中医药治疗。刻下：全身皮肤干燥脱屑,以颈部、左侧腰腹、双侧腹股沟内侧多发淋巴瘤为主,肤色已变成紫暗,左侧大腿根破溃形成肉芽肿,溃口不收,患处无痒痛感,口干多饮,纳眠可,二便自调,苔薄白,中根腻罩黄,脉细小弦。

辅助检查：ESR 6mm/h; 血常规：HGB 163g/L,余正常。

中医诊断:肉瘤(痰瘀交凝,正虚邪恋);西医诊断:皮肤淋巴瘤。

治法:化痰和瘀,扶正荡邪。

初诊处理:①扶正消癥汤,加穿山龙50g,青风藤30g,拳参30g,忍冬藤30g,赤芍、白芍各20g,生半夏15g(生姜3片,先煎30分钟),凤凰衣8g,莪术8g,龙胆5g,土茯苓30g,蕲蛇粉10g。30剂。②金龙胶囊,每粒0.25g,每次4粒,每日3次,口服。③虫草灵芝孢子粉胶囊,每次3g,每日2次,口服。④忌口,清淡饮食。

二诊:患者全身皮肤干燥脱屑症状有所减轻,腹股沟仍有破溃,部分结痂,无痒痛,口干多饮,现仍服雷公藤、泰尔斯。纳眠均可,二便自调,苔薄黄腻,脉细小弦。续当原法出入。处理:守上治疗方案。

三诊:患者诉药后症情较初诊好转50%,口干明显,纳可,二便调,夜眠佳,苔薄白,质淡,脉细。守原法继进。处理:①上方加僵蚕15g,30剂。②中成药同前。

四诊:患者电述,腹股沟破溃处已愈,自觉症状较初诊好转80%左右,纳可,眠安,便调,仍有口干。处理:守上方案。

五诊:患者电述,药后症情平稳,躯干部皮肤较前明显好转,伴有少许脱屑,左侧大腿根部皮肤破溃结痂,肿胀,两侧腰部酸痛,久坐尤甚,口干多饮,二便调。处理:①上去龙胆,加续断20g,狗脊15g,30剂。②中成药同前。

六诊:患者自诉较初诊已好转90%,精神振作,略感皮肤干燥脱屑,左腿肿块渐消,肉芽肿部位稍有疼痛,无皮肤红肿、破溃流脓,行走正常。口干,余无特殊不适,苔白略厚,续配1月药。处理:守上治疗方案。

七诊:患者电述,药后症情平稳,精神振,现左侧大腿根部部分肉芽肿已消至一枚硬币大小,无皮肤红肿、流脓、痒痛及其他不适,纳眠可,二便调,唯久坐后腰酸不适。续服前药。

八诊:患者电述,症情进一步改善,现肉芽肿已渐消至3个蚕豆大小,局部无红肿无破溃流液,精神可,纳眠可,二便调,自诉苔薄白。

九诊:电述,症情平稳,自觉药后皮肤较前变软,但略有疼痛,干燥,左大腿根部肉芽肿仍有3个蚕豆大小,略有红肿,无破溃流液,余症同前。守上处理。

随访稳定康复中。

## 【按语】

"辨证与辨病相结合""扶正消瘤"等基本法则是朱师对以肿瘤为代表的疑难杂症的重大贡献。此类案例不胜枚举,本案淋巴瘤的满意效果亦为又一例证。

## 【诊治思路】

本案例患者自1996年始出现全身皮肤多发皮下结节,多方求治,多次行放疗,病情反复。来诊时已病程14年,诊见全身皮肤干燥脱屑,以颈部、左侧腰腹、双侧股内侧多发淋巴瘤为主,肤色已变成紫暗,左侧大腿根破溃形成肉芽肿,溃口不收,苔薄白,中根腻罩黄,脉细小弦。朱师辨为痰瘀交凝、正虚邪恋,立化痰和瘀、扶正荡邪为法,以扶正消瘤汤加穿山龙、青风藤、拳参、忍冬藤、赤芍、白芍、生半夏、凤凰衣、莪术、龙胆、土茯苓、蕲蛇粉等;并嘱患者忌口、清淡饮食。二诊即见患者皮肤干燥脱屑皮肤有所减轻,三诊症情较初诊好转50%。服药半年后躯干部皮肤较前明显好转,有少许脱屑,大腿根部皮肤破溃结痂;六诊时已好转90%,守上方案治疗10个月,药后皮肤较前变软,略有疼痛、干燥,左大腿根部肉芽肿已消至3个蚕豆大小,略有红肿。经治1年余,肉芽肿已渐消,皮肤较前变软,无脱屑及破溃流脓,唯略有疼痛,持续恢复中。

## 【朱师经验】

扶正消瘤汤组方及意义本案不再重复分析,朱师经验用药值得注意。

1. **穿山龙**  本品具祛风除湿、活血通络、清肺化痰之功,朱师认为其刚性纯厚,力专功捷,是一味吸收了大自然灵气和精华的祛风湿良药,灵活配伍治疗风湿痹痛、热痰咳嗽及疮痛等。从中医学考虑淋巴瘤成因与其他肿瘤无异,亦是在正气不足,机体免疫力下降的基础上,风湿寒浊等邪袭踞脉络致络阻不通、痰瘀形成。朱师此处使用穿山龙配合诸药一以扶正消瘤,一以通络活血。

2. **青风藤、拳参、忍冬藤、穿山龙**  此四药组合是朱师和朱婉华院长在临证中反复验证的有效药对,对风湿邪气的活动极期有除风湿、通络痹之功,对降低风湿因子,降低机体的免疫反应有明显的作用。

3. **蕲蛇及金龙胶囊**  蕲蛇及金龙胶囊具有免疫调节、抗炎、抗风湿、抗过敏作用。已经临床反复验证,其在治疗肿瘤类疾病、痹证等疑难杂症具有植物药不可代替的作用。朱师的《朱良春虫类药的应用》一书,进行了详尽的论述,兹不一一阐述。

## 案7　朱良春、朱婉华教授辨治纵隔肿瘤——癌毒侵纵隔,扰及肺金证

林某,男,1950年6月出生。2008年1月9日初诊。

主诉:消瘦乏力3个月余。

患者2007年10月份开始出现胸闷,渐加重,无咳嗽、咳痰及声音嘶哑,曾发生两次夜间呼吸困难。当地医院查胸CT示:前上纵隔有不规则块状高密度影,其内密度不均,考虑为侵袭性胸腺瘤,术后病理切片示:前上纵隔肿瘤、胸腰梭形细胞瘤。因患者情况不适合手术,故行放疗5次,但效果不佳,并出现胸腔积液。来诊要求中医药治疗。刻诊:精神状态一般,形体消瘦,咳嗽较重(目前在服一种西药止咳,具体表述不清,效果不佳),纳可,眠欠安,需服地西泮(安定)每晚2粒,大便溏泻,日3~4次,小便调,苔薄腻质衬紫,脉细。

中医诊断:胸痹(癌毒侵纵隔,扰及肺金);西医诊断:纵隔肿瘤、胸腰梭形细胞瘤。

治法:扶正消癥。

初诊处理:①扶正消癥汤,加金荞麦40g,生薏苡仁40g,甜葶苈20g,炒白术40g,山萸肉20g,煅牡蛎30g,山慈菇15g,炮山甲15g,川贝母8g。30剂。②金龙胶囊,每粒0.25g,每次4粒,每日3次,口服。③协定5号,每次6g,每日2次,口服(饭前半小时)。

二诊:家属诉患者药后症情稳定,纵隔肿瘤缩小,但因脑出血住院,目前仍在局部热疗,要求配药。处理:①扶正消癥汤,30剂。②金龙胶囊,每粒0.25g,每次4粒,每日3次,口服。③虫草灵芝孢子胶囊,每次6g,每日2次,口服(饭前半小时)。

三诊:患者因天热,自行停服汤药,只服中成药。

四诊:家属电述,患者病情稳定,胸部CT示少量胸腔积液,现少许胸闷,时有咳嗽,咯白色黏痰,纳可,大便日行1~3次,不成形,余同前。处理:

守上一直服用以上中成药。

五诊: 患者目前仍在服本院中成药,身体尚可。

### 【按语】

此为纵隔肿瘤验案。虽患者后来拒服汤药,仅服中成药,仍取得稳定效果。

### 【诊治思路】

患者因"消瘦乏力3个月余"来诊,初因胸闷未引起注意,胸闷渐重并发生两次夜间呼吸困难始重视。当地医院病理切片示: 前上纵隔肿瘤、胸腰梭形细胞瘤。因患者不适合手术,放疗效果亦不佳,并出现胸腔积液来诊求中医药治疗: 形体消瘦,咳嗽较重,眠欠安,需服安定,大便溏泻,日3~4次,苔薄腻质衬紫,脉细。考虑癌毒内侵、扰及肺金,予以"扶正消癥"法,处以扶正消癥汤加山萸肉、炒白术、金荞麦、生薏苡仁、甜葶苈、煅牡蛎、山慈菇、炮山甲、川贝母等。服药30剂后,患者症情稳定,复查示纵隔肿瘤缩小,患者信心明显增强,虽因脑出血住院,仍坚持要求服中药。治疗1年后,患者无明显不适,但胸部CT示少量胸腔积液,坚持服用中成药,病情一直稳定。

### 【朱师经验】

笔者跟诊期间亲历多个肿瘤案例几乎1个多月即获效,即如本案,效果之佳,甚令人称奇。扶正为主,兼以祛邪,以取攻补兼施之效。精究方药尤为朱师过人之处。举例如下。

1. **金荞麦、生薏苡仁、甜葶苈** 金荞麦清热利肺解毒;葶苈长于下气行水,对于痰浊内阻、壅阻气道所致气逆而咳或水肿胀满者,多有佳效;生薏苡仁则以健脾祛湿利水见长。三药相合,通过健脾宣肺,以复肺脾通调水道、宣发肃降、运湿利水之功。

2. **山慈菇、炮山甲、贝母** 朱师曾取其中二味创制"消囊丸",对于瘰疬痰核者,具有消瘰散结之功,已多次在肿瘤患者的治疗中取得验效。复习本案例,提醒笔者在诊治肿瘤位于胸部者,注意宣肺健脾。

## 案8　朱良春、朱胜华教授辨治鼻咽癌——癌毒弥漫,气阴两虚证

郑某,男,74岁。2012年12月10日初诊。

代主诉:鼻咽癌放疗后5个月。

患者于2012年2月发现左侧颈部肿物,CT示鼻咽癌,病理示非角化型未分化癌。于南京某医院诊为鼻咽癌、$T_3N_3M$,行放疗,住院期间查颈腰椎间盘突出、转移瘤,放疗后口服替吉奥化疗。目前乏力,手脚冷,咳嗽痰多,白细胞偏低,纳眠可,苔少舌红,舌有裂纹。既往有吸烟史几十年。

中医诊断:鼻咽癌(癌毒弥漫,气阴两虚);西医诊断:鼻咽癌放疗后骨转移。

治法:扶正消癥,益气养血。

初诊处理:①扶正消癥汤,加辛夷15g,金荞麦50g,鱼腥草30g,潞党参30g,生白术30g,茯苓20g,补骨脂30g,鸡血藤30g,油松节30g,炙牛角腮30g。14剂。②金龙胶囊,每粒0.25g,每次4粒,每日3次,口服。③虫草灵芝孢子粉胶囊口服,每次3g,每日2次(饭前半小时)。

二诊:患者家属来电述,患者症情平稳,续前药服30剂。

三诊:代述,患者精神改善,唯双下肢酸麻乏力,足底烘热,咳嗽好转,纳谷量少,口干欲饮热水,眠便可,苔薄白,舌有裂纹。宗原法继治。处理:①上方加骨碎补30g,豨莶草30g,女贞子20g,枸杞子15g。14剂。②中成药同前服用。

四诊:电述,患者除双下肢稍觉乏力外,余已无不适。近查血常规:WBC $3.42 \times 10^9$/L。效不更方。上方续服14剂。中成药同前服用。

随访良好。

### 【按语】

本案鼻咽癌患者治疗时间并不长,但获效明显。

### 【诊治思路】

老年患者因鼻咽癌放疗后转移由家属代诊:乏力,手脚冷,咳嗽痰多,白细胞偏低,纳眠可,舌有裂纹,苔少舌红。此癌毒弥漫、气阴两虚所致,立

"扶正消癥、益气养血"为法,初诊以扶正消癥汤加辛夷、金荞麦、鱼腥草、潞党参、生白术、茯苓、补骨脂、鸡血藤、油松节、炙牛角腮,并以中成药扶正。药后患者症情平稳。续服30剂后患者精神改善,唯双下肢酸麻乏力,足底烘热,咳嗽好转;加骨碎补、豨莶草、女贞子、枸杞子补益肾精。患者药后除双下肢稍觉乏力外,余已无不适,续服巩固治疗。随访良好。

### 【跟诊体会】

本案例治疗过程并无明显曲折。全程体现朱师辨治肿瘤的学术思想:一是扶正消癥为基本原则;二是分阶段治疗,扶正贯穿始终。攻邪当据发病情况及阶段,审正气盛虚而施用,不可遽以攻逐,否则邪虽去,难免有"杀人一千,自损八百"之虞;更有甚者,邪未去而正气消亡,于人何益?《内经》所示:"大积大聚其可犯也,衰其大半而止",须牢记。

案例亦体现朱师辨治疑难杂症强调的"持重"与"应机"。一旦药中肯綮,则需坚持服药,不宜轻易更方。


### 案9　朱良春、朱婉华教授辨治急性非淋巴细胞性白血病——脾肾两虚,肺络受损证

汤某,男,1947年。2010年8月30日初诊。

主诉:头昏、乏力4个月余。

患者在2010年5月20日因"头昏乏力1个月余"入住南通某医院,拟诊"急性白血病",骨穿提示:急性非淋巴细胞性白血病:$M_2a$;CT示:右肺上叶、两肺下叶多发结节性炎性病变,部分纤维化病灶,两侧胸膜轻度粘连。予以抗炎及化疗治疗。今来诊要求服中药。刻下:无明显不适,纳眠均佳,二便自调,苔薄白,质红,脉细小弦。

辅助检查:8月26日外院血常规:WBC $9.98 \times 10^9$/L, RBC $4.0 \times 10^{12}$/L, HGB 129g/L, PLT $209 \times 10^9$/L。

中医诊断:虚劳(脾肾两虚,肺络受损);西医诊断:急性非淋巴细胞性白血病。

治法:健脾益肾,清肺通络。

初诊处理:①潞党参30g,云茯苓15g,白术30g,陈皮8g,白花蛇舌草

30g,金荞麦40g,鱼腥草30g,杏仁15g,仙鹤草40g,怀山药20g,川百合20g,甘杞子20g,甘草6g。20剂。②清淡饮食。

二诊:药后症情平稳,唯双乳头有压痛,偶有咳嗽,痰黏难咯色白,余无不适,纳眠佳,二便调,苔薄白腻,质紫,脉细小弦。9月15日复查血常规: WBC $7.13 \times 10^9$/L, RBC $4.53 \times 10^{12}$/L, HGB 142g/L, PLT $225 \times 10^9$/L; ESR 5mm/h。处理:上方加柴胡6g,当归10g,生白芍20g,广郁金20g。20剂。

三诊:症情稳定,精神振,纳佳,体重明显增加7公斤,苔薄白腻,脉细。复查血常规示: WBC $7.7 \times 10^9$/L, PLT $213 \times 10^9$/L,宗原法继治。朱师会诊后处理:①党参30g,甘杞子20g,熟地黄20g,仙鹤草30g,龙葵20g,白花蛇舌草30g,全当归10g,女贞子20g,怀山药30g,甘草6g。20剂。②虫草灵芝孢子胶囊,每次3g,每日2次,口服。

四诊:药后精神好,体重较前又增加,纳眠佳,二便调,苔薄白微腻,中裂,脉细小弦。复查血常规: WBC $5.71 \times 10^9$/L, RBC $4.11 \times 10^{12}$/L, HGB 135g/L, PLT $215 \times 10^9$/L; ESR 2mm/h。守上方案。

五诊:患者精神好转,纳眠佳,二便调,体重增加8.5公斤,苔薄白,脉细小弦。查血常规正常。处理:守上方案。

六诊:精神、食欲好,夜眠可,二便自调,苔薄白,舌红,脉稍弦。复查血常规: WBC $6.69 \times 10^9$/L, RBC $4.19 \times 10^{12}$/L, HGB 139g/L, PLT $238 \times 10^9$/L; ESR 3mm/h。处理:守上方案。

七诊:患者服药后自觉精神好,纳谷香,唯夜眠易醒,醒后难以入睡,二便调,苔薄白,脉平。复查血常规: WBC $7.34 \times 10^9$/L, RBC $4.25 \times 10^{12}$/L, HGB 141g/L, PLT $219 \times 10^9$/L; ESR 4mm/h。处理:效不更方,守上治疗方案。

八诊:患者药后精神状态良好,无不适,纳谷香,夜眠不调,二便调,苔白腻,脉细小弦。自行停药1个月余。2月24日前往通州某医院查血常规: WBC $9 \times 10^9$/L, RBC $4.81 \times 10^{12}$/L, HGB 146g/L, PLT $233 \times 10^9$/L; ESR 5mm/h。近觉上牙疼痛,龈肿无出血,左侧颌下淋巴无肿大。续当补益脾肾、清肺通络。处理:①潞党参30g,云茯苓15g,白术30g,陈皮8g,白花蛇舌草30g,金荞麦40g,鱼腥草30g,杏仁15g,仙鹤草40g,怀山药20g,甘杞子15g,龙葵20g,甘草6g。20剂。②虫草灵芝孢子胶囊,每次3g,每日2次,口服。

九诊:患者药后精神佳,纳香,夜眠不适,易醒,二便调,牙痛已解,苔薄白,脉弦。今日查血常规: WBC $6.37 \times 10^9$/L, RBC $3.45 \times 10^{12}$/L, HGB 130g/L,

PLT $229 \times 10^9$/L; ESR 6mm/h。宗原法继治。处理: ①上方加生薏苡仁30g。20剂。②虫草灵芝孢子胶囊,每次3g,每日2次,口服。

十诊: 药后无不适感,纳可,眠安,二便调,苔薄白,脉细小弦。查血常规: WBC $8 \times 10^9$/L, RBC $4.51 \times 10^{12}$/L, HGB 138g/L, PLT $230 \times 10^9$/L; ESR 8mm/h。体重增加10余斤。处理守上。

十一诊: 患者自觉无不适,遂自行停药外出游玩1个多月,无明显不适,诊见精神可,面色红润,纳眠便调,苔薄白,脉细弦。8月14日复查血常规: WBC $9.11 \times 10^9$/L, PLT $229 \times 10^9$/L; ESR 30mm/h。处理: ①上方加虎杖30g。20剂。②虫草灵芝孢子胶囊,每次3g,每日2次,口服。

十二诊: 药后无明显不适感,无自汗,无口干、口苦,纳眠可,二便调,查血常规: WBC $4.64 \times 10^9$/L, RBC $3.68 \times 10^{12}$/L, HGB 122g/L, PLT $260 \times 10^9$/L; ESR 5mm/h。处理: ①上方虎杖减至20g。20剂。②虫草灵芝孢子胶囊,每次3g,每日2次,口服。

### 【按语】

此例急性非淋巴细胞性白血病收效显著,临床治愈。稍有遗憾的是,治疗后没有及时进行相关复查。虽然症状完全缓解,也恢复正常的工作与生活。但是,如果能有治疗前后的对照,病例资料更为完善,更具说服力。

### 【诊治思路】

患者因"头昏乏力1个月余",确诊为"急性非淋巴细胞性白血病: $M_{2a}$"。四诊合参,病机考虑为脾肾两虚、肺络受损,立"健脾益肾、清肺通络"为法进行辨证治疗。初诊方用: 潞党参、云茯苓、白术、怀山药、川百合、甘杞子、仙鹤草,以扶正、健脾益肺肾,白花蛇舌草、金荞麦、鱼腥草、杏仁清肺通络;并嘱患者清淡饮食。二诊患者病情稳定,双乳头有压痛,偶有咳嗽,痰黏难咯色白。双乳头为肝经行经之处,考虑患者平素内向、不喜多言的性格,且因本次患病精神压力较大,于原方加柴胡、当归、生白芍、广郁金以稍舒肝气之郁。复诊时患者病情明显缓解,体重增加;仍继以补虚为主,调整方药从脾肾两本调整。服药后患者病情进一步好转,此后稍作加减,虽期间曾自行停药1个月余。随访患者病情稳定。恢复正常工作生活。

【朱师经验】

中医辨治肿瘤是着眼于整体、扶正固本、兼攻邪气为法,尤其放疗、化疗后体质衰弱者,中药的扶正固本尤为重要。朱师多次强调,不必一味强调中医或西医,一切以患者的实际情况为出发点。有些患者对西医放疗、化疗敏感,可以采取放疗、化疗治疗,对放疗、化疗不敏感,须采取中医药治疗;部分患者中西医结合手段可能更好。

另外,朱师指出治疗肿瘤、痹证等疑难杂症要有"持久战"的思想:此类患者虚损已至一定程度,脏腑功能失调,无论正气的恢复或邪气驱离均须较长时间才能完成,须有"抽丝剥茧"之耐心。只要辨证即明,药已取效,即须守方加减。一旦病情缓解或病机发生变化,即须加以调整,不可拘泥。

## 案10　朱良春、朱婉华教授辨治肾癌多发转移——正虚邪恋证

于某,男,59岁。2008年1月3日初诊。

主诉:左肾混合细胞癌术后3年。

患者于2004年12月于天津某医院行左肾细胞癌根治术,术后注射白介素2及中药治疗。2007年12月查CT及B超示:右下肢多发结节,考虑肿瘤转移,未行手术及放疗、化疗。由家属陪同来诊。诊见:一般情况尚可,自觉神疲乏力,不发热,稍有咳嗽少痰,无痰中带血。纳佳,眠安,二便自调。舌淡红衬紫,苔薄黄微腻,脉沉细。

中医诊断:肾结(正虚邪恋);西医诊断:肾癌多发转移。

治法:扶正荡邪。

初诊处理:①扶正消癥汤,加炮山甲粉10g,生半夏15g(生姜3片,先煎30分钟),姜半夏10g,生薏苡仁、熟薏苡仁各30g,豆蔻5g(后下),金荞麦60g,鱼腥草30g(后下),怀山药20g,川百合20g。15剂。②金龙胶囊,每粒0.25g,每次4粒,每日3次,口服。③协定5号,每次3g,每日2次,口服(饭前半小时)。

二诊:上方持续服3周后来诊,患者诉双下肢乏力,余无不适,舌脉变化不大。处理:①方加潞党参30g,云茯苓15g,生白术15g,陈皮6g。30剂。②中成药同前服用。

三诊：患者药后反酸，胃脘胀，纳一般，二便自调，眠安，舌衬紫中裂，苔薄白，脉细弦。平日未有忌口，追述既往有反流性食管炎病史。血常规：RBC $5.39 \times 10^{12}$/L，HGB 129g/L，WBC $7.9 \times 10^9$/L，PLT $182 \times 10^9$/L，ESR 96mm/h。续当原法出入。处理：①扶正消癥汤，加炮山甲30g，金荞麦60g，鱼腥草30g（后下），珠儿参30g，潞党参30g，云茯苓15g，生白术30g，扦扦活20g，石见穿30g，山萸肉20g，六月雪30g，藏红花1g（另煎，汁，喝），生半夏15g（生姜3片，先煎30分钟）。30剂。②中成药同前服用。

四诊：患者电述，偶有胸胁不适，无胸闷胸痛，纳眠可，便调，舌脉不详。处理：①上方加橘核、荔枝核各10g。30剂。②协定5号，每次3g，每日2次，口服（饭前半小时）。

五诊：患者电述，近日时有气短胸闷，偶发心慌、头痛、手麻，自觉双下肢无力，腿软，已停金龙胶囊3个月。当地医生诉舌白，脉滑。BP 135/90mmHg。处理：守前法。①上方加泽兰、泽泻各30g，葛根20g，骨碎补30g，补骨脂30g，生水蛭6g。30剂。②中成药同上服用。③建议行颈椎MRI。

六诊：患者服上药结束后，因手麻、头痛缓解，遂自行停药近7个月。今又有不适来诊，诊前至天津某医院检查颅CT示：左侧顶叶结节影，考虑占位可能性大。胸片示：颈椎病、两肺纹理增粗。抽血检查基本正常。复诊见：精神尚可，略有咳嗽，痰色白质黏稠，偶有肋胁部隐痛不适，余无所苦，纳可便调，眠安。苔薄白，脉细弦。BP 155/100mmHg。原法继进之。处理：①扶正消癥汤加脑胶质瘤方，葛根20g，豨莶草30g，金荞麦40g，地龙15g，地肤子30g，天麻12g，石决明30g，煅瓦楞20g。60剂。②金龙胶囊，每粒0.25g，每次4粒，每日3次，口服。③协定5号，每次3g，每日2次，口服（饭前半小时）。④降压洗脚方，20帖，每次1帖，煎汤外洗，每日1次。

七诊：患者自觉无不适，纳香，二便正常，面色红润，苔薄白，脉细濡。X线片示：两肺结节消失，抽血检查正常。药既合拍，率由旧章。

八诊：家属电述，患者药后无不适，现1剂药服3天，精神佳，面色红润，纳可眠安，偶有嗳气，二便如常。处理：守上方案。一直续服近4个月。

九诊：家属电述，近2个月智力减退，反应迟钝，动作缓慢，以右侧肢体为甚，自觉前额、枕部时晕眩不适，伴疼痛，以右眼不适为主。但患者神清，面色红润，精神尚可，纳谷不香，眠欠安，大便日行一次，成形，小便自调。苔薄白质紫，中裂，脉细小弦。续当原法出入。处理：①扶正消癥汤加脑胶质瘤方,天麻15g,地龙15g,怀牛膝15g,枸杞子、菊花各15g,全蝎4g,陈京胆(胆南星)5g,鸡内金12g,豆蔻4g,泽漆12g,女贞子15g,谷精珠15g。30剂。②金龙胶囊,每粒0.25g,每次4粒,每日3次,口服。③化瘀胶囊,每次0.2g,每日3次,口服。

十诊:家属电述,近来患者左侧肢体活动受限,行动缓慢,行走尚稳,时觉头晕头痛,略感后背不适,按揉则舒。遂于天津某医院查MRI示:肺转移,并于2011年10月19日住院治疗。当地医生建议手术治疗,本人不同意。现精神佳,面色红润,无明显咳嗽胸闷。纳谷一般,二便尚调,舌苔不详。处理方案同前。

随访病情尚稳定。

## 【按语】

此为取得阶段性治疗效果的肾癌患者,来诊前已行左肾细胞癌根治术,并术后化疗仍出现肿瘤转移至下肢,遂未再行手术及放疗、化疗,求治中医药。经治患者自觉好转而停服中药,病情反复,再续治,病情渐趋稳定。

## 【诊治思路】

初诊患者自觉神疲乏力,稍有咳嗽少痰,无痰中带血,舌淡红衬紫,苔薄黄微腻,脉沉细。考虑患者年老正气已虚,复因手术及化疗打击,致正气益虚、邪留不去。目前患者一般情况尚可,立"扶正荡邪"治之,以扶正消癥汤加炮山甲、生半夏、生薏苡仁、熟意苡仁、豆蔻、金荞麦、鱼腥草、怀山药、川百合等。六诊时,患者因诸症缓解,遂自行停药近7个月,复查颅CT示癌肿有转移,扶正消癥汤力有不足,即以扶正消癥汤加脑胶质瘤方,并加葛根、豨莶草、金荞麦、地龙、天麻、石决明,以消散癥结、通利经络、息风潜阳。续治半年后,复查X线示两肺结节消失。再治6个月,患者再次出现神志异常,智力减退,反应迟钝,自觉前额、枕部时晕眩不适,伴疼痛,以右眼不适为主。续服前方并加化瘀胶囊等口服。但患者病情进一步发展,外院复查胸部MRI示:肺转移(可惜没有行头颅方面检查)。患者并没有接受手术及放疗、化疗治疗,但情况尚可,继续服中药治疗,病情再趋稳定。本案虽然简单评价终期治疗效果尚有一定难度,但毫无疑问,该案例的治疗取得阶段成功。

### 【朱师经验】

#### 1. 整体把控,灵活施治

回顾整个治疗过程,除朱师一贯重视"扶正消癥"外,健运中土、恢复中土斡旋亦十分重视。观朱师临证所遣处方无一方没有护胃健脾,如生黄芪、白术、党参等为主的四君子汤、黄芪建中汤等。朱师认为中焦脾胃为人身气机运化之轴、气血生化之源,特别是肿瘤患者涉及多个脏器,气血水互结,痰浊瘀互阻,不能简单把肿瘤的病机归于某一脏或某一腑,或气或血或痰或瘀,是多种兼杂因素共同作用的结果。因此,临证须整体调护,注重两本,抓住核心和关键病机,临证不必强调六经辨证或是三焦辨证,或者脏腑、气血辨证,更不必拘泥于分型,"对号入座"于辨治不利。

#### 2. 药对及临证经验

(1)降压洗脚方:桑叶30g,桑枝30g,茺蔚子30g。对于以舒张压高为主者,以本方煎汤外洗,每晚泡脚15~30分钟,1周左右即可,具有较好的降压效果。

(2)虫类药:炮山甲、白花蛇、壁虎(守宫)、蕲蛇、生水蛭、地龙、全蝎。虫类药治疗肿瘤尤不可忽视。朱师认为,虫类药中的白花蛇、壁虎、蕲蛇含有多种抑制肿瘤生长和抗复发、抗转移的作用,对机体免疫功能有双相调节作用,集营养、代谢、免疫等于一体,可视为"生物反应调节剂",并且鲜品的生物活性尤明显。例如,生水蛭"主逐恶血、瘀血、月闭、破血瘕积聚",张锡钝盛赞其"破瘀血而不伤新血,纯系水之精华生成,于气分丝毫无损,而瘀血默消于无形,真良药也"。朱师曾将本品与另外几味虫类药合制成"通膈利噎散"治疗中晚期食管癌,发现部分能控制进展,部分可以缓解临床症状。朱师同时指出,凡证属体气亏虚,而脉又软弱无力者,虽有瘀滞癥癖,不宜使用大剂量,或伍以补益气血之品始妥。地龙、全蝎之功用不一一详述。

### 【跟诊体会】

任何一种治疗手段都不是完美的。肿瘤,仍是需临证反复探索和深入研究的领域。

# 神经系统疾病

## 案1 朱良春教授辨治运动神经元病——肝肾亏虚,脉络瘀阻证

赵某,男,41岁。2011年7月25日初诊。

主诉:四肢无力伴双手不自主抖动半年。

患者因"四肢无力伴双手不自主抖动"于2月到上海某医院神经科住院确诊为"运动神经元病",予力如太(利鲁唑片)、维生素B1、维生素E等口服,效果不佳。出院后全身肌肉游走性颤抖,四肢无力、双手不自主抖动渐加重,肌肉有萎缩趋势,以双手大鱼际肌及双下肢为主,颈部支撑无力。要求中医药调治,现患者被轮椅送诊,生活需要人扶持,四肢肌肉萎缩,游走性颤动,颈部无力,纳可,稍口干,眠安,二便调,舌淡红,苔薄黄,脉细。

辅助检查:7月12日某医院肌电图示:神经元性肌电改变,累及上下肢和腹直肌,脊髓前角细胞损害可首先考虑。

中医诊断:痿证(肝肾亏虚,脉络瘀阻);西医诊断:运动神经元病。

治法:益肝肾、调经络不易为力,姑以益肝肾、调经络,缓图效机。

初诊处理:①穿山龙50g,淫羊藿15g,生白术30g,蜂房10g,土鳖虫10g,乌梢蛇12g,蜈蚣4g,制南星30g,鸡血藤30g,生黄芪40g,巴戟天20g,徐长卿15g,甘草6g。14剂。②浓缩益肾蠲痹丸,每粒4g,每日3次,口服。

二诊:偶有双手不自主抖动,仍感四肢乏力,腰痛明显,无关节痛、僵硬等,二便调,眠安,舌淡红,苔薄白腻,脉细。前法继进之。处理:①上方加制白附子10g,川续断15g,姜半夏10g,生姜3片。14剂。②中成药同前服用。

三诊:患者四肢乏力较前明显,以双下肢为著,双手不自主抖动,行走欠利,肌肉游走性跳动,咽部作胀感,无明显咽痛、吞咽困难等,纳尚可,眠欠佳,二便调,舌质淡苔薄白腻,脉细,病情重笃,前法继进。处理:①穿

山龙50g,淫羊藿20g,生地黄、熟地黄各15g,生白术30g,蜂房12g,川芎15g,全当归12g,制南星30g,全蝎粉4g(分吞),千年健30g,鹿衔草20g,苏木30g,补骨脂30g,甘草6g。14剂。②浓缩益肾蠲痹丸,每粒4g,每日3次,口服。③蕲蛇粉,每次2g,每日3次,口服。

四诊:患者现能扶杖行走,仍乏力明显,四肢肌肉无力,但能双手不自主抖动,颈部僵酸,无咽痛、咽胀、吞咽不利等。二便调,纳可,舌质淡,苔薄白腻,脉细。前法继进之。处理:①生黄芪40g,穿山龙50g,淫羊藿20g,巴戟天15g,生白术40g,蜂房10g,乌梢蛇15g,山萸肉30g,补骨脂30g,益智仁15g,全蝎粉4g,甘草6g。14剂。②浓缩益肾蠲痹丸,每粒4g,每日3次,口服。

五诊:患者四肢游走性跳动较前改善,行走不利,双手似有抖动,但较前有改善,仍有乏力明显,颈项部晨僵,舌质淡红,苔薄白中裂,脉细。前法继进。处理:①上方黄芪增加至50g,加赤芍、白芍各20g,葛根30g。14剂。②浓缩益肾蠲痹丸,每粒4g,每日3次,口服。

后来因朱师生病住院,患者未再续诊。病已见效,中断治疗,甚为可惜。

### 【诊治思路】

运动神经元病,中医称为痿证,属于临床疑难病之一,治疗颇为棘手,其问题就在于辨证之"疑",论治之"难"。朱师认为,找到"证"本质,则辨"疑"不惑,治"难"不乱。朱师治疗此类疾病主要从几个方面考虑:怪病多由痰作祟,顽疾必兼痰和瘀;久病多虚、久病多瘀、久痛入络、久必及肾;上下不一应从下,表里不一当从里。辨治过程多有体现。

本案患者在外院确诊为"运动神经元病",予"力如太"、维生素等效果不佳。患者全身肌肉游走性颤抖,四肢无力、双手不自主抖动渐加重,肌肉有萎缩,颈部支撑无力。四诊合参,朱师考虑肝肾亏虚、脉络瘀阻所致,立"益肝肾、调经络"为法,以穿山龙、鸡血藤、巴戟天、淫羊藿补肝肾、温养血脉,以蜂房、土鳖虫、乌梢蛇、蜈蚣温通肾络,生黄芪、生白术一以补气运脾、一以防补致滞,加制南星、徐长卿通经止痹,并益肾蠲痹丸口服。14剂后患者症状无明显改善,并出现腰痛明显。考虑此非治不中的,乃力有不逮,遂加川续断以壮腰膝、补肝肾,制白附子、姜半夏以通络祛风痰、解毒散结止痛。14剂后患者四肢乏力较前明显,以双下肢为著,并双手不自主抖动、肌肉游走性跳动,并出现咽部作胀感,颈部僵酸,舌质淡苔薄白腻,脉细,看似病情波动,细分析之,此为正气来复,邪浊被扰动、欲排不得排之象,继续补益肝肾、调经络。28剂后,患者四肢游走性跳动较前改善,双手不自主抖动的情况改善,守法继治,运脾之力,黄芪加量至50g,并加赤芍、白芍、葛根以养营解痉通脉。

此运动神经元案虽中断治疗,仍颇多可取之处。

#### 【朱师经验】

**1. 补肝脾肾,调经通络** 朱师治疗运动神经系统疾病,多从肝、脾、肾论治,认为肝脾肾亏虚、脉络瘀阻为其基本病机,"补肝脾肾、调经通络"为根本之治。朱师认为肝肾之阴精气血具有润五脏、长肌肉之功,肝肾精气血源于脾气健运,故常三脏并调。在治疗肌营养不良,肌萎缩等病时,朱师常以黄芪、党参、炒白术、淫羊藿、巴戟天、独活等补肝脾肾、壮腰膝,当归、鸡血藤等通络活血,实取黄芪建中汤意加"培补肾阳汤"为基础,先、后天互补、精血互生,以使五脏气血得以绵绵不绝。

**2. 疑难杂病伍虫类药** 此为朱师辨治疑难杂病的特色。朱师指出,要善加识别虫类药过敏之性,见微知著,即行预防;而且,虫类药多为辛平或甘温,但息风搜风药多燥,宜配伍养血滋阴之品,制其偏而增其效。如本案患者服30剂后,四肢乏力较前明显,并双手不自主抖动、肌肉游走性跳动,并出现咽部作胀感,细分析之,此因可能有二:一为正气来复,邪浊内动之象;二为虫类药温燥有伤阴之弊。故治疗除继续补益肝肾、调经络,去土鳖虫、乌梢蛇防其温燥,加生地黄、熟地黄、川芎、全当归、千年健、鹿衔草、补骨脂以补益肝肾、养血活血。药服14剂,患者诸症明显改善,能扶杖行走,咽痛、咽胀、吞咽不利等消失。

另外,治疗慢性久病宜缓图效机,治疗过程因正气恢复驱邪有力,正邪交争之际会出现症状的波动,甚至会加重,继续观察,不必更弦易张。

### 案2 朱良春教授辨治小儿多动症——肝风内动,阴虚火旺证

丰某,女,5岁。2010年6月3日初诊。

主诉: 不自主眨眼、皱鼻、伸舌1个月余。

患儿家属于1个月前发现患儿不自主眨眼、皱鼻、伸舌,就诊于上海某

医院,诊断为抽动症,至今未服药治疗,自我感觉无明显不适。纳可,眠安,二便调,舌质红,苔白,脉弦细小略数。

中医诊断:儿童抽动症(肝风内动,阴虚火旺);西医诊断:多动症。

治法:养阴柔肝,息风定神

初诊处理:生地黄15g,甘杞子15g,当归12g,夏枯草12g,赤芍、白芍各12g,全蝎2g,钩藤12g,僵蚕12g,地龙12g,煅龙骨、煅牡蛎各30g,浮小麦30g,女贞子15g,山羊角20g,龟甲15g,甘草6g。5剂药,一剂药服3天。

二诊:诉药后眨眼、伸舌较前减少,近日感冒,喉中有痰,咳嗽,纳可,眠安,大便日行一次,较硬,小便可,舌质红苔白,脉弦细小略数。此为阴虚肝经风动,治宜守前法继进。处理:上方加决明子12g,全瓜蒌20g。10剂,一剂药服3天。

三诊:多动症状减轻,诉饮食不香,但每天饮牛奶1斤以上,纳可,眠安,二便自调,苔薄质红,脉小弦。原法继进。处理:上方加鸡内金8g,谷芽、麦芽各15g,10剂,一剂药服3天。

四诊:患儿家属已经1个多月未发现患儿有眨眼、皱鼻、伸舌等不自主动作,纳可,眠安,二便调,脉小弦,舌质淡,苔白,脉细弦。处理:二诊方加浮小麦20g,10剂,一剂药服3天。

五诊:患儿药后眨眼、皱鼻未再发作,偶有伸舌,近1个月以来感冒两次,咳声频作,早晚多见,未见咳痰,纳可,眠安,二便调,脉细小弦。守法继进。处理:二诊方加金荞麦20g,挂金灯10g。15剂,一剂药服2天。中成药:玉屏风颗粒,1包,一日一次。

六诊:患儿已服药3个月,眨眼、皱鼻、伸舌未再发作,但近来发现患儿夜间上床后手足多动,难以入睡,睡梦时有手足抽动,易醒,足底畏热喜寒,纳可,二便调,舌质淡红,尖有刺点,苔白,脉细小弦。辨证考虑为阴虚内热、肝旺风动,需耐心用药,调整机体功能,方可根治。处理:生地黄15g,甘杞子12g,钩藤12g,僵蚕10g,生龙骨、生牡蛎各15g,浮小麦20g,山羊角18g,龟甲18g,女贞子15g,茯神15g,甘草6g。20剂,一剂药服2天。

七诊:眨眼、皱鼻、伸舌未再发作,仍有上床后难以入睡,翻身频作,梦中踢被,足热欲就凉。睡中欲惊时有手足抽动。近1周感冒后,咳嗽咯厚痰,色黄白量多,纳可,二便调,舌质红苔白腻,脉浮弦。考虑患者感受外邪后引发痰咯,诱发抽动症发作,处理:上方去龟甲、浮小麦,加金荞麦20g,浙贝母10g,苍耳子10g,化橘红8g。10剂,一剂药服2天。

八诊:患儿服前药后,出现腹痛、恶心欲吐,遂自行停,已有2个月未服药,但自我感觉无明显不适,情绪激动时偶有伸舌,无眨眼、皱鼻等动作,仍易于感冒。纳可,眠安,二便自调,苔尖偏红,脉小弦滑。原法继进。处理:钩藤10g,生白芍12g,僵蚕8g,蝉蜕8g,生龙骨、生牡蛎各15g,山羊角15g,地龙10g,女贞子12g,金荞麦15g,甘草4g。15剂,一剂药服2天。中成药:玉屏风颗粒,1包,一日一次。

随访情况良好。

### 【按语】

此为取得明显效果的小儿抽动症。患儿经治疗不自主眨眼、皱鼻、伸舌已基本消失。从"养阴柔肝"角度辨治本病为朱师经验,概由小儿肾气未充、形体未盛,脏气不平,"纯阳之体"更易风动,故朱师辨治本病多从调肝肾、息风安神为法。

### 【诊治思路】

本案例为5岁儿童,以"不自主眨眼、皱鼻、伸舌1个月"诊断为"抽动症",诊见舌质红,苔白,脉弦细小略数。综合考虑此为肝阴不足所致"风动"之证,立"养阴柔肝、息风定神"为法,以生地黄、甘杞子、当归、夏枯草、赤芍、白芍、全蝎、钩藤、僵蚕、地龙、煅龙骨、煅牡蛎、浮小麦、女贞子、山羊角、龟甲。组方以四物汤为基础,加甘杞子、女贞子、龟甲滋养肝肾阴津,全蝎、钩藤、僵蚕、地龙息风定惊、解痉安神。15天后,患者复诊诉药后眨眼、伸舌较前减少,守前法继进。服药至45天后,症情明显缓解。再治疗3个月,患儿眨眼、皱鼻、伸舌未再发作,唯夜间上床后手足多动,难以入睡,睡梦时有手足抽动,易醒,且有足底畏热喜寒,考虑阴虚内热、肝旺风动之证,原方加生龙骨、生牡蛎、茯神潜阳宁心安神。药服40天,患儿眨眼、皱鼻、伸舌未再发作。

### 【朱师经验】

小儿发生多动症与生长发育过程中脾肾两本不足、脏气不平有关,涉及脏腑为肝、脾、肾,发作时尤以肝为当责之脏,故多从肝风论治。肝风易动的原因,多与"肝阴肝血不足"有关,故朱师多从阴血并滋着手。朱师同时强调小儿脏腑娇嫩,虽生机旺盛,但此生机为"稚",柔而弱,易折易损,故宜培之养之,使"少阳"升发有序,不可过用苦寒清凉以防直折少阳,或过用温燥伤其阴津,治宜"柔养肝阴"。至若有邪滞不解郁而发热者,清解当用则用,以免发生虚虚、实实之变。

## 案3 朱良春教授辨治抽动秽语综合征——肝阳风动证

王某,男,12岁。2010年12月20日初诊。

主诉:肢体不自主抽动,间有脏话。

家属代述患儿因肢体不自主抽动,间有脏话,已被外院确诊为"抽动秽语综合征",服西药效果不显。患儿经常喉间不自主发出声音,摇头扭颈,家属要求中医治疗。二便尚可,舌质淡红,苔薄黄,脉弦细。

中医诊断:抽动症(肝阳风动);西医诊断:抽动秽语综合征。

治法:平肝息风。

初诊处理:钩藤15g,天麻8g,地龙10g,羚羊角粉0.6g(分冲),僵蚕8g,生白芍15g,胆南星6g,石菖蒲6g,青龙齿20g,甘草6g。7剂。

二诊:患儿服上药后病情好转,唯咽痒少咯,无痰,流涕。处理:上方加挂金灯8g,蛇蜕6g。14剂。

三诊:服上药后患儿症情平稳,仍有咽痒少咯,舌淡红苔薄少,脉细。前法出入,加服药:苍耳子10g,辛夷8g,蒸百部8g,前胡10g,鱼腥草20g,钩藤15g,胆南星6g,地龙10g,甘草6g。14剂。

四诊:喉间多痰、流涕,余症尚平稳,舌苔黄,质红,脉细。处方:上方加金荞麦20g,白苏子10g,化橘红8g。14剂。

五诊:患儿药后痰多咽痒渐少,唯摇头扭颈情况时有发生,苔薄,舌红,脉缓细。嘱少运动为是。续当柔肝息风。处理:生白芍15g,钩藤12g,丹参12g,金荞麦20g,葛根15g,胆南星6g,甘草6g。14剂。

六诊:症状同前,摇头扭颈情况发作频繁,偶喉间有声,苔薄白,质红,脉细弦。处理:枸杞子、菊花各12g,生白芍20g,羚羊角粉0.6g(分冲),生龙骨、生牡蛎各20g,钩藤15g,地龙10g,僵蚕10g,石决明20g,天竺黄8g,甘草6g。14剂。

八诊:来人述症索方。阵发性摇头,喉间痰鸣,苔薄白,质红,脉细弦。

续当平肝息风。处理：上方加胆南星4g,石菖蒲8g。14剂。

九诊：症状有所改善,来人述症索方,舌脉无法查及。上方14剂。

十诊：摇头扭颈症状减轻,但在注意力集中时,上症又现,舌红苔薄白,脉细弦。续当平肝息风。处理：上方加刺五加10g,生地黄10g。14剂。

十一诊：患者药后症状有所缓解,近一周来因考试压力大,有疲倦状态,症状似有加重,摇头以夜间为甚,纳少,二便调,苔薄脉细。原法出入。处理：生白芍15g,枸杞子、菊花各10g,明天麻8g,胆南星8g,刺五加10g,紫贝齿15g,羚羊角粉0.6g(分二次服),甘草6g。14剂。

十二诊：患者近一周来摇头症状尚有,精神佳,纳可,便调,眠安,苔薄,脉细,前法继治。处理：上方加钩藤10g。14剂。

十三诊：偶有摇头之状,喉中有痰,纳可便调,苔薄白,脉平,前法巩固之。处理：上方去羚羊角粉,加地龙8g。14剂。

随访良好,基本无发作。

### 【按语】

此案例"抽动秽语综合征",治疗效果十分明显。朱师治疗此类疾病,多以"柔肝阴、调经络"为法。

### 【诊治思路】

患儿因"肢体不自主抽动,间有脏话",西医确诊为"抽动秽语综合征",经西药治疗仍经常喉间不自主发出声音、摇头扭颈,来诊见患者舌淡红、苔薄黄、脉弦细。考虑为肝风内动,有化火趋势,"标"象明显,以"平肝息风"为先,取羚羊角汤意加减化痰、潜阳息风,以钩藤、天麻、地龙、羚羊角粉、僵蚕、生白芍、胆南星、石菖蒲、青龙齿、甘草。7剂后患儿病情好转,遂去凉品,加减调服,患者摇头扭颈情况减轻,续柔肝息风治疗,患儿症减,但在注意力集中时,上症又现,其苔薄白、质红,其脉细而弦,考虑为肝肾阴虚、阳失所潜,原方加刺五加、生地黄以补肝肾养阴以息风。药后患儿病情稳定,偶有摇头之状,症平,前法巩固之。随访良好。

### 【朱师经验】

**1.谨守病机,当机立断** 此案抽动秽语综合征患儿的治疗过程相对曲折,但最终获效。朱师认为此类疾病发作皆由小儿脏腑虚弱、形气未充、脏气不平所致,病本在脾肾,其位在肝,急性发作时以肝风内动为主要表现,以"柔肝阴、调经络",复其条达之性,发挥其"体阴用阳"之功能是为正治。

朱师强调,虽然小儿脏腑娇嫩,其气易折易损,宜培之养之,但若有邪滞不解、郁而发热者,当立清解之,以免发生虚虚实实之变,尤其在抽动急性发作时,若不当机立断截断病势,易因肝气不畅、气机壅塞,致浊气不下、清气不升,而出现损伤"清窍"之变。

**2. 僵蚕应用经验** 方中僵蚕是朱师治疗郁热的常用药,盖僵蚕味辛而性平,入心、肺、肝、脾四经,于风热痰火为患均适用之,并治癫痫、头风作痛、糖尿病、小儿惊搐、口眼㖞斜等症。《神农本草经》以僵蚕为治"小儿惊痫夜啼"之品,为后世治疗此类疾病提供了模范。《药性论》认为僵蚕"能入皮肤经络,发散诸邪热气也"。《本草求真》则曰:僵蚕,祛风散寒,燥湿化痰,温行血脉之品。朱师认为本品有轻宣表散之功,对风热壅遏不能透达者,能表而达之。因此,治疗气分之热,肝经热盛及有卫热郁滞时,朱师皆喜用之配伍以解热调滞,助气机畅达。朱师十分赞赏杨栗山之"升降散"(僵蚕、大黄、姜黄、蝉蜕),以僵蚕为必用之品,以祛风解热、行气活血。

## 案4 朱良春教授辨治中风后言语不利——肝肾阴虚,风火相煽,痰瘀阻滞证

赵某,男,55岁。2011年3月22日初诊。

主诉:中风后言语欠利、头痛7个月余。

患者于2010年8月20日因"头晕、言语不利"至莱阳市某医院行头颅MRI示:左侧半卵圆形中心、左侧放射冠、双侧基底节区、左侧脑室后角、双侧丘脑桥脑多发脑梗死。遂拟"脑梗死"入院。对症活血化瘀、通络,降压降脂治疗,头晕较前有所好转,但言语不利没有恢复,并出现头痛症状,遂要求出院求中医治疗。刻下:神清,脸色发红,言语不利,语速慢,吐字费力;头痛、头部有紧束感,头晕、视物模糊,无视物旋转;夜间头汗;食纳尚可,夜眠安,二便调,舌淡苔薄白,质微红,脉细弱。

有吸烟、饮酒史,已戒;平素性情偏急躁。既往有高血压病史、高脂血症、DM病史,常服用心脑康胶囊、脑脉泰胶囊、茴拉西坦胶囊、阿司匹林、厄

贝沙坦。自述血压、血糖控制尚可。

查体：140/90mmHg，双瞳孔等大等圆，直径约3mm，对光反射灵敏，右侧鼻唇沟稍变浅，伸舌偏左，舌肌未见萎缩或震颤；其余神经系统检查暂未见异常。

中医诊断：中风后遗期（肝肾阴虚，风火相煽，痰瘀阻滞于脑）；西医诊断：脑梗死后遗期。

治疗：平肝和瘀，通利脑窍。

初诊处理：明天麻15g，钩藤20g，石决明30g，枸杞子、菊花各15g，赤芍、白芍各15g，地龙15g，石菖蒲15g，丹参20g，桑寄生30g，怀牛膝20g，川石斛15g，甘草6g。20剂。配以蝎蚣胶囊活血化瘀、通络。嘱患者控制情绪、适当劳作，清淡饮食。

二诊：患者诉药后头痛明显好转，言语费力情况亦减轻，仍有头晕，视物模糊较前减轻，纳可，眠安，二便调。查体基本同前。朱师指出，宗原法续治，继续平肝和瘀、通络利窍，继用上方20剂，中成药继用。

三诊：述服药后精神好转，头痛已无，言语清晰度好转，讲话费力明显改善，头晕偶作，无视物旋转及视物模糊，余无特殊不适，要求继服前药10天。

四诊：述至今服汤药已2个月，言语不利明显改善，语速流利，目前头痛、头晕基本消失，低头时头晕偶发，视物清晰，无视物旋转，纳可眠安，二便调，舌淡苔薄白，脉细弦。BP 156/96mmHg。朱师指示：患者经治，言语不利症状改善明显，头痛头晕已无，但血压仍偏高，注意加强平肝潜阳之力，继续原法出入。原方加谷精珠15g，决明子15g，以养肝肾、平肝阳，再服20剂。同时加用降压洗脚方每晚睡前泡脚，以辅助降压。蝎蚣胶囊同前服。

随访至今，患者病情稳定，无不适。

## 【按语】

言语不利是中风后遗之顽固症状，给患者的生活质量造成较大影响。关于其病机，张仲景早在《金匮要略》即指出："夫风之为病，当半身不遂……邪在于络，肌肤不仁；邪在于经，即重不胜；邪入于腑，即不识人；邪入于脏，舌即难言，口吐涎"。明确了言语不利为"邪在于脏"。历代医家对其病机均有不同补充。朱师认为，中风后言语不利应分清虚证、实证，实证多因痰瘀阻络、经络失和,治宜化痰瘀、通窍络;虚证多因肝肾不足、肝风上扰,治宜平肝潜阳息风。失语在中风病早期易治疗,若病程较久则疗效较差。

### 【诊治思路】

本案患者病程已超过7个月,属后遗症期。久病必瘀、久病及络,络道不通,则气血周流不畅,痰瘀之邪不易速消,治疗时程相对较长;同时因络道阻塞既久,寻常草木力有不逮,虫蚁属血肉有情之品,其行走窜通之功为植物和矿物药所不能替代,故在辨证论治的基础上加用虫类药,取效佳。

朱师常用全蝎、蜈蚣、地龙,认为全蝎、蜈蚣俱入肝经,具息风定痉、开瘀蠲痹之功,为治风证要药。

**1. 全蝎** 朱师善用全蝎治疗肝风、痹痛等风动络阻之症。朱师在治疗偏头痛时所研制的"蝎麻散"即以全蝎为主药制成,对于肝阳偏亢、肝风上扰之偏头痛效果十分肯定。

**2. 蜈蚣** 蜈蚣善搜风攻毒,在搜风方面又有全蝎不及之功,张锡纯论述其功效最为全面。《医学衷中参西录》云:"蜈蚣走窜之力最速,内而脏腑,外而经络,凡气血凝聚之处,皆能开之……其性尤能搜风,内治肝风萌动,癫痫眩晕……外治经络中风,口眼㖞斜,手足麻木。"现代药理研究证明,蜈蚣息风止痉之效较全蝎高。

**3. 地龙** 地龙息风止痉而通络,《大明本草》言"治中风并痫疾……天行热疾",据报道本品尚有缓慢而持久的降压作用。现代药理研究表明地龙具有明显抗栓溶栓镇静、抗惊厥、降压等作用。中国科学院从特种地龙中分离出蛋白水解酶——蚓激酶,能降低纤维蛋白原的含量,抑制纤维蛋白原生成纤维蛋白,预防纤维蛋白血栓的形成;不仅有较好的溶栓、抗栓效果,还可以修复中风所致周边坏死的脑组织,改善血栓及后遗症状。

草木类亦有类似作用者,如明天麻、钩藤、石决明、枸杞子、菊花、赤芍、白芍、丹参之属,能平上亢之肝阳,使血气平和、络道充盈,佐以桑寄生、怀牛膝、川石斛、甘草等品,以增强补肝肾、强腰膝、引阳入阴之功,达阴阳和调之用。诸药配伍,收效甚著。

另外,朱师认为,本案的石菖蒲有妙用。本品具理气、活血、去湿、散风、开窍等功。考虑中风后遗之言语不利的病机,当识舌与诸脏腑之关系。中医理论认为"舌为心之苗""心开窍于舌",肝藏血、主筋,其经脉沿喉咙后方与督脉会合于巅顶,若肝血不足、脉络失养,则舌短失灵。石菖蒲醒神开窍、理气通络之效甚契合中风后舌謇之病机,用之多效。

## 案5 朱良春教授辨治颈椎病——肾虚骨痹,经脉痹阻证

宋某红,女,36岁。2010年4月8日初诊。

主诉:背痛1年余。

患者从1年多前开始出现背痛,伴呼吸急促,时有心悸、恶心呕吐感,畏寒喜暖。外院诊断为"心肌炎"(患者口述,未见诊断证明及相关检查结果),治疗无效来诊。纳眠可,二便调,苔薄白,质紫,根黄腻,脉细小弦。

平素乏力明显,并时有右腹痛。X线片示:颈胸椎退变。近期ESR 6mm/h。

中医诊断:痛证(肾虚骨痹,经脉痹阻);西医诊断:颈椎病。

治法:益肾蠲痹,通络止痛。

初诊处理:①痹通汤,加葛根20g,骨碎补30g,补骨脂30g,鹿角片15g,生黄芪30g,泽兰、泽泻各30g,制川乌10g,川桂枝10g,姜半夏10g,生赭石30g,制熟附片10g,干姜30g,降香8g(后下),薤白头10g,凤凰衣8g,莪术8g。14剂。②浓缩益肾蠲痹丸,每次4g,每日3次。③朱氏温经蠲痹膏,1帖,外用持续12小时。

二诊:患者药后疲劳感减轻,背贴膏药后感到舒服。苔薄白,质紫,脉细弦。守法继进。处理:上方加穿山龙50g,淫羊藿15g。14剂。中成药用法同前。

三诊:患者因病情明显缓解,遂自行停药3个月,后又再出现背部痛,并且出现颈前痛,时右腹痛。纳谷不香,眠差。苔薄白质淡紫,脉细小弦。B超示:双颈部实质性肿块(提示淋巴结来源)。ESR 5mm/h。拟治法:益肾蠲痹,交通心肾。处理:①痹通汤,加葛根20g,骨碎补30g,补骨脂30g,鹿角片15g,生地黄、熟地黄各15g,川石斛20g,生白芍20g,生黄芪30g,地龙15g,蜂房10g,土鳖虫10g,乌梢蛇10g,川续断15g,桑寄生30g,鹿衔草20g,全蝎粉4g(冲),甘草6g。20剂。②浓缩益肾蠲痹丸,每次4g,每日3次,口服。

四诊:患者又自行停药半个月,病情反复发作,近日感颈前及背部疼痛,明有恶心欲呕吐,心悸而慌,乏力疲惫,纳眠可,二便调,舌质淡紫,苔薄

白,中根部微黄腻,脉细小弦。处理:①上方加紫丹参30g,14剂。②浓缩益肾蠲痹丸,每次4g,每日3次。

患者药后病情明显缓解,遂自行停药,随访病情稳定,偶有背部及颈部痛。

## 【按语】

此为年轻女性,背痛1年,曾被误诊为"心肌炎"反复治疗无效,经"益肾蠲痹、通络止痛"治疗后病情明显缓解。

## 【诊治思路】

本案年轻患者,来诊时呼吸急促,时有心悸、恶心呕吐感,畏寒喜暖。外院诊断为"心肌炎",平素乏力明显,时右腹痛,苔薄白,质紫,根黄腻,脉细小弦。考虑为肾虚骨痹、经脉痹阻,乃立"益肾蠲痹、通络止痛"为法,以痹通汤加骨碎补、补骨脂、鹿角片补肾生精,以葛根、生黄芪益气通利背俞、敷布阳气,以制川乌、川桂枝、熟附片、干姜温阳散寒通络,泽兰、泽泻、姜半夏泄化痰浊,生赭石、降香、薤白头温理胸阳并止呕,并浓缩益肾蠲痹丸、朱氏温经蠲痹膏以益肾蠲痹、温经止痛。药服28剂,患者因病情明显缓解,遂自行停药3个月,背痛复作,并有颈前痛,时右腹痛,纳谷不香,眠差,苔薄白质淡紫,脉细小弦,查B超示:双颈部实质性肿块(提示淋巴结来源)。考虑病机基本同前,遂再以前方加减,加强通络温肾督之力,加生地黄、熟地黄、川石斛、生白芍、生黄芪、地龙、蜂房、土鳖虫、乌梢蛇、川续断、桑寄生、鹿衔草、全蝎粉。20剂后,患者症状改善,遂又自行停药半个月。因病情反复再诊,再以上方加紫丹参30g,14剂,并浓缩益肾蠲痹丸口服后,患者病情明显缓解,未再发作背部及颈部痛。

朱师治疗脊柱病从肾论治,以培补肾精、通络止痛为法,取显效。

## 【跟诊体会】

整理此病案时,笔者反复思考"背痛"反而表现为"心肌炎"的原因,除表现类似"心脏病"外,中医当与肾督亏虚、胸中阳气失濡甚为密切。《内经》曰:"背为阳,阳中之阳心也""背为阳,心为阳中之太阳,故胸中膺背肩胛间痛。"另外,足太阳膀胱经与督脉通行于背,巨阳之属络于诸阳经,由督脉一以统之等论述；不难看出，肾督精气不利、络道不通，对阳气输布影响有其理论与实际意义。故朱师从培补肾督立法，兼通利经络着手，裨肾督精充气足、络道通利则能驱邪外出。案例获得显效，为临床一些表现类似于"心脏病"，但又遍查不到问题的患者提供了很好的借鉴。笔者曾在临床碰到多例患者心悸、胸闷反复发作，相关检查皆未发现与心脏相关。后检查颈椎，多有颈椎病。西医的"颈心综合征"概亦有此机制在内。

值得注意的是，朱师临证辨治疾病多以患者四诊为依据，西医检查结果仅作参考。如朱师常曰"现代医学检查可作为中医四诊的延伸"，临证需着眼于整体、详查四诊，勿为西医病名所累。如本案患者，若囿于"心肌炎"之名，目无整体，治疗如何能取效？

另外，此案例治疗一波三折，关键问题在于患者反复停药所致，依从性较差。

## 案6　朱良春、朱婉华教授辨治面肌痉挛——肝风内动，虚阳上浮，心肾不交证

汤某妹，女，49岁。2011年9月3日初诊。

主诉：右侧面肌痉挛8年。

患者2003年起偶发右睑下肌肉瞤动，起初未予重视。2005年起渐延至右侧多处面部肌肉痉挛。2007年7月于上海某医院予以神经阻断术（具体操作不详），术后面部肌肉痉挛暂未发作，然半年后前症又作，服中西药、理疗、指压等均欠效，来诊求治。刻下：面部无疼痛，右侧面肌痉挛时发作，纳佳，二便自调，眠欠安，右侧耳鸣如蝉，苔薄白，质红，有紫气，脉细弦。

中医诊断：口癖（肝风内动，虚阳上浮，心肾不交）；西医诊断：右侧面肌痉挛。

治法：平肝息风，交通心肾。

初诊处理：①痹通汤，加生白芍30g，羚羊角粉1.2g（分吞），石决明30g，枸杞子、菊花各10g，天麻10g，灵磁石30g，五味子10g，川黄连3g，肉桂3g，凤凰衣8g，生地黄、熟地黄各15g。30剂。②蝎蜈胶囊，每粒0.3g，每次5粒，每日3次，口服。③注意劳逸结合。

二诊：患者诉服药1周后右睑下肌肉瞤动增强，右侧耳鸣较前减轻，纳

差,近3天胃脘胀闷,进食时有哽噎感,睡眠轻浅,二便调,苔薄白质红,脉细弦。守原法继治。处理:①上方加制白附子10g,麦冬15g,15剂。②蝎蚣胶囊,每粒0.3g,每次5粒,每日3次,口服。

三诊:患者诉耳鸣及进食梗阻感基本缓解,右睑下肌肉瞤动同前,发作时连及右侧颈项、面部及头皮,发作次数亦比以前增多。早晨醒时右上肢及后枕部麻木,纳谷一般,多食则胃胀,眠早醒(凌晨3点左右),醒后难入眠,二便尚调,苔薄白质红,脉细小弦。此非矢不中的,乃力不及鹄,续当原法出入。处理:①初诊方加煅瓦楞子30g,羚羊角粉0.6g(分吞),制白附子10g,炒酸枣仁30g。30剂。②蝎蚣胶囊,每粒0.3g,每次5粒,每日3次,口服。③睡茶,1包,每晚,睡前服。

四诊:患者上方续服至本日,电话述药后面肌瞤动较前明显改善,纳一般,平时爱吃零食,大便两日一行,睡茶未服,早醒依旧,余无不适。续1个月药。处理:①上方加首乌藤30g。30剂。②蝎蚣胶囊,每粒0.3g,每次5粒,每日3次,口服。

五诊:患者药后面肌瞤动较前改善,大便两日一行,欠通畅,眠安,苔薄白,脉弦。宗原法继治。处理:①痹通汤,加生白芍30g,羚羊角粉1.2g(分吞),石决明30g,枸杞子、菊花各10g,天麻10g,灵磁石30g,五味子10g,川黄连3g,肉桂3g,凤凰衣8g,生地黄、熟地黄各15g,煅瓦楞子30g,羚羊角粉0.6g(分吞),制白附子10g,炒酸枣仁30g。30剂。②中成药同前服用。

随访诸症持续改善。

### ❀【按语】

本案患者发病时间长,而且曾行手术,肝肾亏虚、络道不通、气机升降失常是其根本,临床尚须分清虚实寒热。《素问·藏气法时论》曰:"气逆则头痛,耳聋不聪,颊肿,取血者""虚则少气,不能报息,耳聋嗌干。"从患者病史及发作等情况来看,肝肾亏虚、气逆于上表现突出,故朱师立"平肝息风、交通心肾",并辅以滋肾水以潜敛浮阳,取得明显效果。

### ❀【诊治思路】

患者来诊时已有8年病史,4年前行"神经阻断术"(具体操作不详),半年后右侧面肌痉挛再作,眠欠安,右侧耳鸣如蝉,来诊时苔薄白,质红有紫气,脉细弦。朱师考虑此为肝风内动、虚阳上浮、心肾不交所致,乃立"平肝息风、交通心肾"法,以痹通汤加生白芍、羚羊角粉、枸杞子、菊花、天麻、灵磁石、石决明以息风通络、潜敛浮阳,五味子纳气归肾,生地黄、熟地黄以养肝肾,川黄连、肉桂交通心肾。并以蝎蚣胶囊以解痉祛风。

服药1周患者觉右侧耳鸣较前减轻,但右睑下肌肉瞤动增强,及进食梗阻感,纳差,眠轻浅。随症加制白附子以祛痰通络,麦冬养阴血。再服15剂患者耳鸣及进食梗阻感基本缓解,但右睑下肌肉瞤动更加明显、发作次数亦比以前增多,且发作时连及多处,多食则胃胀、早醒,醒后难入眠,苔薄白质红,脉细小弦。加减续服30剂,患者面肌瞤动较前明显改善。

### 【跟诊体会】

笔者整理医案过程中,对肝肾关系也进行了些许思考:肝肾二者关系甚为密切,素称"乙癸同源"。肝者主升发,肾者主封藏,二者生理相关,病理相互影响。肾主封藏,内蕴坎中一丝真阳;肝主血,内寄相火,若肾水亏虚、肝木失滋,或肝血不足,则相火失于潜藏、逆而上亢,此"水浅不养龙"的表现即有耳鸣耳聋、面肌痉挛抽动等。因此,笔者认为若采用引火下行、潜于肾水法,既可封藏浮阳,又可温肾水之寒。此法临床有待验证。

## 案7 朱良春教授辨治席汉综合征——脾肾亏虚,筋脉失养证

徐某珍,女,49岁。2011年5月9日初诊。

主诉:四肢乏力、言语欠利20余年。

患者于1984年分娩时出现大出血,其后渐出现四肢乏力、全身肌肉萎缩,不能行走,并渐出现言语欠利,吞咽轻度障碍,当地医院拟"进行性肌萎缩、周围神经性病变",但一直未能确诊。患者症状渐重,终至大骨枯槁、大肉陷下,生活完全不能自理。今由轮椅送来诊,诊见:痴呆面容,反应迟钝,双目呆滞,全身肌肉极度瘦削,口不能闭合,流口水,纳差,大便失禁,舌淡红苔薄腻,脉细弦。

中医诊断:痿证(脾肾亏虚,筋脉失养);西医诊断:席汉综合征。

治法:补肝脾肾,燮理阴阳。

初诊处理: 穿山龙50g,生黄芪30g,淫羊藿15g,石菖蒲15g,蜂房10g,炒白术30g,鹿衔草20g,补骨脂20g,甘草6g。7剂。

二诊: 患者药后大便稍转调,皮肤瘙痒,胃脘不适,余症同前。舌红苔薄腻,脉细弦。前法继进。处理: 上方加生地黄、熟地黄各15g,川石斛15g,蝉蜕10g,白鲜皮30g,徐长卿15g。7剂。

三诊: 患者药后身痒已瘥,四肢无力、大便失禁有所改善,舌质淡红,苔薄白,脉细弦。前法继进。处理: 初诊方加生地黄、熟地黄各15g,太子参15g,煅赭石20g,炙刀豆子10g。7剂。

四诊: 药后症情改善,精神较前有所振作,配合度改善,言语较前清晰,口能闭合,流口水减少,形瘦,大便失禁情况改善,舌质红,苔少,脉细弦。前法继进。处理: 穿山龙50g,生地黄、熟地黄各15g,川石斛15g,石菖蒲15g,淫羊藿15g,补骨脂20g,女贞子15g,鹿衔草20g,甘草6g。7剂。

五诊: 患者精神好转,舌红苔薄脉细,饮食渐增加。前法继进。处理: 上方加怀山药30g。7剂。

六诊: 患者除肌肉萎缩外,诸症较前改善,舌红,少苔,脉细,前法继进。处理: 上方加生黄芪20g。7剂。

七诊: 患者症情减轻,舌红绛脉细弦,前法继进。处理: 穿山龙40g,生地黄、熟地黄各15g,生黄芪20g,淫羊藿15g,生白术20g,蜂房10g,补骨脂20g,女贞子15g,甘杞子15g,甘草6g。14剂。

八诊: 患者右腿肌肉萎缩有所好转,仍乏力,不能站立,余症均见改善,舌红,苔少,脉细。处理: 上方加鸡血藤30g,千年健20g。14剂。

九诊: 患者精神、视力、饮食情况均较前改善,舌质偏红,苔薄少,脉细弦。处理: 上方加怀山药30g。14剂。

十诊: 患者乏力,精神好转,形体较前丰腴,余症尚可,舌红苔薄小,脉细弦。处理: 守前继进。

十一诊: 患者药后下肢肌力较前增强,舌质淡红,苔薄少,脉细弦。处理: ①上方加川桂枝8g,凤凰衣10g,红枣12枚,生姜3片。14剂。②浓缩益肾蠲痹丸,每粒4g,每日3次,口服。

十二诊: 患者手指力量较前增强,能开口讲话,诉口干,舌下有溃疡,大便干结,舌红少苔,脉细。前法继进。处理: 上方去川桂枝,加甘中黄10g,决明子15g,全瓜蒌20g,玉蝴蝶8g。14剂。

十三诊：患者手指力量尚可,下肢乏力,饮食尚可,舌淡红,苔薄,脉细弦。前法继进。整理处方如下：穿山龙40g,生地黄20g,生黄芪30g,千年健20g,生白芍20g,生白术20g,桑寄生20g,川续断15g,淫羊藿15g,蜂房10g,甘草6g。14剂。

十四诊：患者已不流口水,精神振,面肌活动正常,回答正常,言语较前流利,余症尚可,舌淡红,苔薄少,脉细。前法继进。上方加怀山药30g。14剂。

随访病情稳定改善,基本恢复正常生活。

## 【按语】

本案痿证起于产后大出血、耗气伤精,五脏气血阴阳虚损至极。来诊见患者生活完全不能自理,大骨枯槁、大肉陷下,反应迟钝,口不能闭,流口水,大便失禁,舌淡红,苔薄腻,脉细弦。朱师据《内经》:"虚则补之,损者益之,劳者温之",以及"精不足者,补之以味,形不足者,温之以气",拟"补肝脾肾,燮理阴阳"为法,缓图效机,并获效。

## 【诊治思路】

初诊以穿山龙、生黄芪、炒白术、甘草健脾益气,淫羊藿、蜂房、鹿衔草、补骨脂补精血益精气,石菖蒲开窍。7剂后,其女代述大便稍微转调,皮肤瘙痒,胃脘不适,余症同前。舌红苔薄腻,脉细弦。患者舌脉提示内有郁滞化热,前法继治,原方加生地黄、熟地黄、川石斛、蝉蜕育阴清热,白鲜皮、徐长卿解毒泄化湿浊。药后患者身痒已瘥,四肢无力、大便失禁情况改善,舌质转淡红。前法继进：以初诊方加生地黄、熟地黄、太子参、煅赭石、炙刀豆子以温中下气、止呃、补肾。再服7剂,患者精神较前有所振作,配合度较前改善,言语较前清晰,口能闭合,流口水减少,大便失禁情况改善,舌质红,苔少,脉细弦。考虑患者体质差,脏气不足,易寒易热,注意燮理阴阳,乃以穿山龙活血通络,生地黄、熟地黄、川石斛、石菖蒲滋肾养阴,淫羊藿、补骨脂、女贞子、鹿衔草阴阳并补。7剂后患者精神好转,饮食渐增加,上方加怀山药以补肺脾肾。经治1个半月,患者除肌肉萎缩外,诸症较前改善。遂继续守上方案治之。

患者续服14剂后右腿肌肉萎缩有所好转,仍乏力,余症均见改善,舌红苔少脉细。再加鸡血藤、千年健补肝肾、壮筋骨。续服前方,患者精神、视力、饮食情况均较前改善,形体较前丰腴。前后治疗4个月余,患者下肢肌力较前增强,舌质淡红,苔薄少,脉细弦。此时患者五脏气血阴阳均有一定程度恢复,宜鼓舞中气、健脾益气以化源有力、润养五脏治之。14剂后,患者能比较清晰地描述症状,四肢力量较前增强,口干,舌下有溃疡,大便干结,舌红少苔,脉细。朱师指出:口腔溃疡为阳气来复,慎不可用寒凉直折,当培之、引之下行归肾。经治,患者病情明显好转,精神振作,言语流利,面肌活动正常,诸症大减,继续调理。

## 【跟诊体会】

笔者全程跟诊,对此案例全程跟进,体会尤为深刻。朱师临证辨治慢性疑难杂症、重症、久病多从肾论治,强调阴阳并补,对张景岳"善补阳者,必以阴中求阳,则阳得阴助而生化无穷,善补阴者,必于阳中求阴,则阴得阳升,而泉源不竭"有深刻的认识。另外,本案例因长期久病、五脏阴阳气血精血俱损,"持重""应机",实为取效之关键。

## 【朱师经验】

**1. 慢性久病治求其本** 朱师倡"久病入络""入病必虚""久病必瘀""久必及肾",慢性久病患者,病深而下焦,气血阴阳亦俱损,病机复杂多端,痰瘀浊邪夹杂。患者来诊时一派脾肾亏虚、肝肾动摇之象。朱师从"肾"论治,兼调中气,"燮理阴阳"以治其本,贯穿始终,多年之缠顽痼疾终获良效。

**2. 整体调治,不可偏颇** 朱师指出,治疗席汉综合征须注意整体调治,不可偏颇。因此病已是五脏气衰、气血阴阳虚,用药谨记《内经》"壮火食气,气食少火,壮火散气,少火生气"之戒,不可过于大热大辛,防止温燥之品激发,徒伤其阳,继而伤阴,终至阴阳俱败。必阴阳并补,而使水火互济、生化无穷。朱师治疗阴阳并损之疾,常以桂枝、补骨脂、淫羊藿、地黄、鹿角霜、生姜等,或少佐附子、川乌,其中尤其以淫羊藿、地黄配伍最为喜用,亦师仲景肾气丸少用桂附配伍之意的演变。朱师囊年曾自拟"培补肾阳汤",基本方药即用淫羊藿、仙茅、怀山药、枸杞子、紫河车为主组成,加味治疗多种慢性杂病难症,临床效果十分明显。

**3. 用药经验**

(1)穿山龙:方中所用穿山龙有扶正、活血、通络、止嗽之效。朱师对本品殊有体会,认为穿山龙刚性纯厚,力专功捷,是一味吸收了大自然灵气和精华的祛风湿良药,故朱师治疗顽痹等疑难杂症包括肾炎、顽固性咳嗽、胸痹等以本品配以相应辨治,皆收效明显。盖与其扶正、活血、通络不无关系。

(2)蝉蜕:蝉蜕体气轻虚而性微凉,擅解外感风热,朱师移治有热郁于中,滞而不化,不可用苦寒者多取效。

### 【感悟】

**"大医精诚"!**

此案给笔者带来的震撼并非只有显著的疗效,还有朱师治病救人的医者仁心。这个家庭是不幸的,患者丈夫患类风湿关节炎6年,因经济原因无力治疗,双手关节变形,生活基本不能自理。夫妻二人由弱不经风的女儿借一个轮椅往返几次才把他们带过来。朱师详细问诊、把脉,开出处方,当时笔者以为诊疗已经结束,准备拿来抄写处方时,朱师又在处方旁边空白处写下:"江西景德镇夫妇久病贫困,希予免费配给药——朱良春",盖上章,并嘱他们去风湿病研究所配药。在场的人感动之余,又不免担心,因为这两位都是长期久病、重病,长期诊治费用不菲。但朱师显然没有考虑这些,只是详细嘱咐他们认真服药以及饮食注意事项,下次复诊时间……经过几个疗程的精心调治,两位患者病情大为改善,父亲已能下轮椅,帮女儿做些简单家务,母亲脸上已日见神采,来诊时会抬手、会主动和我们打招呼,而朱师一直都是免费给他们治病。朱师同时又发动了全院和社会的力量给他们捐助。《千金方》曰:"人命至重,有贵于金;一方济之,德逾于此。"这就是朱师治病救人的真实写照。朱师以他的实际行动诠释了"大医精诚"的含义!

## 案8 朱婉华、朱胜华教授辨治脑白塞病——肝肾亏虚,络痹不通证

毛某,男,37岁。张家港人。2011年4月9日初诊。

主诉:反复口腔、外阴溃疡14年,左侧肢体乏力5年。

患者14年前开始出现反复口腔、外阴溃疡,在当地医院、上海某医院诊断为白塞病,予以免疫抑制剂、激素治疗等效果欠佳,曾有一过性血糖升

高,控制饮食后血糖正常。4年前患者开始出现左侧肢体进行性乏力,行走困难,口齿不清,呛咳,查颈椎MR示:$C_3$、$C_4$信号异常;脑MR示:中脑、延脑片状信号异常;诊断为脑白塞病,予以大剂量激素冲击治疗,效果一般。维持服用泼尼松、卡马西平、巴氯芬、肠溶阿司匹林、甲钴铵等治疗。近服中药治疗但效果不佳。刻下:精神尚可,反应迟钝,理解能力下降,讲话缓慢涩滞,视力尚可,目前口腔溃疡已2~3个月未发,纳可,小便控制力差,有遗尿,大便1~2日一行。检查:视野未见缺损,左侧肢体举动缓慢无力,行走困难,右侧肢体无力,两下肢无浮肿,舌淡苔白,脉细。

辅助检查:CRP 1.9mg/L,RF 20IU/ml;血常规:WBC $6.35 \times 10^9$/L,PLT $139 \times 10^9$/L。

中医诊断:狐惑(肝肾亏虚,络痹不通),西医诊断:脑白塞病。

治法:益肾补肝,益气通络。

初诊处理:①痹通汤,加穿山龙50g,拳参30g,青风藤30g,补骨脂20g,生黄芪30g,女贞子30g,墨旱莲30g,生地黄、熟地黄各20g,生水蛭6g,生白术30g,巴戟天20g,淫羊藿15g,金雀根30g,枸杞子、菊花各15g,凤凰衣8g,14剂。②浓缩益肾蠲痹丸,每次4g,每日3次,口服。③金龙胶囊,每次4粒,每日3次,口服。

二诊:患者诉行走困难,小便失禁,苔薄白,脉细涩。非矢不中的,乃力不及鹄也。前法出入。处理:①痹通汤,加穿山龙50g,赤芍、白芍各15g,甘中黄10g,淫羊藿15g,制南星30g,石菖蒲15g,川百合30g,制白附子8g,葛根20g,蜈蚣6g,千年健20g,金樱子15g。14剂。②中成药同前。

三诊:患者症情较前好转,精神较前振,左手较前有力,讲话声音较前稍大,但双下肢仍乏力,行走缓慢,夜间下肢颤抖,遗尿改善,纳可,眠可,大便2~3日一次,苔薄白,脉细弦。病情平稳,前法继进。处理:①上方加益智仁15g,桑螵蛸4g,20剂。②中成药同前服用。

四诊:患者自觉症状好转,遂停药,后症状加重,又自行加服金龙胶囊,并电话咨询,交代患者认真服药。

患者反复擅自停药。

五诊:患者来诊,药后病情平稳,夜间下肢颤抖缓解,反应较慢,言语清晰,应答切题,双下肢乏力,行走缓慢,仍有遗尿,纳眠可,大便2~3日一次,尚成形,苔薄白,脉细弦。复查MR示:①中枢神经系统白塞病复查,$C_2$、$T_{1~3}$

水平脊髓信号异常；②C<sub>3/4</sub>、C<sub>4/5</sub>、C<sub>6/7</sub>椎间盘轻度膨出，颈椎退行性病变；腰椎MR示：$T_{2-7}$水平胸髓内条状异常信号。处理：①上方加茺蔚子30g，肉苁蓉20g，30剂。②中成药同前。

六诊：患者来电述，言语清晰，病情平稳，夜间下肢颤抖、遗尿同前，乏力，余症同前。苔薄白，纳眠可。守前治疗方案。后来电话随访患者因症状缓解，再次停药，并自行服其他药（表述不清）。后因症状变化而停用。再来诊。

七诊：患者间断治疗已有3个月，病情平稳，口腔溃疡偶有复发，自述平素易出汗，不怕风寒，无发热，左腰、双臀部有皮疹。刻下：神清，精神不振，家人扶入诊室，言语稍清晰，应答切题，行走缓慢，双下肢颤抖，肌肉萎缩，左上肢屈伸不利，握拳无力，右上肢关节活动正常，无疼痛；下蹲、起立困难，动作缓慢，纳食可，小便控制可，但阴雨天有遗尿，大便正常，夜间眠可，苔薄微黄，脉细沉。目前自服泼尼松60mg/d。处理：二诊方制白附子改为10g，制南星35g，加生黄芪40g。具体如下：①痹通汤，加穿山龙50g，赤芍、白芍各15g，甘中黄10g，淫羊藿15g，制南星30g，石菖蒲15g，川百合30g，制白附子10g，葛根20g，蜈蚣6g，千年健20g，金樱子15g。30剂。②浓缩益肾蠲痹丸，每次4g，每日3次。③嘱患者不可再擅自停药。坚持应诊。

八诊：家属电述，患者体质较前明显增强，能缓慢行走，纳可，大便日行一次，仍尿失禁，夜间遗尿明显，眠安，苔薄白，脉细。症情较前稳定，前法继进。处理：①上方加升麻10g，淫羊藿15g，生地黄、熟地黄各15g，30剂。②浓缩益肾蠲痹丸，每次4g，每日3次。

九诊：患者药后症情基本稳定，面色红润，但尿床现象似有加重，行走较前欠稳，无咳嗽但喉中似有梗阻，有痰略不出，大便稍干，能控制，目前泼尼松减至30mg/d，苔薄白，脉细，守法继进。处理：①痹通汤，加穿山龙50g，人中黄10g，赤芍、白芍各15g，淫羊藿15g，制南星30g，石菖蒲15g，川百合30g，制白附子10g，葛根20g，蜈蚣6g，千年健20g，金樱子15g，益智仁15g，桑螵蛸10g，生黄芪40g，升麻10g，生地黄、熟地黄各20g，茺蔚子30g，肉苁蓉20g，竹沥夏15g。30剂。②浓缩益肾蠲痹丸，每次4g，每日3次。

十诊：患者症情好转，声音洪亮，唯行走乏力，遗尿，余沥不尽，纳眠可，苔薄白，脉弦。处理：①上方去茺蔚子，加荠菜花20g，桑寄生20g，淮牛膝15g。20剂。②浓缩益肾蠲痹丸，每次4g，每日3次，口服。

患者再次中断治疗,一直没有复诊,直到2012年10月。

**十一诊:** 患者因尿急、遗尿、残留尿多,在当地医院查膀胱结石为4cm×4.5cm,微创清除,术后症状有所改善,目前能离开轮椅,扶拐杖缓慢步行,双足无力、汗出较多,遗尿明显减少,每日服泼尼松3.5片。处理:痹通汤,加穿山龙50g,赤芍、白芍各15g,石菖蒲10g,制白附子10g,淫羊藿15g,千年健20g,益智仁20g,桑螵蛸10g,生黄芪50g,生薏苡仁、熟薏苡仁各30g,金樱子15g,怀山药30g,碧桃干20g,炒知母、炒黄柏各10g,川百合30g,肉苁蓉20g,制生地黄、熟地黄各20g,山萸肉20g,党参20g,枸杞子15g,蜈蚣10条,狗脊20g,生白术30g,灵磁石30g。30剂。

**十二诊:** 患者诉未服上药,反复出现夜间脚抽搐,持续几秒,入睡后此现象消失,四肢无力,双下肢更差,纳可,大便调,遗尿情况稍有改善,苔淡黄薄腻脉细,已无多汗。宗原法继治。处理:上方去碧桃干,加生白术30g,狗脊20g,灵磁石30g。30剂。余同前。

**十三诊:** 患者药后症情改善,口腔有溃疡,来电寄药。处以上治疗方案。

**十四诊:** 患者药后症情有减,精神振,面色红润,讲话较前清晰但仍不及常人,可连续讲话不中断5分钟,大便正常,尿潴留多,近日有尿路感染,纳可,眠可,苔薄腻淡黄,脉细,宗原法继治。肝肾功能正常。处理:上方加苍术12g,厚朴8g,生地榆20g,瞿麦20g,改黄芪为80g,生白术为40g。30剂。中成药同前服用。

随访患者仍有间断停药情况,但基本情况尚可。

**【按语】**

白塞病是一种全身性、慢性、以血管炎为主要病理基础的慢性多系统疾病,临床以口腔溃疡、生殖器溃疡、眼炎及皮肤损害为突出表现,又称为口-眼-生殖器综合征。该病常累及神经系统、消化道、肺、肾以及附睾等器官,病情呈反复发作和缓解的交替过程。近年来西医发现该病与HLA-B$_{51}$强关联,感染或异常自身免疫应答(尤其是细胞免疫)参与发病,临床治疗颇为棘手。

本病主要发病部位在肝经循行和络属之上,中医对本病认识多从肝脾肾角度。《灵枢·经脉》云:"肝足厥阴之脉……循股阴入毛中,过阴器。……循喉咙之后,连目系。……其支者……环唇内。"本病患者常伴有神志不安、恍惚迷乱或精神抑郁,多疑善虑等症,与《金匮要略》所述之"狐惑病"症状相似,《金匮要略·百合狐惑阴阳毒病脉证并治第三》云"狐惑之为病,状如伤寒,默默欲眠,卧起不安"等,亦与中医之肝所主病相似,发展到后期则累及脾、肾。朱师耄年从肝脾虚中夹实、湿浊内蕴着手治疗多例本病,皆获痊愈。其中邱志济、朱建平、马璇卿发表"朱良春治疗白塞氏综合征(狐惑病)用药经验和特色选析"一文,系统论述了朱师辨治本病的特点。

### 【诊治思路】

本案例毛某,来诊病已14年,反复口腔、外阴溃疡、肢体乏力。外院明确诊断为"白塞病",予以免疫抑制剂、激素治疗等效果欠佳,渐出现"脑白塞病",予以大剂量激素冲击治疗,维持服用泼尼松、卡马西平、巴氯芬、肠溶阿司匹林、甲钴铵等治疗。来诊见患者反应迟钝,理解能力下降,讲话缓慢涩滞,肢体缓慢无力,行走困难,小便控制力差等,一派肝肾不足之象。朱院长立"补益肝肾,益气通络"为法,以痹通汤加穿山龙、生黄芪、生白术以健脾益气、养血通脉;补骨脂、女贞子、墨旱莲、生地黄、熟地黄、巴戟天、淫羊藿等培补肝肾;拳参、青风藤、生水蛭、金雀根等通络;并口服浓缩益肾蠲痹丸、金龙胶囊。药后患者症情无改善,考虑病深邪实,故也。上方加制南星、制白附子、葛根、蜈蚣、千年健、川百合等活血通络开痹。14剂后患者症情较前好转,精神较前振,左手较前有力,讲话声音较前稍大,但双下肢仍乏力,行走缓慢,遗尿改善,加益智仁、桑螵蛸补肾温阳。再服20剂,患者自觉症状好转,虽反复擅自停药,但复诊时症情尚平稳,双下肢乏力亦有所改善,言语清晰,应答切题,小便控制力仍差。

前后共治疗6个月,患者病情平稳,能自己讲述一些事情,虽仍精神不振,但诸证已明显改善,言语稍清晰,应答切题,行走缓慢。仍在自服泼尼松60mg/d。继续益气活血通络、补益肝肾。患者一度中断治疗10个月,症情反复波动。

白塞病甚为疑难,且患者依从性太差,虽未全效,但在治疗过程中,患者病情一度明显好转。

### 【跟诊体会】

笔者对比朱师旧年所治案例,结合本案例辨治过程,认为本病有分期而治的必要性。早期即如朱师在文章中所指出的那样,病本为阴阳失济,湿热邪毒蕴结心、肝、脾经所循而成,朱师取张仲景泻心汤重用甘草补泻兼施,结合临床经验,创"土苓百合梅草汤"随证加味内服,配合"吴萸生栀散"外敷两足心涌泉穴,收效甚佳。病至中后期已损及肾,出现肝、肾、脾并病者,当三脏同调,治以补虚损为主。但患者的配合是取效的关键要素。

## 案9 朱良春、朱胜华教授辨治进行性肌萎缩——脾肾两虚,经脉痹阻证

邱某,男,27岁。2011年4月27日初诊。

主诉: 右侧肢体乏力伴进行性肌萎缩20年。

患者6岁开始出现右侧肢体乏力,后出现肌肉萎缩,呈进行性发展,二便无力排解,阴囊潮湿,身体发育畸形,鸡胸,发育迟缓,曾多方求治,未能坚持治疗,病情一直没有得到控制。现因乏力明显,病情加重来诊。刻下:神疲乏力,发育畸形,鸡胸,双手指甲边缘上翻,周身湿疹明显,尤其以手指间隙为著,右侧肢体萎缩,右手指活动不灵活,握力减低,行走缓慢,起身困难,可扶上楼梯,无吞咽困难,纳食不佳,易怒,夜多梦,二便排出费力。苔薄白燥,质紫红,中裂,脉细小弦。既往有大三阳病史,2011年3月10日查肝功能正常。HBV-DNA $6.01 \times 10^5$ IV/ml,AFP 2.6ng/ml。曾不规则服用恩替卡韦(博洛定),已停用5个月。否认其他病史。

中医诊断: 痿证(脾肾两虚,经脉痹阻); 西医诊断: 进行性肌肉萎缩(查因)。

治法: 补益脾肾,蠲痹通络。

初诊处理: ①痹通汤,加穿山龙50g,生白术30g,五爪龙30g,生黄芪30g,生地黄、熟地黄各15g,淫羊藿15g,巴戟天15g,千年健20g,络石藤30g。14剂。②协定5号,每次2g,每日2次,口服。③浓缩益肾蠲痹丸,每粒4g,每日3次,口服。

二诊: 患者症情稍有改善,湿疹减少,红疹消失,但近期受凉,苔薄淡,舌黄,脉弦,宗原法继治。处理: ①上方生白术加至40g,生黄芪加至50g,加枸杞子15g,3剂。②中成药同前。

三诊: 患者精神疲乏,右侧肢体萎缩同前,盗汗、汗出湿衣,心虚胆怯,心情抑郁,大便臭秽,色棕,每日2~3次,小便量多,色黄,遂自行停药。着凉

后咽部不适,唇燥,纳谷一般,多梦眠安,苔薄脉细,前法继进。处理:①痹通汤,穿山龙50g,生白术20g,生地黄、熟地黄各15g,甘杞子15g,首乌藤30g,女贞子15g,千年健10g,浮小麦30g。14剂。②浓缩益肾蠲痹丸,每粒4g,每日3次,口服。

四诊:患者只取上方2剂,药后自觉症情好转。续当原法出入。

五诊:患者盗汗已释,精神尚可,心虚胆怯,嘴唇干燥较前好转,咽中有痰色白易咳,纳谷一般,多梦,二便尚调。要求服上方。

六诊:患者乏力有所减轻,盗汗亦减少,诉3天前受凉后口唇干燥,纳谷欠佳,夜眠多梦,苔薄质绛,脉细,前法出入。处理:上方加川石斛15g,5剂。中成药同前口服。

七诊:患者明显好转,在服第三剂时自行加入知母10g,阿胶15g,觉唇燥较前好转,龈肿亦减轻。大便每日2次,仍觉胃脘嘈杂,饥饿感明显。从第5剂开始又自行加入知母10g,阿胶15g,制首乌15g,北沙参20g,枸杞子15g,胃脘嘈杂较前好转。复诊见:口唇干燥、面色无华,乏力明显,多梦,大便日2次,质干,舌苔薄白,脉细。处理:痹通汤,加生地黄、熟地黄各15g,墨旱莲20g,女贞子30g,山萸肉10g,炒知母12g,阿胶15g,人中黄10g,海螵蛸30g,凤凰衣8g,生白芍30g。2剂。

八诊:患者服上药后自觉较适,喉中有痰,龈肿,口唇干红减而未已,嗳气,大便欠畅,肛门灼热,苔薄白质红有紫气,脉细弦。续当原法出入。处理:上方加陈皮4g,炙刀豆子10g,墨旱莲30g。3剂。

九诊:口唇干基本消失,略感喉中有痰,纳谷一般,时嗳气,情绪低落,大便日行1次,成形,小便尚调,苔薄白,脉细小弦。续当原法出入。处理:上方加首乌藤30g。3剂。

十诊:患者药后头晕、乏力,嗜睡,心慌不适,大便每日2~3次,苔薄白脉弦,宗原法出入。处理:①痹通汤,加穿山龙50g,生白术20g,生地黄、熟地黄各15g,甘杞子15g,首乌藤30g,女贞子15g,千年健10g,浮小麦30g。3剂。②浓缩益肾蠲痹丸,每粒4g,每日3次,口服。

十一诊:患者自认为清楚自己的病情,坚决要求开下列药:生白术20g,生地黄、熟地黄各20g,甘杞子20g,首乌藤30g,女贞子15g,墨旱莲20g,龟甲20g,石斛10g,北沙参10g,生黄芪30g。2剂。

十二诊:患者服上药+痹通汤后,无明显不适,苔薄白,质红紫,脉细小弦。续当原法出入。处理：上方加苍术8g。3剂。

十三诊：精神疲倦,自诉服益肾蠲痹丸后口唇上火,纳可,大便不畅,日行1次,小便正常,苔薄白,质衬紫,脉细小弦。续当原法出入。处理：痹通汤,加金刚骨50g,猫人参30g,女贞子30g,生地黄15g,肿节风30g,千年健20g。7剂。

十四诊：患者服益肾蠲痹丸后易上火,右腿肌肉萎缩,乏力,苔薄白,脉细。续当培补肾脾缓图之。处理：穿山龙40g,淫羊藿15g,生白术30g,生黄芪30g,女贞子15g,怀山药30g,千年健20g,蜂房10g,土鳖虫8g,乌梢蛇10g,干地黄15g,五爪龙40g,甘草6g。3剂。

十五诊：患者药后上肢力增强,大便转通畅,但多食易饥,小便色黄,要求加沙参。处理：上方加北沙参12g,3剂。

十六诊：患者药后头晕不适,余证减而未已,纳眠可,二便尚调,处理：穿山龙40g,淫羊藿15g,生白术30g,生黄芪30g,女贞子15g,怀山药30g,千年健20g,蜂房10g,土鳖虫8g,乌梢蛇10g,干地黄15g,五爪龙40g,甘草6g。3剂。

十七诊：患者服上方后多食易饥好转,纳香眠佳,唯神疲乏力,余无不适,苔薄白,质红,脉细弦小。续当原法出入。处理：穿山龙40g,生黄芪30g,生白术20g,蜂房10g,全当归10g,鸡血藤30g,甘杞子15g,怀山药20g,甘草4g。3剂。

随访患者仍自行开药处理,症状缓慢改善。

## 【按语】

辨治此进行性肌肉萎缩证,朱师从脾肾两虚着手,治疗取得一定效果。但患者自主性甚强,自行改方调方,效果未达预期。

## 【诊治思路】

患者27岁,病史却已长达20年,与先天因素有莫大关系。来诊除了肌肉萎缩等上症外,双手指甲边缘上翻,行走缓慢,周身散在红色湿疹,纳欠佳,易怒梦多,二便排出无力。苔薄白燥,质紫红,中裂,脉细小弦。病起幼年,不排除先天肾气不足,后天失调而致。乃立"补益脾肾,蠲痹通络"法,以痹通汤加穿山龙、生白术、五爪龙、生黄芪、生地黄、熟地黄、淫羊藿、巴戟天、千年健、络石藤等调补肝肾、健脾益气渗湿,以痹通汤通脉养血补血,并协定5号、浓缩益肾蠲痹丸口服补益肝肾。患者药后湿疹减少,红疹消失。随后患者又数次自行调整处方,甚至自己开方调理。调理欠佳后,复方继进。患者依从性如此之差,仍取得一定效果。

**【跟诊体会】**

患者依从性甚为重要! 患者初诊病史里即已提到四处求医,但一直未能坚持。求诊未果的原因固然与其病因复杂、久病入肾有关,但与其本人依从性差关系更切。患者反复自行或找其他医师按照自己意愿调整药方,或根据自己的症状随时调整,复诊间隔不过7天,自行调整处方达4次,给诊治带来很大干扰。笔者在跟师时,曾再三提醒患者尽量遵从医嘱、不要随意调整药方。然而患者自主性极强,难以遵嘱。七诊时患者自觉症情明显好转时,遂自行加入知母、阿胶等,因出现胃脘嘈杂,又自行加入制首乌、北沙参、枸杞子。复诊时诉自觉胃脘嘈杂较前好转,但乏力明显,口唇干燥、面色无华,多梦,大便干。遂仍以健脾补肝肾、蠲痹通络为法,加炒知母、人中黄以清虚热并引虚热下行,并海螵蛸、凤凰衣护胃止痛。仅服2剂,患者即觉舒服,其后复从益气健脾、培补肝肾施治。患者病情虽较初诊有所改善,但一直没有太大起色。

此案例治疗取得一定疗效,总的来说是以健脾益气、培补肝肾、搜络止痹为法,尤其在十一诊后加用虫类药后症状改善较为明显。笔者认为,久病、疑难杂病辨证施用虫类药以加强开络通痹之功,可能是治疗此类疑难杂症的途径之一。另外,患者依从性甚为必要。

## 案10 朱良春、朱婉华教授辨治小儿多动症——风痰内扰,肝经郁热证

解某,男,9岁。2011年2月19日初诊。

主诉: 多动症9年。

家属代述患儿自出生伊始即有多动症,发作时有头向右倾,有躁动,自打头部,尖叫,抽搐颤抖,注意力难集中。平素一日仅能安静1小时左右,纳可,二便调,舌质淡苔薄微腻,脉弦。既往有"癫痫"病史,每月发作一次。

中医诊断：多动症（风痰内扰，肝经郁热）；西医诊断：小儿多动症。

治法：化痰息风，清肝热。

初诊处理：①淮小麦30g，红枣6枚，炙甘草3g，紫河车6g，钩藤（后下）10g，代赭石（先）20g，神曲8g，炙僵蚕10g，蝉蜕6g，青葙子8g，蔓荆子8g，石菖蒲8g，陈胆星6g，茯苓12g，全瓜蒌8g，炒枳壳6g，明天麻6g。7剂。②蝎蚣胶囊，每次0.6g，每日3次，口服。

二诊：多动情况暂未发作，大便干结，舌面部分光剥，舌质红，脉细。补益肝肾、平肝息风、养阴定痉。处理：①痹通汤加生地黄、熟地黄各20g，生白芍30g，女贞子30g，墨旱莲20g，石决明30g，钩藤20g，青龙齿30g，石菖蒲8g，凤凰衣6g，火麻仁20g，炙远志10g，5剂。1剂药分3次服。②蝎蚣胶囊，每次0.6g，每日3次，口服。

三诊：患儿受凉后体温升高，昨晚最高38.9℃，服"肺宁胶囊"、饮水后体温下降，今晨体温37.5℃，咳嗽，咳痰不出，昨日抽搐3次，持续约1分钟后自行缓解。食欲缺乏，大便干结，舌质淡红，苔薄白，脉细小弦。续当原法出入。并以维银翘片、清开灵口服。

四诊：母亲代述，患儿药后病情平稳，体温未再升高，抽搐发作较前减少，平均每十天发作一次。近来食欲缺乏，疲乏，大便量少干结，舌质红，苔少，脉细。续当原法出入。处理：痹通汤加石菖蒲15g，钩藤20g，煅龙骨、煅牡蛎各30g，生地黄20g，僵蚕15g，决明子20g，瓜蒌仁20g，生白术15g，凤凰衣8g。2剂。1剂药分3次服。

五诊：患儿药后大便每日一次，偏干，近两日有躁动，自打头部，尖叫，抽搐颤抖，苔薄腻质红，脉弦数。此肝热风动之象，治宜平肝息风。处理：钩藤15g，明天麻10g，地龙10g，僵蚕12g，石菖蒲12g，天竺黄8g，胆南星8g，全蝎2g，蜈蚣2g，珍珠母15g，生地黄15g，女贞子15g，全瓜蒌15g，决明子15g，生白芍20g，甘草4g，羚羊角粉0.6g（分三次吞服）。20剂，1剂分2天服。

六诊：患儿药后症情平稳，抽搐每十天发作一次，程度减轻，幅度减小，大便1~2天一次，偏干。守前继服20剂。

七诊：患儿服药加针灸治疗，药后第12天不慎感冒，诱发抽搐一次，持续20秒后自行缓解，幅度减少，大便1~2天一次，偏干。守前继服20剂。

八诊：患儿来诊前4天发作一次抽动症，目前仍间有头向右倾，无打头、尖叫，纳可，大便干，二日一次，眠安，苔薄，脉细弦。前法继进之。处理：珍珠母加至30g,加石决明30g,生锦纹(后下)8g,青龙齿30g。具体如下:钩藤15g,明天麻10g,地龙10g,僵蚕12g,石菖蒲12g,天竺黄8g,胆南星8g,全蝎2g,蜈蚣2g,珍珠母30g,生地黄15g,女贞子15g,全瓜蒌15g,决明子15g,生白芍20g,石决明30g,生锦纹(后下)8g,青龙齿30g,甘草4g,羚羊角粉0.6g(分三次吞服)。8剂,2剂分3天服。

随访情况良好,发作间隔频率减缓、发作程度减少。

### 【按语】

此案例小儿多动症的治疗取得明显效果,发作频率及程度皆有减轻。

### 【诊治思路】

初诊时,患儿多动症严重,不自主的动作没有片刻停顿。朱师考虑小儿先天肾气受损,且正处于生长发育时期,肾气未充、形体未盛,脏气不平导致上证发作,而且发作程度重、频率高等已严重影响了患儿正常生长发育,立"急则治标"为则,以化痰息风为治。初诊以淮小麦、红枣、炙甘草以养脏气、补肝心;二陈汤加潜阳息风之钩藤、代赭石、青葙子、蔓荆子、明天麻等,并加滋养肝肾的紫河车;神曲、炙僵蚕、蝉蜕、全瓜蒌、炒枳壳、蜈蚣胶囊以化痰行滞、息风止痉。

药服7剂,患儿多动症暂未发作,阴液不足明显,续以补益肝肾、平肝息风、养阴定痉处理;以痹通汤加生地黄、熟地黄、生白芍、女贞子、墨旱莲、石决明、钩藤、青龙齿、石菖蒲等化痰通络、养心安神。5剂后母亲代述,患儿病情改善,退热后抽搐发作程度及发作频率明显减少。后出现同初诊类似发作明显的情况,如躁动,自打头部,尖叫,抽搐颤抖,苔薄腻质红,脉弦数,考虑肝热风动。治以平肝息风调治之,以羚羊角汤加化痰息风之品。

经治40天,患儿病情控制平稳,发作间隔、程度及幅度皆减小。加减服用40剂,除因感冒诱发抽搐一次(20秒后自行缓解)外,抽搐再也没有发作。

随访患儿抽动偶作、间隔已明显延长、程度明显减轻。

### 【跟诊体会】

朱师辨治多例小儿多动症皆获成功,从"益肝阴、调经络"着手,抓住"调经""养肝"两个关键点,区别"标本"、分阶段施治。例如,本案治疗过程中,初诊以标本兼治、治标为重点,患儿发作频率及程度皆有所减轻,二诊时调整为痹通汤加减并增益养肝肾以治本善后,患儿症状进一步改善,病情渐控制。

案例的成功不再赘述,笔者试对甘麦大枣汤的施用做一探讨。

甘麦大枣汤治疗脏躁证从《金匮要略》"妇人脏躁,悲伤欲哭,象如神灵所作,数欠伸"始,后世医家对此都有发挥,如许叔微《普济本事方》、陈自明《妇人大全良方》都载有本方之验案。但并无指认其"脏"为"心"。至叶天士指出此方所治之"脏躁"为"心"所病,因小麦善养心气、润燥除烦为主,其后医家多承此说。但笔者有不同看法。

首先,脏躁证,从其头眩健忘、心悸怔忡、心神烦乱、眠不实、多梦等表现来看,似为"心"神乱之表象,但是其不仅是"心躁"证,更像"肝躁"证,由肝阴不足所致急躁易怒、口苦、躁烦等。肝为藏血之脏,体阴而用阳,因"肝藏血"不足,始有"心主血脉"功能欠佳,母病及子而已。而且"脏躁"患者表现也是肝气郁滞之象。从《千金方》记载麦苗绞汁可治黄疸;陈藏器《本草纲目拾遗》亦谓麦苗"主酒疸目黄",可"消酒食暴热";张锡纯《医学衷中参西录》也盛赞麦苗有治黄疸之功,"虽为脾胃之药,而实善舒肝气"。因此,小麦入心,其幼苗却入肝,岂不怪哉?

结合本案来看也证实甘麦大枣汤治"肝"血不足所导致的躁,非"心"躁。我们不妨扩展去想:为何女子多发"脏躁"?因女子以血为用,有经带胎产的诸生理特点,易出现肝血不足、肝气郁滞的病理,这是导致"脏躁"的根本原因。故,"脏躁"之"脏"指"心",为误也,指"肝"更为妥当。此为笔者浅见,尚须多体会。

## 案11　朱婉华教授辨治运动神经元病——肝肾虚损,络痹不通证

朱某平,男,30岁。2011年9月18日初诊。

主诉:双下肢反复乏力,伴视力下降8年余。

患者8年前因"双下肢乏力伴左眼视力下降"于2004年12月27日至华山某医院神经科系统诊查,确诊为"视神经脊髓炎",予以硫唑嘌呤、弥可保、泼尼松治疗,效果不明显。今来诊要求中医药治疗。刻下:神清,双下

肢软弱无力,不能行走,腰部酸软无力,双眼视物不清,左侧尤甚,纳可,眠欠安,二便尚调,舌苔薄白,脉细小弦。体格检查:双上肢肌力1级,腱反射(++),双下肢肌力0级,腱反射(+++),两侧病理征(+)。

中医诊断:痿证(肝肾虚损,络痹不通);西医诊断:视神经脊髓炎。

治法:补益肝肾,通络活血。

初诊处理:①痹通汤,加生黄芪80g,泽兰、泽泻各30g,补骨脂30g,骨碎补30g,鹿角片10g,淫羊藿15g,熟地黄20g,枸杞子、菊花各15g,谷精珠10g。30剂。②浓缩益肾蠲痹丸,每粒4g,每日3次,口服。③蝎蚣胶囊,每粒0.3g,每次5粒,每日3次,口服。

二诊:来诊述诸症明显好转,无不适。处理:痹通汤,加生黄芪80g,补骨脂30g,骨碎补30g,鹿角片15g,淫羊藿15g,熟地黄20g,枸杞子、菊花各15g,谷精珠10g,怀山药30g,穿山龙40g,络石藤30g,怀牛膝15g,千年健30g,生白术40g,鹿衔草30g,制白附子10g,生白芍30g,宣木瓜15g。30剂。

三诊(2011年11月15日):电述,药后腰部痛较前有所缓解,精神好,仍双眼视物不清,双下肢无力,行走不能,纳可,眠一般,二便尚调,苔薄白,续药1个月。处理:①上方加密蒙花15g,谷精珠15g。30剂。②浓缩益肾蠲痹丸,每粒4g,每日3次,口服;

2011年11月18日:突然电话,放弃治疗。

### 【按语】

此为朱婉华教授辨治的"视神经脊髓炎"案例,朱教授从肝肾论治,以痹通汤加减,从治疗过程来看,时间有限,但治疗过程中患者好转明显,值得体会。

### 【诊治思路】

患者为30岁男性,起病已有8年,病初即开始服用硫唑嘌呤、甲钴胺片、泼尼松治疗,效果不明显,症状渐重。来诊已见下肢不能行走,腰部酸软无力,双眼视物不清,左侧尤甚,舌苔薄白,脉细小弦,肝肾虚损症状十分明显,四诊合参主要考虑为肝肾虚损、络阻不通之痿证。朱教授立"益肾除痿,通络活血"为法,以痹通汤加生黄芪、泽兰、泽泻、补骨脂、骨碎补、鹿角片、淫羊藿、熟地黄、枸杞子、菊花、谷精珠汤剂内服。药服30剂,患者诸症好转

（自诉），前法继进，加强补益肝肾之力，并加穿山龙、络石藤、生白术、宣木瓜等健脾益气、通络活血。患者服30剂后电述，腰部痛较前有所缓解，精神好，唯视力下降仍较明显，双下肢无力，依证再进行加减，但后来患者突然电告放弃治疗。十分可惜。

痹通汤为朱师所创辨治痹证，功能为养血活血、通络蠲痹。朱婉华教授移治视神经脊髓炎案例，盖由此类疑难杂病病机相同之故。本方由养血及攻瘀化痰之虫类药为主组成，药如地龙、僵蚕、蜂房、丹参、鸡血藤、甘草等组成，充分发挥虫类药的攻逐剔络、除瘀通脉之功，二诊时有明显效果。此虽不排除本病有间歇波动的特性，但是治疗此类疾病采取活血补血通络及辨证施用虫类药是取效的重要方面。

# 皮 肤 病

## 案1 朱良春、朱婉华教授辨治硬皮病——肾虚络痹,痰浊瘀阻证

马某,女,53岁。2010年8月19日初诊。

主诉:双下肢硬结10年余。

患者自十多年前两下肢小腿起小硬块,自以为是蚊虫叮咬,未予特殊处理。后发现硬节长时间不能消除,于南阳某医院行活检,确诊为硬皮病。其后在肘也有硬结出现,一直未能治愈。在武汉某医院活检示脂膜炎,在北京某医院活检示中小多动脉炎。血生化及免疫指标均正常。曾服用过激素,但不能缓解。目前自觉面部粗糙不适,两下肢有胀痛感。纳可,两便自调,苔薄淡黄,脉细。

颈腰椎片提示:$C_{4\sim5}$、$L_{3\sim4}$腰椎间盘突出。ESR 19mm/h。

中医诊断:皮痹(肾虚络痹,痰浊瘀阻);西医诊断:硬皮病,混合性结缔组织病。

治法:益肾蠲痹,健脾益肺,化痰散结。

初诊处理:①痹通汤,加穿山龙50g,拳参30g,骨碎补30g,补骨脂30g,鹿角片15g,生黄芪30g,泽兰、泽泻各30g,桃红各8g,淫羊藿20g,炮山甲4g(分吞),肿节风30g,生地黄、熟地黄各15g。20剂。②扶正蠲痹1、2号,每粒0.4g,每次4粒,每日3次,口服。

二诊:患者诉未正规服药,但行走较前灵活,自觉面部皮肤肿胀发硬,诉两下肢有新硬块生出,自觉硬块略有瘙痒,纳可,眠欠安,眠后易醒,二便调,苔薄白淡黄,脉细弦。守原法继治。处理:①上方加生半夏15g(生姜3片,先煎30分钟),山慈菇15g,生薏苡仁40g,30剂。②中成药同前。

三诊:患者电述,一剂药服3~4天,双下肢未有新硬块出现,行走较前轻

松灵活,面部皮肤紧张感较前减轻,现觉身乍冷乍热,然后汗出。易感冒,头痛、鼻流清涕,自觉喉中痰黏难咯,无咳嗽;略觉胃胀,食后加重,纳谷尚可,难入眠,大便每日3~4次,先干后稀,小便如常。处理:①上方加煅龙骨、煅牡蛎各30g,瘪桃干20g,刺猬皮15g,川黄连3g,肉桂3g,灵磁石30g。②中成药同前。

四诊:患者电述一剂药服3~4天。双下肢硬结较前缩小,行走较前轻松,面部皮肤亦较前松弛,唯全身阵发烦躁,易感冒,受风后即有胸闷不适,流清涕,头痛、平时畏风寒。胃脘疼痛,自服雷尼替丁后症状可缓解。纳可,眠差。大便日行2~3次、质稀,苔薄白。处理:痹通汤加穿山龙50g,拳参30g,骨碎补30g,补骨脂30g,鹿角片15g,生黄芪60g,泽兰、泽泻各30g,淫羊藿15g,肿节风30g,生地黄、熟地黄各15g,生半夏15g(生姜3片,先煎30分钟),桃仁、红花各10g,生薏苡仁40g,炒防风15g,生白术30g,川续断10g,生白芥子20g。14剂。

五诊:患者症情缓解,硬结较前缩小,表面看不出,未见新发,行走较前轻松,略感下肢疼痛,久坐后下肢"血脉不通"(患者语),面部皮肤较前松弛,双眼肿胀,颈背、腰部疼痛,活动后有所缓解,阵发燥热,急躁,胃胀略痛,嗳气则舒。右上腹疼痛(既往有胆囊息肉史),纳可,眠一般,多梦。大便日行2~4次,苔薄淡黄,脉弦细。守原法继治。处理:痹通汤加穿山龙50g,淫羊藿15g,生地黄、熟地黄各15g,炒白术20g,生半夏15g(生姜3片,先煎30分钟),炒白芥子12g,熟薏苡仁30g,炙黄芪30g,炒防风10g,葛根20g,赤芍、白芍各15g。30剂。

随访情况尚可。

### 【按语】

硬皮病属于中医痹证范围(皮痹、血痹、风湿痹等)。朱师根据长期临床经验认为本病以肺、脾、肾三脏虚损为主,痰浊瘀阻于皮肤、脉络、肌肉等而成,治从"益肾蠲痹、健脾益肺、化痰散结"获效。

### 【诊治思路】

此患者为53岁女性,双下肢硬结10余年,初起两下肢小腿起小硬块,长时间不能消除,其他部位相继出现小硬块,曾服用激素,症状不能缓解。四诊合参,朱师考虑为"肾虚络痹、痰浊瘀阻"之痹。病初在皮,渐入肌肉、筋脉,此由肾精不足,肺脾两虚致气血双亏、津虚不布所致;立"益肾蠲痹、健脾益肺、化痰散结"为法,以痹通汤、桃仁、红花补血活血通脉,穿山龙、拳参、生黄芪、泽兰、泽泻、肿节风益气扶正、泄化湿浊,以骨碎补、补骨脂、鹿角片、淫羊藿、生地黄、熟地黄以补肾壮肾、燮理阴阳,并炮山甲扶正散结。

药服20剂,虽未正规服药,患者已觉行走较前灵活,唯自觉面部皮肤肿胀发硬、两下肢有新硬块生出。考虑为痰浊阻滞、血虚筋脉经络失养所致,原法继治,加生半夏、山慈菇、生薏苡仁以开结逐痰瘀。药后诸症改善,有正气来复、祛邪外出的表现,予加强扶助正气、祛邪外出,患者虽一剂药服3~4天,但病情持续好转,双下肢硬结较前缩小,行走轻松。守法继进,诸症大减,肢体表面已看不出硬结,行走轻松,略感下肢疼痛,再服30剂,病情缓解明显后患者自行停药。

### 【朱师经验】

朱师辨治硬皮病以"正虚"为根本病机,辨为肾虚为本,涉及肺、脾;"痰""瘀""虚"为病理特点。朱师认为此病为多系统、多器官受损后,痰浊瘀毒蕴结于皮、脉、肉、筋、骨等导致虚实夹杂、寒热兼具之疑难病。朱师遵《内经》"劳者温之、损者益之"之则,治以"益肾蠲痹、健脾益肺、化痰散结"为法,以痹通汤合当归、桃仁、红花等以助通利经脉,黄芪、白术、升麻等以益气健脾、养血生血,加熟地黄、仙茅、淫羊藿、骨碎补、补骨脂等补益肝肾助化痰散结,融通、补、消为一体。

朱师治疗疑难杂症如干燥综合征、硬皮病、系统性红斑狼疮、强直性脊柱炎、类风湿关节炎等风湿类疾病多从"肾"论治,从"痰""瘀"着眼,并根据患者实际情况和所累及脏腑,区别标本缓急、分阶段施治,取得很好的疗效,具有很强的临证指导意义。

## 案2　朱良春教授辨治硬皮病——肾虚络痹,痰浊瘀阻证

王某,女,39岁。2011年6月15日初诊。

主诉:四肢多关节疼痛9年。

患者9年前开始出现右手食指近端指关节肿痛,伴双下肢浮肿,双膝疼

痛,下蹲受限,未予重视,病情渐渐加重。于当地医院查RF(-),叠服中药效果欠佳。2008年患者出现颈部、手背皮肤光如脂,紧如椿皮。于郑州某医院诊为硬皮病,经治乏效。2009年于解放军某医院治疗,每晚服泼尼松2粒,甲氨蝶呤(MTX)4粒每周一次,硫酸羟氯喹、维生素C、维生素E、钙片等近2年,皮肤变松,但双手小指关节伸肌腱功能丧失,遂停药。2010年患者病情加重,双手近指、掌指关节肿痛,双腕、肘、膝、踝等关节疼痛,一度服用雷公藤,后因药后导致停经而停服。2个多月前患者面部出现带状疱疹,明显消瘦,急行后出现气喘,于襄城某医院查血常规:PLT $317 \times 10^9$/L,WBC $9.18 \times 10^9$/L,HGB 115g/L,RF 41IU/ml,ASO 20U/ml,CRP 46.69mg/L,IgG 17.4mg/L。2011年5月27日:ESR 60mm/h。解放军某医院查胸部CT示双肺感染,通气报告:①中度混合性通气功能障碍;②肺活量中度降低,每分钟最大通气量轻度降低,加服SASP未能缓解,后又低热10日,现维持服用泼尼松、MTX、柳氮磺吡啶(SASP)控制症状。今来诊见神清,双手指红肿疼痛,晨僵约半小时,双腕、肘、肩、膝关节疼痛,活动欠利,急行或上下楼梯则气喘,喘则咳嗽,无痰,纳眠可,二便尚调,苔薄白,质淡紫,脉细小弦。

中医诊断:皮痹(肾虚络痹,痰浊瘀阻);西医诊断:硬皮病,类风湿关节炎,间质性肺炎,中度混合性通气障碍。

治法:益肾通络。

初诊处理:①痹通汤,加金刚骨50g,拳参30g,忍冬藤30g,金荞麦60g,鱼腥草30g,凤凰衣8g,杏仁15g,薤白头8g,降香8g(后下),骨碎补30g,生白芍30g,金沸草30g,川桂枝10g,制川乌10g,莪术8g,制南星30g,徐长卿15g。30剂。②扶正蠲痹1号,每次0.4g,每日3次,口服。③浓缩益肾蠲痹丸,每粒4g,每日3次,口服。

二诊:患者电述已把泼尼松减量至每晚1粒,甲氨蝶呤4粒每周一次,已停用SASP。刻下:无畏寒发热,稍咳嗽无咳痰,阵发性胸闷气喘,活动后尤甚,关节疼痛较前减轻,手指关节疼痛、红肿已缓解,晨僵有片刻,活动后可缓解,纳可眠安,两便正常,(舌脉不详)。处理:守上治疗方案。

三诊:患者来电述已正常上班。胸闷、活动后气促,关节疼痛已基本缓解,无明显手指晨僵。阵发性干性咳嗽,每日发作2~3次。纳可,眠可,二便调。处理:上方金沸草减至20g,30剂。中成药同前。

四诊:患者述,药后咳嗽、咳喘症状基本好转,胸闷气促感明显缓解,关节略有疼痛,无晨僵,眠安,纳可,二便调。处理:守上治疗方案。

五诊:患者电述,药后症情好转60%,近期于当地复查RF 10IU/ml, ASO 467U/ml, ESR 58mm/h, IgG 22.67mg/L,磷酸肌酸激酶610U/L,乳酸脱氢酶271U/L,纳眠尚可,续服前汤剂20剂,中成药同前。

后症情平稳,停用汤药,仅服中成药。

随访良好。

### 【按语】

硬皮病并非不可治之病,笔者跟师学习过程中,共遇十余个硬皮病患者,经朱师施治,皆获佳效。硬皮病或为全身性,或为局部病变,年龄小者如张某格仅7岁,年龄大者如王某彩,发病时间已长达10余年,且中西医治疗乏效。朱师辨治本病从"肾"论治,以"培补肾阳"为辨治根本,兼"益气健脾、活血通络",取得很好的效果。

### 【诊治思路】

本案为年轻女性,以"四肢多关节疼痛9年"来诊。始为右手食指近端指关节肿痛,双下肢浮肿,膝痛、下蹲受限,渐加重,出现颈部、手背皮肤光如脂、紧如椿皮,诊为硬皮病,叠经中西医治疗,以激素、MTX、硫酸羟氯喹、维生素等乏效,并双手小指关节伸肌腱功能丧失;患者症状持续加重,出现四肢关节肿痛,并面部出现带状疱疹,明显消瘦,气喘等肺脾肾虚重症。"阳气者,精者养神,柔者养筋",久病损及下焦,致肾阳不足、失于温煦,而见诸症。故治当从培补肾阳着手,并"化痰浊瘀"以通肺气、活血通经调治。

服药1个月,诸症稍减,泼尼松减量、甲氨蝶呤停用。再守上方治疗半月,患者胸闷、活动后气促、关节疼痛已基本缓解,无明显手指晨僵,已正常上班。续服30剂,诸症进一步好转。前后共治疗2个多月,症情好转60%。后仅服中成药。随访症情稳定。

### 【朱师经验】

硬皮病与其他免疫性疾病一样,属于临床疑难杂症,缠绵难愈,损及多个脏器及组织,给患者带来极大痛苦。著名中医学家邓铁涛教授认为本病先起于皮毛而渐及骨节,波及内脏,五体五脉合于五脏,并由上及下渐损及脾肾,其主要病机应为肺脾肾虚。朱师对此亦有相同看法,而且认为本病分弥漫性与局部性,弥漫性硬皮病多为先天禀赋不足、后天失调,或内伤劳倦,情感刺激而成,或误治、病后失养、气血亏虚,筋脉失养;或气血亏虚、风湿热毒蕴结于中,痰瘀渐结、络脉受阻,致肌肤失养、干枯而成。病之根本当责之肾精亏虚、肺脾双虚,痰浊瘀毒蕴于皮肤、肌肉、筋骨、络脉。

朱师指出,本病虽为肺、脾、肾三脏同病,但有轻重之分,尤其是急性发作时,不可偏重于补,当以祛风湿痰浊诸毒,以"通"为法,可寒热同用、温清并施,俾内蕴之痰浊湿瘀泄化、络道通畅,则气血运行得以畅达皮毛、四肢百骸,而硬化之症可愈也。观朱师之用药,痹通汤、金刚骨、黄芪为益气活血通络之品。尤其是穿山龙,朱师认为此药吸收了大自然的灵气与精华,既能扶正,又可蠲痹,既能通络又能止咳益肺肾。朱师治疗诸疑难杂症如痹证、红斑狼疮等皆参以治之;余桂枝、川乌等温经通络而辨证施用,待痰去瘀化,则加骨碎补、补骨脂、鹿角片等培补肾之品,寓补于通,以使补不壅滞、祛邪不伤正。

虫类药物对此类疑难杂病有显效,朱师曾创制以虫类药物为主的"益肾蠲痹丸",经多年临床证实,该丸对于痰、瘀、虚所致之疑难杂病确有较好的疗效。其后采用鲜活动物药制剂"金龙胶囊"以及自制的"扶正蠲痹胶囊"疗效又有所提高。其后朱师创制的痹通汤更具通补双运之效。虫类药治疗疑难杂症之所以作用独特,一方面因其力锐,有搜剔钻透、直达病所之功,可深入经络、骨骼、脏腑气血痰瘀胶结之处,通"闭"解"结",扫荡病邪;另一方面这些药物又系血肉有情之品,有助于扶助正气,故可收到去邪而不伤正的效果。

## 案3 朱良春教授辨治酒渣鼻——肝经郁热证

黄某,女,71岁,南通人。2011年3月21日初诊。

主诉: 鼻部红赤2年。

患者2年前开始出现鼻部红赤,查肝功能均高于正常;B超示肝囊肿。未服药治疗,今年3月在街道办卫生服务中心查肝功能示: TBL 29.8μmol/L, DBiL 10.9μmol/L, ALT 44.3U/L, AST 44.9U/L, GGT 114.7U/L。来诊要求中医药调治。诉鼻部红赤情况时轻时重,迎风流泪,无两胁疼痛,有嗳气,时伴腰酸,纳食正常,眠差,二便调,舌质偏红,苔薄白腻,脉细弦。

有高血压病史多年,自述血压控制良好。

中医诊断:赤鼻(肝经郁热);西医诊断:酒渣鼻。

治疗:泄肝清热。

初诊处理:柴胡10g,焦山栀10g,广郁金20g,茵陈30g,决明子15g,蒲公英30g,垂盆草30g,土茯苓50g,甘草6g。14剂。

二诊:药后患者病情明显改善,纳可,眠安,鼻部红赤情况减轻,迎风流泪明显改善。舌质偏红,苔薄白腻,脉细弦。复查肝功示:TBL 22.4μmol/L,DBiL 6.1μmol/L,ALT 40U/L,AST 44.9U/L,GGT 114.7U/L。前法继进。处理:上方加赤芍15g,枸杞子、菊花各10g,生薏苡仁30g,土茯苓改为40g。14剂。

随访患者鼻部情况已基本消失。

### 【按语】

此案例效果非常明显,两诊即痊愈,前后共服28剂。

酒渣鼻又称玫瑰痤疮,多见于30~50岁的中年人,女性多于男性,是一种发生于面中部的慢性炎症性疾病。其发病确切原因不清楚,多种因素皆有可能诱发或加重,包括局部血管舒缩神经失调,毛囊虫及局部反复感染,使用辛辣食物、饮酒、冷热刺激、精神紧张、情绪激动、内分泌功能障碍等。朱师从"肝经郁热"辨治本病,获效明显。

### 【诊治思路】

黄某为71岁女性,2年前开始出现鼻部红赤,并迎风流泪,时伴嗳气、腰酸,眠差,舌质偏红,苔薄白腻,脉细弦。朱师辨其"肝经郁热",立"泄肝清热"为治,方以柴胡疏肝散为基础,加清利湿热之品:柴胡、焦山栀、广郁金、茵陈、决明子、蒲公英等。14剂后患者病情明显改善,鼻部红赤情况减轻,迎风流泪明显改善。加减再服14剂,患者病情大减。随访患者鼻部红赤已基本消失。

### 【跟诊体会】

酒渣鼻以鼻部赤络布张为特点,影响美观。医家有从风论治,从湿论治,从瘀论治,不同见解而皆有效。辨治本案例,朱师考虑为肝经郁热所致,从清肝热、通经络取得明显效果。

另外，朱师指出生活调摄对本病相当重要：①忌食辛辣和刺激食物，忌饮酒，避免暴晒和过冷过热的刺激，保持大便通畅。②尚须避免精神紧张，保持良好的心态和生活规律。

## 案4 朱良春教授辨治复合性口腔溃疡——阴虚蕴膜证

朱某，男，43岁。2011年8月13日初诊。

主诉：口腔溃疡反复发作5~6年。

患者近5~6年反复发作口腔溃疡。近2~3个月患者觉口腔溃疡发作频繁，现有5枚溃疡点，咽部亦有1枚，吞咽时疼痛，自感疲乏，无关节肿痛，无口、目干涩，无龋齿，纳可，便调，舌红苔薄白，脉细弦略数，间有迟脉。平素喜欢经常迟睡。

中医诊断：口疮（阴虚蕴膜）；西医诊断：复合性溃疡。

治法：滋阴降火。

初诊处理：甘杞子20g，女贞子20g，决明子15g，玉蝴蝶8g，凤凰衣8g，蒲公英30g，北沙参20g，甘草6g，刺五加15g。14剂。

二诊：患者口腔溃疡愈，故未再就诊。近月因工作迟睡，溃疡再起。（4月12日在北京某医院检：ASO、CRP、ENA、AKA、补体$C_3$、$C_4$，IgA、IgG、ESR正常，RF 20.8IU/ml，IgM 0.43mg/L）。要求配药处理：上方加甘中黄15g，肿节风30g，生地黄20g，川黄连5g，淡吴茱萸15g。14剂。

三诊：患者因某些原因未坚持服药，因溃疡亦未再发作，药服完亦未再诊。最近1周唇边发一小溃疡，纳可便调，舌暗红苔薄白，脉平，再次要求服药。前法继进。处理：①甘杞子20g，甘中黄10g，女贞子20g，决明子15g，玉蝴蝶8g，凤凰衣8g，蒲公英30g，北沙参20g，怀山药30g，甘草6g，刺五加15g。20剂。

随访患者表示溃疡好转，遂又停药。

◆【按语】
朱师辨本案例之口疮由"阴虚"所致，立"滋阴降火"辨治，获得佳效。

◆【诊治思路】
本案例患者6年前开始反复发作口腔溃疡，平素工作压力大，迟睡，近

2~3个月口腔溃疡发作频繁,且溃疡点增大增多,吞咽时疼痛,自感疲乏,舌红苔薄白,脉细弦略数,间有迟脉。朱师详诊此患者,认为口腔溃疡反复与工作迟睡、耗阴伤阳有关,故治宜滋阴降火为主,乃以甘杞子、女贞子、刺五加、北沙参滋阴,决明子、蒲公英清解蕴热,玉蝴蝶、凤凰衣、甘草护膜止疡。14剂后患者口腔溃疡愈未再就诊。其后患者数次因反复迟睡、工作繁忙等原因致溃疡再起,服药皆效,惜每次病情明显好转后,患者即停止治疗,难以根治。

### 【朱师经验】

"口腔溃疡"临证并不少见,据笔者观察,以清热苦寒之品多用,症状虽暂缓,但患者阳虚更甚,于固本实属为难。朱师辨治口疮经验甚丰,临证分虚实、清滋并用。口疮属虚火者,多以补、敛为法,治实火则宜清宜下,获效甚佳。本案例为虚火所致口腔溃疡,朱师采用温敛、滋清并用而取得显效。另外,朱师辨治实火口疮多以黄连配细辛,寒温共用,一以直折,一以发越,取效良好。

## 案5 朱良春教授辨治未分化结缔组织病——肾虚脉络失调证

李某,女,28岁。2011年8月2日初诊。

主诉:颜面红疹2年余。

患者2年多以来反复出现颜面、颈部红疹,无明显触痛、瘙痒,曾转诊于北京某医院查相关指标。查ENA系列: ANA( + ),抗SM( + ),抗MRNP抗体阳性。1个月后再次复查相关指标: 抗RNP( + ),抗SM( + ), IgG 26g/L,补体$C_4$ 0.47g/L, ASO 217IU/ml, RF 34.1IU/ml。拟诊: 结缔组织病。未予正规治疗。近10日服羟氯喹0.2g,每日2次,今来诊要求中医治疗。刻下: 颜面及颈部散在红疹,无明显发热、关节病,诉肢冷,有雷诺现象,面颊潮红,时有痒感。纳可,大便尚可,小便自调,苔薄白,质红,脉细弦。

中医诊断: 痹证(肾虚脉络失调); 西医诊断: 混合性结缔组织病。

治法: 益肾蠲痹,和调脉络。

初诊处理:①痹通汤,加淫羊藿15g,生地黄、熟地黄各15g,赤芍、白芍各15g,穿山龙50g,生黄芪30g,地肤子30g,蝉蜕10g,僵蚕10g,徐长卿15g。

7剂。②浓缩益肾蠲痹丸，每粒4g，每日3次，口服。③金龙胶囊，每粒0.25g，每次4粒，每日3次，口服。

二诊：患者诉药后症情平稳，唯双足背、双上肢散在红疹，瘙痒，偶有腰痛隐痛，胆怯易惊，眠欠安，纳可，二便自调，苔薄脉细。前法继进之。处理：①上方加全当归10g，生姜3片，白鲜皮30g，14剂。②中成药服用同上。

三诊：患者药后面部、双上肢、足背红疹均明显消退，但仍有瘙痒，睡眠欠佳，药后胃胀、食后明显，二便自调，苔薄白，脉细。前法继进。处理：①痹通汤加淫羊藿15g，生地黄、熟地黄各15g，穿山龙50g，鸡内金10g，谷芽、麦芽各15g，炒枣仁30g，生半夏15g，北秫米20g，白鲜皮30g，蛇蜕10g。14剂。②中成药同前。

随访症情明显改善。

### 【按语】

未分化结缔组织病具有某些结缔组织病的临床表现，但又不符合任何一种特定疾病的诊断标准，属于某一种弥漫性结缔组织病的早期阶段或顿挫型，临床发病不少见。朱师经验从"肾督亏虚、络痹不通"辨治本病，予以利络益肾得以临床痊愈。

### 【诊治思路】

此案例为年轻女性，2年前发病，未正规治疗，来诊前服羟氯喹。朱师考虑病因为"肾虚脉络失调"所致，立"益肾蠲痹、和调脉络"治之，以痹通汤加淫羊藿、穿山龙、生黄芪、生地黄、熟地黄以益肾蠲痹、活血通利，并赤芍、白芍、地肤子、蝉蜕、僵蚕、徐长卿清解郁热以和络，口服浓缩益肾蠲痹丸、金龙胶囊以益肾蠲痹通络。

药服7剂，患者即症情平稳，唯双足背、双上肢散在红疹，瘙痒，偶有腰痛隐痛，胆怯易惊，眠欠安，苔薄脉细。朱师考虑此郁结之毒有解而未全消，续前处理，加全当归、生姜、白鲜皮活血利络化湿浊。再服14剂，患者面部、双上肢、足背红疹均明显消退；随症加减续服后，患者症情明显改善。

### 【跟诊体会】

朱师所倡"久病多虚、久病入络、久病必瘀、久必及肾"为疑难杂症及慢性病的共同病机,临证当据病情轻重、发病因素、年龄、性别及伴随症状等因素,分阶段、分症情先后辨治。即如本案患者病发2年,以颜面红疹为主,伴四肢冷感及雷诺现象,为虚瘀夹杂、肾精亏虚所致,故益肾蠲痹治之;若以关节红肿、颜面红疹明显而燥热、心烦等"热象"较著者,则当先"解郁清解"为治,待络通经疏则以扶正培补肾虚为治。

## 案6 朱婉华教授辨治"淀粉样变"——气阴两虚,痰瘀交凝证

董某,女,10岁。2011年12月10日初诊。

主诉:声嘶、鼻塞7年,皮下结节5年。

患者自2003年底因感冒出现声嘶,伴双侧鼻塞、嗅觉消失,平时需张口呼吸。2004年1月在某医院行局麻下腺样体刮除术,术后仍鼻塞。2005年发现颈部皮下结节,颈部肿胀,渐进性加重,伴双侧听力下降,偶有胸闷。在青岛某医院行"腺样、双扁桃体切除+双侧上颌窦、筛窦开放术+双鼻侧切开右颈部肿块活检术",病理诊断为"淀粉样变"。患者鼻塞仍未改善,其后患者于2010年因"颈部肿大"在山东某医院查颈部多发肿大淋巴结,曾入院治疗效果不佳。刻下:精神萎,形体消瘦,贫血面容,眼睑浮肿,鼻塞,张口呼吸,声音嘶哑,听力下降,口干,纳眠可,二便调;苔光剥,质红绛,脉滑数。查体:双颈部淋巴结肿大,质偏硬,推之不移,无触痛,上睑淀粉样变。

2006年、2011年患者先后5次因"胃出血"在当地医院住院,保守治疗后好转。曾在某医院行胃镜检查见胃内结节样变,保守治疗后好转。

中医诊断:痿证(气阴两虚,痰瘀交凝),瘿肿(气阴两虚,痰瘀交凝);西医诊断:声嘶、淋巴结肿大查因:淀粉样变?

治法:益气养阴,和痰化瘀,扶正荡邪。

初诊处理:①扶正消瘰汤,加珠儿参30g,蒲公英30g,麦冬15g,五味子10g,炙鳖甲30g,蜈蚣粉8g(冲),陈胆星20g,女贞子30g,凤凰衣8g,马勃10g,生白及10g,玄参30g,大贝母15g,生牡蛎30g,紫石英20g,泽漆15g,冬凌草30g。3剂。②金龙胶囊,每粒0.25g,每次4粒,日3次口服。③灵芝孢子粉、虫草胶囊、大麦青苗粉胶囊,每次3g,每日2次,口服。

二诊:患者声嘶较前有所缓解,双颈部包块较前稍有缩小,质变软,无

触痛,鼻塞依旧,张口呼吸,口干甚,喝甘杞子、西洋参后胃脘不适。服药配合敷药治疗后双睑浮肿较前减轻,脱发明显,性情急躁易怒,大便日行一次,呈泡沫状,苔光剥,质红,脉细小弦。今日复查尿常规:蛋白+++,血常规示:WBC $5.77 \times 10^9$/L, RBC $3.9 \times 10^{12}$/L, HGB 105g/L, PLT $382 \times 10^9$/L。续当原法出入。处理:①上方加扦扦活20g,六月雪30g,焦山栀15g,淡豆豉15g,山萸肉20g。40剂。②中成药同上服用。

三诊:患者目视颈部肿块较前明显缩小,纳眠可,大便日行3~5次,质溏,小便可,苔光剥,舌红,脉细小弦数。今日复查尿常规:蛋白+++,血常规示:WBC $6.19 \times 10^9$/L, HGB 103g/L, PLT $369 \times 10^9$/L; B超:肝区光点均匀较密,双肾未见结石、积水,双侧输尿管无扩张,腹腔少量积液;颈部淋巴结肿大伴钙化。续当原法出入。处理:①扶正消瘕汤,加珠儿参30g,麦冬15g,五味子10g,炙鳖甲30g,蜈蚣粉8g,马勃10g,墨旱莲20g,女贞子30g,玄参30g,生牡蛎30g,生白及10g,冬凌草30g,南沙参、北沙参各30g,六月雪30g,扦扦活20g,石斛20g,生黄芪30g,泽漆15g,焦山栀15g,淡豆豉15g,炮山甲10g(分吞),炒知母15g,炒子芩10g,制首乌20g,生薏苡仁、熟薏苡仁各30g,芡实10g。先后服用100剂。②中成药同前。

随访良好,正常生活。

### 【按语】

淀粉样变是指各种使淀粉样蛋白在身体器官或组织内异常沉积,并导致所沉积器官或组织出现不同程度功能障碍的疾患,是一群罕见疾病的总称。淀粉样产物和它在组织中沉积的原因尚不清楚。本病与先天因素及机体免疫有一定关系。本案患者来诊时年仅10岁,病史已有7年,叠经西医治疗乏效。朱婉华教授从"扶正消瘕"治疗,取得较好效果。

### 【诊治思路】

本案例初由感冒出现声嘶,伴双侧鼻塞、嗅觉消失,平时需张口呼吸。症情渐加重,双侧听力下降,并出现颈部皮下结节,颈部肿胀。曾行手术、中西医治疗效果不佳。来诊见其精神萎靡,形体消瘦,贫血面容,眼睑浮肿,鼻塞,张口呼吸,声音嘶哑,听力下降,口干,苔光剥,质红绛,脉滑数。四诊合参,考虑为"痿证""瘿肿",病机为"气阴两虚、痰瘀交凝",予以益气养阴、和痰化瘀、扶正荡邪治之。以扶正消瘰汤加珠儿参、蒲公英、麦冬、五味子、炙鳖甲、蜈蚣粉(冲)、陈胆星、玄参、大贝母、生牡蛎、紫石英等,以及相关中成药。药服3剂,患者声嘶即较前有所缓解,颈部包块较前稍有缩小,质变软,唯鼻塞依旧,口干甚。喝甘杞子、西洋参后胃脘不适,脱发明显,性情急躁易怒,大便呈泡沫状;苔光剥,质红,脉细小弦等。获效继进,以上方加抃抃活、六月雪、焦山栀、淡豆豉、山萸肉清心除烦、滋养肝肾精血。守方40剂,患儿颈部肿块明显缩小,守法继进,适当运脾补肾化湿治疗。守方再服100剂,患儿已正常生活。

### 【跟诊体会】

此类疾病临证并不多见,与先天因素有关,中医多从肝肾精血不足、络道不通、脏腑经络失于滋养着手。该患儿经"补益肝肾、蠲痹通络"等处理后,病情得以明显控制。而且,笔者查相关资料,临床医生多强调以"温补",多食甘温补益食品,如小米、大枣、山楂、当归、赤小豆、莲子、葡萄干、核桃仁、生姜、牛肉、羊肉、乌鸡等,以增强自身免疫力,改善体质。由是观之,滋补强壮为治本之法。

笔者认为除从补益肝肾论治外,虫类药的应用不可忽视,尤其是软坚散结、通络止痛的虫药,如本案所用的鳖甲、蜈蚣、大贝母、生牡蛎等。此仅为个案,尚须更多案例验证。

# 干燥综合征

## 案1　朱良春教授辨治干燥综合征——肾虚骨痹，经脉痹阻证

季某，女，40岁。2011年5月25日初诊。

主诉：口干、眼干2年。

患者2年前无明显诱因下出现口干、眼干，考虑为猖獗齿，未予重视。2010年3月8日晚患者突然晕厥，移时苏醒，考虑为直立性低血压。2010年6月23日患者就诊于上海某医院，唇腺活检示：小涎腺组织、间质淋巴细胞浸润，有数小灶细胞，细胞数＞50万个/灶，考虑为舍格包综合征，予以"帕夫林"治疗。患者未坚持正规服药。目前服该药2粒，每日2次。2011年5月12日患者就诊于上海某医院，诊断为干燥综合征。今来诊求治，刻下：口干，吞咽畅，目微干涩，劳累后明显，视力下降，关节痛以右髋关节为主，行走如常。纳眠便调。苔薄黄，质红，脉细弦。体征：猖獗齿，"4"字征(＋)

辅助检查：血常规示WBC $3 \times 10^9$/L，RBC $3.6 \times 10^{12}$/L，HGB 110g/L，PLT $180 \times 10^9$/L，ESR 37mm/h，RF 104IU/ml，IgG 19.8mg/L，IgA 4.04mg/L，CRP 3.47mg/L。ENA系列：ANA(＋)，抗SSA(＋)，ds-DNA(－)，抗CCP(－)。X线示：腰椎、骶髂关节退变。

中医诊断：燥痹(肾虚骨痹，经脉痹阻)；西医诊断：干燥综合征。

治疗：补益肝肾，蠲痹通络。

初诊处理：①痹通汤，加枸杞子、菊花各15g，青风藤30g，金刚骨50g，生地黄、熟地黄各20g，山萸肉20g，生白芍30g，谷精珠15g，仙鹤草30g，炙牛角腮30g，油松节30g，川石斛20g。30剂。②浓缩益肾蠲痹丸，每次4g，每日3次，

口服。③金龙胶囊,每粒0.25g,每次4粒,每日3次,口服。

二诊:服上药口干咽痛有缓解,诉今天中午面部有皮疹,无瘙痒,口服地肤子30g,白鲜皮30g。7剂。

三诊:近来全身皮疹,以斑丘疹为主,伴肿胀,初为发热,体温39℃,外院诊为病毒疹,处理后(具体用药不详)面部皮疹基本消退。目前口干、咽痛仍存在,纳可,二便常,眠欠安,苔薄白,舌质红,脉弦。此为风热郁肌肤,暂予以凉血祛风之品。处理:赤芍、白芍各15g,白蒺藜15g,紫草15g,地肤子30g,白鲜皮30g,蝉蜕15g,僵蚕12g,徐长卿15g,银花15g,玄参15g,甘草6g。6剂。

经处理患者皮疹消退,诸症缓解。处理同初诊。电话随访病情稳定。

## 【按语】

朱师认为干燥综合征多由燥热伤阴或及肺、脾、肾,使治节无权,不能布散水液,而使脏腑失水津之荣,故有口眼、皮肤黏膜干燥之变;燥甚化毒伤津、伤血,关节、经络、肌肤不充、不荣、不润、不温,并有关节疼痛。朱师临证治疗干燥综合征强调补虚治痹,重视甘淡以培土生金、甘平以补益肝肾;每用甘淡养阴、甘平培土法,用药甘平、甘淡,融养阴、通络、解毒、蠲痹等于一体。临床效果甚好。以案例分析之。

## 【诊治思路】

本案例干燥综合患者来诊时病已2年,来诊见口干,猖獗齿,目微干涩,劳累后明显,视力下降,关节痛以右髋关节为主,苔薄黄,质红,脉细弦。四诊合参,中医考虑为"燥痹",为肾虚骨痹、经脉痹阻所致,立"补益肝肾、蠲痹通络"之法,以痹通汤加生地黄、熟地黄、山萸肉、仙鹤草以补益肝肾气阴、活血蠲痹通络,并炙牛角腮、油松节、川石斛以养血补血、益阴,合青风藤、金刚骨扶正通络清热,并浓缩益肾蠲痹丸、金龙胶囊口服以益肾蠲痹。30剂后,患者病情平稳,但出现持续皮疹、斑丘疹等,外院诊为病毒疹,处理后(具体用药不详)皮疹消退,干燥情况有所缓解,唯仍有口干、咽痛,苔薄白,舌质红,脉弦。考虑此疹一为风热郁肌肤,二为内伏之燥毒外透发,故暂予以凉血祛风之品以清解燥毒、散结通络。6剂后患者皮疹消退,诸证缓解。

**【朱师经验】**

辨治燥证,朱师受近代大医家冉雪峰"燥甚化毒"之影响甚深,冉老提出"甘凉、甘淡、甘平"之法,治以清燥毒、养肺金、滋肝肾,曾拟"太素清燥救肺汤"(鲜竹叶、鲜银花、梨汁、柿霜、川贝母、甜杏、鲜石斛、芦根等)。朱师甚为赞同冉老的观点,师其法而变其方,强调甘淡、甘润、清轻,尤其在治疗"燥甚化毒"伤肺、肾者颇为合拍。朱师对温病学家所强调的"治火可用苦寒,治燥必用甘寒"之说引申之燥证持保留意见,认为苦寒恐益其燥毒,更损其生机,因"苦能燥也",唯甘凉清润甚为适用,凉而不寒无伤阳气之弊。

朱师治燥痹常用穿山龙、生地黄、熟地黄、北沙参、川石斛、麦冬、川贝母、生白芍甘寒养阴,润肺生津,其中大剂量穿山龙和生地黄配伍是治疗不充、不荣、不润、不温等的良品。究其因,燥痹乃因虚而致的全身关节疼痛,属津血不充、不荣,用大剂量穿山龙、生地黄,荣通共用,滋阴不腻、气血双调。笔者在跟师过程中,常见朱师寒热并用辨治寒热错杂之疑难杂证,以大剂量生地黄、熟地黄反佐生川乌或制附片,每收佳效。但朱师指出生地黄须大量,或生地黄、熟地黄同用,乃生地黄治痹之"诀窍"。至于补脾肾之虚所致燥痹则多用仲景"黄芪健中汤""理中汤""桂枝新加汤"。

## 案2 朱良春教授辨治干燥综合征——阴虚燥痹证

徐某,女,53岁。2010年5月24日初诊。

主诉:口眼干燥、关节疼痛伴尿频3年余。

患者既往有干燥综合征病史,口眼干燥,咽痛,关节疼痛,反复发作,叠用中西药物,治疗混乱,反复使用抗生素。近来尿频,稍感尿痛,手足小关节疼痛,大便干结难出,舌苔薄腻,质略红,脉弦细。

辅助检查:胃溃疡,胃黏膜肠化。GLU 3.9mmol/L。抗SSA(+)。

多种药物均过敏,对鸡蛋、花生过敏。

中医诊断:燥痹(阴虚燥痹);西医:干燥综合征。

治法:养阴清燥。

初诊处理:①穿山龙50g,甘杞子20g,川石斛15g,生地榆15g,白槿花10g,生槐角15g,鬼箭羽20g,土茯苓30g,青风藤30g,丹参15g,杜仲15g,川续断12g,甘草梢6g,玉蝴蝶8g。14剂。②祖师麻片,每次3粒,每日3次,口服。

二诊:患者药后关节疼痛改善,咽痛口干间作,诉泌尿系感染间作,舌淡质红,脉细。处理:①甘杞子20g,生地黄20g,僵蚕12g,玉蝴蝶8g,延胡索20g,地榆20g,白槿花15g,生槐角15g,鬼箭羽30g,土茯苓30g,穿山龙50g,山豆根15g,甘草6g。20剂。②祖师麻片,每次3粒,每日3次,口服。

三诊:患者咽痛已瘥,近日下肢及腰痛,口干汗多,苔薄腻,质红,脉细。处理:①上方去山豆根,加川石斛15g,蒲公英30g,青风藤20g,杜仲15g。20剂。②祖师麻片,每次3粒,每日3次。

四诊:患者药后关节痛减,自汗已少,口眼干燥,腰痛,胃脘隐痛,胃部作胀,尿频,舌红苔薄腻,脉弦。前法继进。处理:①珠儿参20g,甘杞子20g,川石斛15g,青风藤30g,蒲公英30g,穿山龙50g,白槿花10g,玉蝴蝶8g,鬼箭羽30g,甘草6g,徐长卿15g。30剂。②祖师麻片,每次3粒,每日3次。

五诊:患者口干、汗多,咽痛,偶尔反胃,腰背疼痛,尿路刺激症状明显,苔薄腻,质红,脉弦细。胃镜示:反流性食管炎,食管静脉血管瘤,隆起糜烂性胃窦、胃角炎,干燥综合征。处理:①决明子15g,甘杞子20g,僵蚕12g,刺猬皮12g,莪术8g,怀山药30g,徐长卿15g,白槿花15g,玉蝴蝶8g,土茯苓30g,杜仲15g,甘草6g。30剂。②泌感合剂,每次50ml,每日3次。

六诊:患者药后尿路刺激症状及关节痛均改善。近来复查抗SSA(+),CRP、RF、ESR均正常,ASO 120U/ml,CT示:右肺中叶小许索条影。仍眼干,少咳,痰白,舌红苔薄微腻,脉弦细。前法继进。处理:①穿山龙50g,鬼箭羽30g,川石斛30g,枸杞子、菊花各15g,生地黄20g,谷精珠15g,密蒙花15g,玉竹15g,决明子15g,赤芍、白芍各15g,金荞麦30g,甘草6g。30剂。②配合金荞麦合剂、益肺止咳颗粒、泌感合剂(按说明书服用)。

七诊:患者近来手足小关节疼痛,口眼干燥,胃脘疼痛,再发尿频,舌淡红苔薄微腻,脉弦细。处理:①穿山龙50g,鬼箭羽30g,川石斛30g,枸杞子、菊花各15g,生地黄30g,谷精珠15g,密蒙花15g,玉竹15g,决明子15g,赤芍、白芍各15g,金荞麦30g,地龙15g,僵蚕10g,豨莶草30g,玄参20g,甘草6g。30剂。②泌感合剂(按说明书服用)。

八诊:患者服尿感合剂后腹痛、腹泻,自行停用后症状稍减,仍感腹部不适,大便2日一行,伴肠鸣,左肘足趾疼痛加重。自觉干燥症状减轻,舌脉同前。守法继进。处理:穿山龙50g,鬼箭羽30g,川石斛20g,生地黄30g,枸杞子、菊花各15g,决明子15g,谷精珠15g,密蒙花15g,怀山药30g,炒枳壳4g,赤芍、白芍各15g,甘草6g。30剂。

九诊:患者手指疼痛,咽痛,口干,腰部疼痛明显,余证同前。处理:①穿山龙50g,鬼箭羽30g,川石斛20g,生地黄30g,枸杞子、菊花各15g,决明子15g,谷精珠15g,密蒙花15g,怀山药30g,炒枳壳4g,赤芍、白芍各15g,甘草6g。30剂。②龙血竭胶囊(按说明书服用)。

十诊:患者尿频又发,口眼干燥,舌咽疼痛,关节疼痛,晨僵明显,舌淡红苔薄腻,脉细弦。守法继进。处理:①穿山龙50g,鬼箭羽30g,川石斛30g,生地黄20g,枸杞子、菊花各15g,生地榆20g,生槐角20g,甘中黄15g,萆薢15g,金樱子15g,徐长卿15g,甘草6g。30剂。②泌感合剂、新癀片(按说明书服用)。

十一诊:患者尿频已瘥,口眼干燥,舌边肿痛,足趾肿痛,舌淡红苔薄腻,脉细,守法继进。处理:穿山龙50g,鬼箭羽30g,川石斛30g,僵蚕12g,赤芍、白芍各15g,珠儿参20g,鬼箭羽30g,土茯苓30g,女贞子20g,刺五加20g,甘草6g。30剂。

十二诊:患者近来感冒发热,经治发热已愈。现口唇周围疱疹病毒,下肢瘀痛,稍咳,口干,胃脘不适。舌淡红苔厚腻,脉弦略细。胸部CT示:右下肺结节灶,肝腔内小圆低密度灶,考虑肝囊肿。守法继进。处理:①穿山龙50g,鬼箭羽30g,川石斛30g,僵蚕12g,赤芍、白芍各15g,珠儿参20g,鬼箭羽30g,土茯苓30g,女贞子20g,刺五加20g,北沙参15g,徐长卿15g,冬凌草20g,甘草6g。30剂。②金荞麦合剂、扶正散。

## 【按语】

燥痹名为"燥",实则虚也,为阴津亏虚所致,尤其是燥痹久病者,荣卫亏虚、肝肾不足尤其明显。朱师强调以甘平、甘淡、甘寒为主,融养阴、通络、解毒、蠲痹等为一体,已历经临证验证。

## 【诊治经验】

本例干燥综合征患者,来诊已病3年有余,叠治无效,近来尿频、尿痛,手足小关节疼痛,大便干结难出等,对多种药物、食物均过敏。朱师考虑为此为阴虚燥痹所致诸症,立"养阴清燥"治之,以穿山龙、甘杞子、川石斛、生地榆、白槿花、生槐角、鬼箭羽、土茯苓、青风藤、丹参、杜仲、川续断等。方中大剂量穿山龙配伍鬼箭羽、甘杞子治不充、不荣、不润之燥痹，以生地榆、白槿花、生槐角、土茯苓、青风藤清解肠中热毒，丹参、杜仲、川续断补肝肾壮筋骨。

辨治过程诸多变化，随症加减施治，或滋或清，或滋清并用，佐通络止痛。患者病情渐趋平稳。

**【跟诊心得】**

此案例治疗颇为棘手，患者病程既久，上中二焦阴伤明显，损及下焦肝肾、气化不利，全身气血阴阳亏虚。朱师采取养阴解毒、蠲痹通络为法，以甘平养肝肾、甘淡补其脾胃、甘寒清其燥毒，区别中、下焦施加不同药物，如中焦者赤芍、白芍、珠儿参，下焦者甘杞子等。其中尤以生地黄、穿山龙相伍为朱师治疗燥痹所常用。

朱师认为对于久病患者，上中下三焦并无严格区别，发病时表现为多脏合病，故临床不可拘泥于具体病位，当合则合。另外，本病损及先后天之本，若要根治，究属不易。

## 案3　朱婉华教授辨治干燥综合征——肝肾阴虚，经脉痹阻证

刘某，女，34岁。2009年2月17日初诊。

主诉：口干、眼干、猖獗齿2年。

患者于2007年开始出现口干、眼干、猖獗齿，可在左侧颞颌处扪及硬结节，多方求诊，不能明确诊断。2009年1月9日患者在当地某医院行颈CT示：双侧腮腺、颌下腺弥漫性肿大，实质密度增高，内见散在小结节状高密度影，境界欠清，余颈部组织未见异常，考虑为双侧舒格伦综合征，于1月13日到江苏省某医院行相关检查示：RF 527IU/ml，IgG 29.2mg/L，IgM 2.72mg/L，抗SSA（＋），抗SSB（＋）；唇腺活检示：唇腺及唾腺组织内见多灶慢性炎性细胞浸润，大于50个淋巴细胞。予以泼尼松、氢氯喹、钙尔奇、帕呋林治疗后症情渐缓解。10天后自行停泼尼松、氢氯喹，要求配合中药治疗。今来诊见：面部色素斑明显，口鼻、咽喉干燥，双目干涩，猖獗齿，久坐后偶有腰骶

不适,活动后好转,两下肢红斑出现,纳可梦多,二便调,舌红衬紫,苔薄白,脉细小弦。左颞颌关节处可见一大小约1cm×1cm结节,质软。今查血常规:WBC $2.6×10^9$/L,N% 55,RBC $3.96×10^{12}$/L,HGB 117g/L,PLT $140×10^9$/L,ESR 15mm/h。

中医诊断:燥痹(肝肾阴虚,经脉痹阻);西医诊断:干燥综合征。

治法:补益肝肾,蠲痹通络。

初诊处理:①痹通汤,加生地黄、熟地黄各20g,青风藤30g,金刚骨50g,拳参30g,忍冬藤30g,炙牛角腮30g,油松节30g,仙鹤草30g,枸杞子、菊花各10g,密蒙花10g,谷精珠10g,川石斛15g,炒子芩10g,凤凰衣8g。30剂。②扶正蠲痹2号,每粒0.4g,每次4粒,每日3次,口服。③蝎蚣胶囊,每粒0.3g,每次5粒,每日3次,口服。④忌辛辣、油炸之品,坚持服药。

二诊:患者口、鼻、咽干燥,无夜间干燥疼痛,双目干涩不明显,无久坐后腰骶部疼痛,两下肢红斑,平素易感冒,常于当地医院进行抗生素治疗。纳可,剑突下轻度压痛,食后胃脘轻度胀痛,眠尚安,二便自调。左耳前可扪及一大小约3cm×1.5cm的结节,质韧,有压痛。苔薄白,有紫气,脉细小弦。继守治法。处理:①上方加蜈蚣粉2.25g(冲),生半夏15g(生姜3片,先煎30分钟)。25剂。②扶正蠲痹2号,每粒0.4g,每次4粒每日3次,口服。③蝎蚣胶囊,每粒0.3g,每次5粒,每日3次,口服。

三诊:患者左耳前肿块渐大,约2cm×2cm,遂于4月2日在某院行"左腺肿块切除术+面部神经解剖术",切片示:左腮腺淋巴上皮病变,常规病理诊断。口干、咽干较前无明显改善,近日纳可,二便调,眠安,舌质红,苔薄白,脉细小弦。此非矢不中的,乃力不及鹄。处理:①上方加生地黄、熟地黄各20g,协定6号30g,蜈蚣粉8g(冲)。②扶正蠲痹1、2号,每粒0.4g,每次4粒,每日3次,口服。

四诊:患者口干减,双目仍干涩,双下肢出现多个橘黄色斑疹,无瘙痒及渗液出血,腹中气窜雷鸣感,轻度腹泻,每1~2次,舌质红,苔薄白,脉细弦。建议住院检查治疗。其后患者先后两次入院治疗,病情稳定。住院仍以上方为主,适当加减。

五诊:双目干涩已瘥,口干减轻,两下肢红斑未再出现,色素斑较前有所改善,苔薄白,脉细小弦。再次入院治疗缓解后出院带药:①痹通汤,加生地黄、熟地黄各20g,青风藤30g,金刚骨50g,拳参30g,忍冬藤30g,炙牛角腮50g,油松节30g,鸡血藤30g,仙鹤草30g,枸杞子、菊花各10g,川石斛15g,玄参20g,谷精珠10g,肿节风30g,女贞子20g,凤凰衣8g。60剂。②扶正蠲痹2号,每粒0.4g,每次4粒,每日3次,口服。③清淡饮食。

六诊:患者近来口干、眼干较前改善,头痛、齿痛、咽痛明显,纳可,二便调,苔薄黄腻、燥,脉细小弦。梦多眠欠佳,今日复查血常规、ESR正常。处理:上方加竹沥夏15g。

七诊:口干好转,胃脘时有嗳气,夜间有"烧心"感,服药对症治疗后好转,纳可,二便调,眠安。苔薄黄腻、燥,质淡紫,脉细小弦。复查血常规:WBC $3.21 \times 10^9$/L, N% 571%, L% 342%, RBC $3.99 \times 10^{12}$/L, HGB 119g/L, PLT $177 \times 10^9$/L。续当补益气阴、蠲痹通络。处理:①痹通汤,加青风藤30g,金刚骨50g,忍冬藤30g,女贞子30g,墨旱莲30g,蒲公英30g,川楝子10g,广郁金20g,竹沥夏15g,煅瓦楞子30g,金钱草30g,生地黄、熟地黄各30g,仙鹤草80g,炙牛角腮30g,油松节30g,生半夏15g(生姜3片,先煎30分钟),豆蔻5g(后下),山萸肉15g,莪术8g,凤凰衣8g。40剂。②扶正蠲痹1、2号,每粒0.4g,每次4粒,每日3次,口服。

八诊:患者平稳改善,出现右腮肿胀。补述有上颌窦炎史,平素易于感冒。今日复RF: 92IU/ml, CRP 3.8mg/L;血常规:WBC $3.02 \times 10^9$/L, ESR 12mm/h。处理:①痹通汤,加青风藤30g,金刚骨50g,忍冬藤30g,女贞子30g,墨旱莲30g,蒲公英30g,川楝子15g,广郁金20g,竹沥夏15g,煅瓦楞子30g,金钱草30g,生地黄、熟地黄各30g,仙鹤草30g,炙牛角腮45g,油松节45g,骨碎补30g。7剂。②扶正蠲痹1、2号,每粒0.4g,每次4粒,每日3次,口服。③协定5号,每次3g,每日2次,口服(饭前半小时)。

九诊:患者右腮肿胀明显减轻,唯近日手足心热,舌体溃疡,纳可眠可,二便调。苔薄白微腻,质衬紫,舌体疼痛,脉小弦。血常规:WBC $3.89 \times 10^9$/L, N 0.55, RBC $5.11 \times 10^{12}$/L, HGB 120g/L, PLT $125 \times 10^9$/L, ESR 12mm/h。RF 77.9IU/ml, CRP 0.3mg/L, IgG 17.23mg/L,肝肾功能正常。药既合拍,率由旧章。处理:①上方加人中黄10g,炙鳖甲12g。7剂。②中成药同前服用。

随访时,患者或因天气或劳累或情绪等引起病情波动,门诊、住院调理。

【按语】

朱婉华教授辨治干燥综合征,继承朱师学术思想,分别在上焦、中焦、下焦，用"甘凉、甘淡、甘平"之法，以清燥毒、养肺、滋肝肾之阴。急性起病，病位尚浅、邪尚轻者，治甘凉甘淡，长期久病损及中下焦者，则采取甘淡甘平之法。

### 【诊治思路】

本案例为年轻女性，病起2年，先后予以激素、免疫抑制剂治疗，间中波动。诊见面部色素斑明显，口鼻、咽喉干燥，双目干涩，猖獗齿，久坐后偶有腰骶不适，活动后好转，梦多，舌红衬紫，苔薄白，脉细小弦。考虑此"燥痹"由肝肾阴虚、经脉痹阻所致，立"补益肝肾、蠲痹通络"为法，以痹通汤加补肝肾、养血活血、通络之品，并嘱患者注意生活调摄。药后患者夜间干燥疼痛、目干涩、久坐后腰骶部疼痛明显改善。继守法治疗，加蜈蚣、生半夏以散结通络后，诸症进一步改善，双下肢红斑未再出现，色素斑改善未消。再服60剂，症状显减，上药维持调整治疗。随访提示患者病情波动，门诊、住院调理。

### 【朱师经验】

初诊本案从"补益肝肾、蠲痹通络"施治，取得明显效果，但后来多次反复，提示本病辨治之难。朱师认为，燥痹名为"燥"，实则虚也，尤其是燥痹之病久者，其病机为阴津不足、营卫两虚、肝肾不足所致者，如许叔微在《普济本事方·风寒湿痹历节走注诸病》"增损续断丸"，"治荣卫涩少，寒湿从之痹滞，关节不利而痛者"，其所指的"荣卫涩少"即是虚痹之意也。虚痹之类，徒事搜风、散寒、化湿无益，故治燥痹从甘淡、甘润、清轻着手。朱婉华教授对朱师学术思想颇有发扬，例如以青风藤、金刚骨、拳参、忍冬藤通络止痛、调节免疫功能颇有临床实际意义。笔者在多处医案有论及，兹不再展开。今列举用药经验以共飨。

**石斛** 本品甘淡微咸，性寒，入胃、肺、肾经，为清养肺胃之阴之要药。朱师曾究《本经》言其"除痹"一说，清代周岩《本草思辨录》谓"石斛得金水专精，《本经》强阴二字，足赅全量，所谓阴者，非寒亦非温，用于温而温者寒，用于寒而寒者温，《别录》逐皮肤邪热痱气，是温者寒也，疗脚膝疼冷痹弱，是寒者温也。运清虚之气，而使肾阴上济，肺阴下输也"。朱师认为，石斛之除痹之用，必与《本经》"初五脏虚劳羸瘦"之说联系而论，方知其真意。本品既能清热生津,滋养胃阴,更有补虚除痹之殊功,颇合"津血枯涸",其状如羸、关节疼痛,且以痹证久延、肝肾阴伤者为用。盖肝主筋、肾主骨,重滋肝肾,使源头得畅,则脉涩者方可转为流利;石斛治燥痹,取其除痹、补虚两义。

## 案4 朱建华教授辨治灼口综合征——气阴不足证

马某,女,47岁。2012年4月9日初诊。

主诉:舌体疼痛8年,加重2年。

患者近8年以来反复出现舌体疼痛,未加注意,2年以来舌体疼痛加重,近觉神疲乏力,烘热阵作,汗出,纳食可,眠调,二便调,舌体布薄裂纹,有渗血,口干、口黏严重。

中医诊断:舌痛(气阴不足);西医诊断:灼口综合征,更年期综合征。

治法:补益气阴,护膜止痛。

初诊处理:太子参15g,五味子10g,天冬、麦冬各15g,炙僵蚕15g,广地龙12g,人中白12g,凤凰衣10g,玉蝴蝶10g,川石斛20g,玄参12g,淡竹叶10g,生地12g,生甘草6g,龙骨、牡蛎各30g(先),浮小麦30g,糯稻根30g,白茅根30g,知母15g,黄柏10g。7剂。

二诊:患者服上药后口干、口黏明显减轻,舌体疼痛明显减轻,已无渗血,舌面布满裂纹亦减。末次月经3月13日,经量已有变化,周期开始紊乱,仍有汗出阵作。查体:舌体溃疡,舌体裂纹变浅,脉细。仍予以补益气阴、护膜止痛。处理:太子参15g,五味子10g,天冬、麦冬各15g,炙僵蚕15g,广地龙12g,人中白15g,凤凰衣10g,玉蝴蝶10g,川石斛30g,生地黄15g,玄参15g,淡竹叶10g,知母15g,黄柏10g,龙骨、牡蛎各30g(先,包),糯稻根30g,浮小麦30g,淫羊藿15g,白茅根15g,生甘草6g。7剂。

三诊:患者舌体疼痛除,口干、口黏减轻,舌边溃疡愈,舌体裂纹已变浅,汗出阵作亦减少,脉小弦。仍予补益气阴、护膜止痛、燮理阴阳。处理:上方去白茅根,加生薏苡仁30g。7剂。

四诊:患者汗出已除,舌体裂纹明显变浅,面足虚浮无,近日舌尖轻度疼痛,双足无力。补述既往有白细胞减少史。今日复血常规示:WBC $3.8 \times 10^9$/L, N 0.684, Hb 12.8g/L, PLT $10.6 \times 10^9$/L。处理:太子参15g,五味子10g,天冬、麦冬各15g,炙僵蚕15g,广地龙12g,人中白10g,川石斛30g,玄参15g,生地黄10g,淡竹叶10g,知母10g,黄柏10g,龙骨、牡蛎各30g(先),浮小麦30g,糯稻根30g,淫羊藿15g,生甘草6g,生黄芪20g,川续断15g,炙土鳖虫15g,狗脊15g,薏苡仁30g,补骨脂15g。7剂。

五诊:患者汗出、面足浮肿均除,舌体裂纹明显减轻,腰痛亦除,脉细小弦。治守原意。处理:上方去川续断、狗脊,龙骨、牡蛎改各20g。7剂。

随访已愈,无不适反应。

### 【按语】

灼口综合征是指发生在口腔黏膜,以烧灼样疼痛为主要表现的一组症状群,又称舌痛征、舌感觉异常、口腔黏膜感觉异常等。朱建华教授认为本病以肾之阴阳失调为本,治以燮理阴阳、和络护膜为治,取得很好效果。

### 【诊治思路】

本案患者为中年女性,来诊时病已8年,诊见神疲,烘热作,汗出。查见舌体布薄裂纹,有渗血,口干、口黏严重。朱建华教授考虑为气阴不足所致,以"补益气阴、护膜止痛"为治,基本处方以朱教授辨治灼口综合征之验方"灼口饮"加减,加龙骨、牡蛎、浮小麦、糯稻根、白茅根、知母、黄柏清虚火敛浮阳以下入,炙僵蚕、广地龙解热祛风通络。药服7剂,患者口干、口黏明显减轻,舌体疼痛明显减轻,已无渗血,布满裂纹亦减,仍汗出阵作,脉细;继续前法,稍增生地黄、玄参用量以滋阴补肾,加淫羊藿温补肾阳以取"阴中求阳"而收阴阳并补之效。

患者药后舌体疼痛消失,口干、口黏减轻,舌边溃疡愈,舌体裂纹已变浅,汗出阵作亦减少。守上处理,随症加减,再服7剂,汗出除,舌体裂纹明显变浅,面足虚浮亦减,唯舌尖轻度疼痛,双足无力。患者既往有白细胞减少的情况亦明显改善,加强益气扶正,上方加生黄芪、川续断、炙土鳖虫、狗脊、薏苡仁、补骨脂益气补肾壮督。患者诸症基本消失,随访情况良好。

### 【朱师经验】

朱建华教授深受朱良春教授影响,治慢性久病、疑难杂证从肾论治,燮理阴阳为基本法则,兼顾其他,多获佳效。灼口综合征即为朱教授辨治的典型例证。本病之发生，以阴虚失滋、气虚不化、阳虚失于潜藏为主要病机特点。朱教授从"滋阴""益气""潜阳"为辨证眼目，以燮理阴阳为基本法，所创验方"灼口饮"获效满意。

笔者跟师期间亦跟随朱教授临证，亲历此"灼口综合征"案例辨治全程，对朱教授从"燮理阴阳、通络止痛"辨治思路印象深刻。"灼口综合征"多见更年期女性，《素问·生气通天论》曰："女子六七，三阳脉衰于上，面焦、发鬓斑白"，此时期女性因为肾气渐衰、冲任亏虚，天癸渐减少至耗竭，阴阳开始失衡。此期女子气血阴阳处于不稳定时期，患者既可出现阳虚畏寒的症状，如较常人形寒畏冷、神情疲乏、情绪压抑、性欲降低、易汗量多、腰膝酸软，又可能出现阴虚内热的症状如口干；甚者，因肾之阴阳失调引起一身阴阳失和、气血化生及运行受阻而表现出诸多症状，给女性带来极大困扰。朱教授对本病的认知及辨治思路有非常强的临床指导意义。

（附："灼口饮"基本组成及用量：黄芪20~30g，淫羊藿15g，仙茅15g，枸杞子15g，石斛30g，赤芍20g，人中白20g，凤凰衣10g，木蝴蝶10g，酸枣仁30g，甘草8g。）

# 系统性红斑狼疮

## 案1　朱良春、朱婉华教授辨治系统性红斑狼疮——肾虚痹阻证

施某蓉，女，35岁。2010年4月14日初诊。

主诉：面部红斑，伴全身多关节疼痛2个月余。

患者病起2个月余，面部红斑，全身多关节游走性疼痛，无发热，无明显晨僵，外院查血常规：WBC $3.65 \times 10^9$/L，N% 444%，L% 466%，ESR 26mm/h，ENA系列：ANA（+），NRNP/SM（±），dsPNA（±），SSA（+），SSB（±），ds-DNA 316.3IU/ml。肝肾功能基本正常，泪腺检查（-）。刻诊：无明显皮疹，口眼干涩，纳谷不香。眠可，二便调，舌衬紫，边见齿痕，苔白腻，脉细弦略数。既往有萎缩性胃炎病史。

中医诊断：阴阳毒（肾虚痹阻）；西医诊断：系统性红斑狼疮。

治法：益肾蠲痹。

初诊处理：①痹通汤，加穿山龙50g，青风藤30g，淫羊藿15g，生地黄、熟地黄各15g，炒延胡索30g，生白芍20g，鬼箭羽30g，女贞子20g，甘杞子20g。30剂。②浓缩益肾蠲痹丸，每次4g，每日3次，口服。③金龙胶囊，每粒0.25g，每次4粒，每日3次，口服。

二诊：病情平稳。体胖，面部痤疮，苔薄白，质淡紫，边有齿痕，脉细软。在北京某医院进一步确诊为SLE，刻下服用美卓乐（甲泼尼龙）每日12mg口服，HCG 0.2g，钙尔奇每日0.6g。考虑为气血两虚，瘀毒内蕴，经脉痹阻。处理：上方加蒲公英30g，生黄芪50g，刺猬皮15g，凤凰衣8g。30剂。

三诊：患者症情平稳，近日无不适，纳可，二便调，眠安，服美卓乐（甲泼尼龙）12mg口服，2粒/日隔日服，HCG: 0.2g，钙尔奇每日0.6g，口服。查ESR 12mm/h。时有乏力，口淡乏味，舌苔薄白，边有齿痕，脉细小弦。药既合拍，率由旧章，续当原法出入。处理：上方生白芍加至50g，30剂。中成药同前。

四诊：患者药后病情平稳，唯神疲乏力，面部潮红，纳谷渐香，两下肢抽搐（筋），下肢偶见瘀斑（肌衄）。眠佳便调，苔薄黄，质淡紫，有齿痕，脉细软。续当原法出入。处理：①痹通汤，加穿山龙50g，青风藤30g，当归15g，赤芍、白芍各20g，蒲公英30g，生黄芪80g，刺猬皮15g，甘杞子15g，山萸肉20g，淫羊藿15g，炒白术30g，宣木瓜15g。30剂。②参灵草口服液，100ml/瓶，每次1瓶，口服，一日2次。③金龙胶囊，每粒0.25g，每次4粒，每日3次，口服。

五诊：患者药后神疲乏力，双下肢抽筋较前减轻，近日齿衄，反复腹泻，大便日3~4次，不成形。末次月经8月29日，月经先期，10天两行，量一般，色鲜红，无明显瘀块。腹痛腰酸，纳眠均佳，小便自调。7月27日肝肾功能示：Cr 46μmol/L，ENA抗SS-A(＋)，ANA(＋)，ds-DNA(＋)，SS-DNA(＋)。血常规正常。ESR 9mm/h，CRP 1.17mg/L，IgG 15.9mg/L，$C_3$ 0.76g/L，$C_4$ 0.13g/L，IgA 2.64mg/L，IgM 0.96mg/L。苔薄白，中微黄，质衬紫，脉细弦。药既获效，率由旧章。处理：①上方去淫羊藿、生黄芪，改生白芍50g；加五爪龙100g，墨旱莲20g，女贞子20g，焦山栀8g，牡丹皮10g。30剂。②金龙胶囊、浓缩益肾蠲痹丸、参灵草口服液服法同前。

六诊：患者病情平稳，仍感乏力，双下肢抽筋仍作，齿衄仍有，但较前好转，腹泻，日行5次，质稀，本月月经先期7天，量中等，色鲜红，无明显瘀块，经行腹痛，现未作。余无明显不适。纳食可，夜眠安，小便调，苔薄白，脉细。宗原法继治。处理：①上方加仙鹤草30g。30剂。②中成药同上服用。

七诊：患者精神较前好转，月经正常，下肢痉挛抽筋已止，大便日行5次，质稀，无不适感，面色渐润，唯嗳气频作，隐痛偶作，纳眠佳，苔薄白边有齿痕，脉细，复查ds-DNA(+)152.9IU/ml(较前下降)，抗ds-DNA 79.8IU/ml(有所上升)。续当原法出入。处理：①痹通汤，加穿山龙50g，青风藤30g，当归15g，赤芍、白芍各20g，蒲公英30g，藤梨根30g，炙刀豆子10g，甘杞子20g，山萸肉20g，五爪龙100g，生黄芪50g，诃子肉20g，炒白术30g，女贞子20g，丹皮6g，凤凰衣8g，怀山药30g。30剂。②浓缩益肾蠲痹丸，每次4g，每日3次，口服。③金龙胶囊，每粒0.25g，每次4粒，每日3次，口服。④参灵草口服液，100ml/瓶，每次1瓶，口服，一日2次。

八诊：患者精神转佳，余无不适感，无腹胀腹痛，嗳气较前减轻，无胃脘不适，面色红润，体重增加10斤，大便日行4~5次，不成形。2010年11月17日月经来潮，来潮时小腹酸痛，月经量可，色鲜红，3~4天净。纳眠均可，小便自调，苔薄白，脉细弦。药既合拍，前法继进。处理：①痹通汤，加穿山龙50g，青风藤30g，蒲公英30g，藤梨根30g，刺猬皮15g，炙刀豆子15g，柿蒂3g，徐长卿15g，川楝子15g，广郁金20g，生白芍20g，凤凰衣8g，莪术8g，人中黄10g，五爪龙50g，生黄芪50g，甘杞子20g，山萸肉15g。30剂。②中成药同前服用。

九诊：患者所服美卓乐已由每日3粒减至3/4粒，面部痤疮明显减少，面色开始红润，体力恢复。ESR 22mm/h。苔薄白，边有齿痕，脉细弦。续当原法出入。处理：①上方生黄芪改为120g，30剂。②浓缩益肾蠲痹丸、金龙胶囊、参灵草口服液、化瘀胶囊0.2g/次，每日3次，口服。

十诊：患者现服美卓乐每日5/8粒，面部痤疮明显减少，无新发痤疮，唯留少量痘斑。2011年1月4日于北京某医院查IgG 306IU/ml，血常规示：L% 457%，WBC $4.46 \times 10^9$/L，ESR 13mm/h，$CH_{50}$ 55.9。现无明显关节痛，无特殊不适，纳可，大便稀，日行3~4次，小便调，眠安，苔薄白，脉细弦，续当原法出入。处理：①痹通汤，加穿山龙50g，青风藤30g，蒲公英30g，藤梨根30g，刺猬皮15g，徐长卿15g，炙刀豆子15g，川楝子15g，广郁金20g，生白芍30g，人中黄10g，五爪龙100g，生黄芪100g，甘杞子20g，山萸肉20g，凤凰衣8g，莪术8g，生水蛭8g。30剂。②中成药同前。

十一诊：患者复查血常规示：WBC $5.23 \times 10^9$/L。服美卓乐每日4mg；羟氯喹，每次200mg，日2次。关节已无疼痛感，精神不振，偶有嗳气，纳可眠佳，苔薄白,质淡紫,边有齿痕,脉细小弦。药既合拍,率由旧章。处理:上方五爪龙加至200g,生黄芪加至200g。中成药同前。

十二诊:患者美卓乐隔日半粒;羟氯喹,每次200mg,日2次,面色红润有华,纳眠佳,无不适感,苔薄白,边有齿痕,脉细小弦。续当原法出入。处理:上方五爪龙改250g,生黄芪改为250g。中成药同前。

十三诊:患者现服羟氯喹每次20mg,日2次,美卓乐1/4mg,隔日服一次,面部未见红斑,面色华润,稍感乏力,纳香眠安,大便日行5~6次,不成形,无腹痛,小便自调,苔薄白边有齿痕,脉细小弦。续当原法出入。处理:①痹通汤,穿山龙50g,青风藤30g,蒲公英30g,藤梨根30g,刺猬皮15g,徐长卿15g,人中黄10g,炙刀豆子15g,生白芍20g,马勃10g,生白及10g,甘杞子15g,山萸肉30g,赤芍20g,五爪龙300g,生黄芪改300g,凤凰衣8g。30剂。②浓缩益肾蠲痹丸,每次4g,每日3次,口服。③金龙胶囊,每粒0.25g,每次4粒,每日3次,口服。④新协定5号,每次2g,每日2次,口服。

十四诊:患者自5月19日停服美卓乐,目前仍服羟氯喹,每次0.2g,日2次。病情稳定,神清,稍乏力,面色红润,无面部红斑,纳谷香,眠安,大便1天5~6次,不成形,无腹胀腹痛,余无特殊不适,舌衬紫,苔薄白微黄腻,边见齿痕,脉细小弦。续当原法出入。处理:痹通汤,加穿山龙50g,淫羊藿15g,炒白术30g,怀山药30g,补骨脂30g,潞党参20g,泽漆10g,省头草10g,凤凰衣8g,生白及12g。20剂。

十五诊:患者大便日行3次,偶成形,苔薄白,边有齿痕,脉细小弦。续当原法出入。处理:①上方加蒲公英30g,人中黄8g,生黄芪200g,五爪龙200g。②浓缩益肾蠲痹丸、金龙胶囊、新协定5号同前服用。

**【按语】**

系统性红斑狼疮为一种全身性自身免疫性疾病,病变部位在全身结缔组织,患者免疫功能失调,细胞免疫降低,体液免疫增强,免疫复合物增多所引起的血管炎为其病理基础。能累及全身组织和器官,病情复杂严重。朱师认为本病与风湿、类风湿病的原因病机有相似之处,为正虚、邪毒外侵而发病,邪毒正气搏结于皮下,形成皮肤红斑,邪毒内合于脏腑,则发脏腑阴阳不和之证。

### ❀【诊治思路】

施某,35岁女性,来诊时口眼干涩,纳谷不香,舌衬紫,边见齿痕,苔白腻,脉细弦略数。考虑为红蝴蝶疮,为肾虚痹阻所致,立"益肾蠲痹"法,以痹通汤加培补肾精、活血通络之品。后患者于北京某医院确诊为系统性红斑狼疮,遵嘱服用美卓乐,要求同时用中医治疗。体胖(激素服用引起),苔薄白,质淡紫,边有齿痕,脉细软。此为气血两虚、瘀毒内蕴、经脉痹阻也,予原方加蒲公英、生黄芪益气解毒,刺猬皮、凤凰衣护膜止疡。

续服本方治疗后,患者纳谷渐香,仍神疲乏力,面部潮红,两下肢抽搐(筋)、偶见瘀斑(肌衄),考虑肝肾不足、中气虚馁,随证加减。诸症渐平,停服激素等,以原治疗方案守服善后。随访良好。

### ❀【跟诊体会】

朱师治疗系统性红斑狼疮从扶正荡邪论治。本例患者长期使用激素,出现阴阳失衡,肾督亏虚,虚实夹杂的证候,乃采用益肾蠲痹通络之法,温清并用,并获效。

辨治过程,患者正气恢复、驱邪之机渐显,出现的种种变化,除常规表现之外,还可以称为"排病反应"(实是正盛、驱邪有力的表现)。例如,患者大便一直不成形,初由激素等大量服用,虽加大益气扶正力度,大便反而更稀,而患者无任何不适,继续补益肝脾肾,腹泻渐止,诸症改善。回顾整个过程,考虑为寒湿外排的反应。

## 案2　朱良春、朱婉华教授辨治系统性红斑狼疮——肝肾阴虚证

姚某,女,12岁。2010年9月3日初诊。

主诉:鼻出血伴血小板减少2个月。

患儿于2010年8月12日,因鼻出血伴血小板减少入北京某医院,当时查ANAS(+),骨穿未见异常。入院时查:PLT $27 \times 10^9$/L,先后予丙种球蛋白冲击治疗无效,复查ANA 1∶640,DLS-DNA(−),ENA谱,查可溶性核原抗体谱(−),核糖体-p蛋白(+),组蛋白(+),RD-52(+)。胸片示:双肺纹理增多,模糊。补体明显小,梅毒抗体假阳性。确认为SLE。因PPD结果阳性,

同时有TB感染。AST 52U/L，ALT 87U/L。治疗上予以泼尼松、异烟肼及相关保肝药，（8月26日）PLT $70 \times 10^9$/L。出院后仍服抗TB及护肝药，目前无不适，身热，手足心灼热，无关节痛，右颧部泛红，无皮疹，无口疮、鼻出血，纳可，大便日1次，舌淡红苔薄白，脉弦细略数。

中医诊断：阴阳毒（肝肾阴虚）；西医诊断：系统性红斑狼疮。

治法：补益肝肾，育阴清热。

初诊处理：①生地黄20g，地骨皮15g，银柴胡12g，生白芍20g，白花蛇舌草30g，萆草30g，穿山龙30g，女贞子20g，墨旱莲20g，枸杞子20g，鬼箭羽20g，煅龙骨、煅牡蛎各30g，浮小麦30g。②扶正消癥2号。③嘱泼尼松适当减量。

二诊：患者诉药后身热，手足心明显发热感减轻，时下肢抽筋。纳可眠可，二便调，舌淡红苔薄白，脉数。至北京某医院查ANAS（＋），ESR 2mm/h，$C_3$ 0.82g/L，$C_4$ 0.1g/L，AST 16U/L，PLT $190 \times 10^9$/L。目前用药：泼尼松，每次10mg，每日3次；羟氯喹1粒，每日1次（已服20余天），以及钙片。异烟肼已停1个月，续原法出入。处理：①泼尼松每半月减5mg，至每日15mg时，再继续减。②上方去浮小麦、煅龙骨、煅牡蛎，加山萸肉20g，生龙骨、生牡蛎各30g。③金龙胶囊，每粒0.25g，每次4粒，每日3次，口服。

三诊：患者诉药后症减，无所苦，泼尼松，每日3粒，甲氨蝶呤每日1粒，异烟肼0.1g/克，每天0.3g，顿服。纳眠可，苔薄黄，脉细。原法出入。处理：嘱泼尼松减半，金龙胶囊同前服用。

四诊：患者无不适，纳眠可，二便调。在北京某医院查WBC $6 \times 10^9$/L，RBC $4.66 \times 10^{12}$/L，HGB 148g/L，PLT $185 \times 10^9$/L，肝肾功能（－），ANA（＋），$C_3$ 0.74g/L，$C_4$ 0.1g/L。续当原法出入。处理：生地黄20g，女贞子30g，金刚骨50g，肿节风30g，猫人参20g，地骨皮15g，银柴胡12g，赤芍、白芍各15g，白花蛇舌草1包（冲），枸杞子、菊花各15g，鬼箭羽20g，知母8g，炙甘草6g，生黄芪20g。

五诊：患者于4月2日晨鼻出血一次，量少无不适，当时查PLT减少，纳可，二便调，原方加生黄芪30g，潞党参30g。1周前至儿童医院查：PLT $39 \times 10^9$/L，ANA（＋），肝肾功能（－）。1个月内鼻出血一次，面部红斑渐显，口周泛小疹，无痒，余（－）。纳可，大便1日行1~2次，舌质偏红，苔薄白，脉细。近2个月服泼尼松已减至每日半粒，今查RBC $410 \times 10^{12}$/L，HGB 12g/L，WBC $3.4 \times 10^9$。自行加服血康口服液。

◆ 【按语】

此案例为儿童系统性红斑狼疮，经治效果尚可，虽后来患儿未能完成治疗，但仍取得阶段性疗效。

◆ 【诊治思路】

患者幼年发病，服激素、抗结核及其他相关药物。来诊见身热，手心灼热，右颧部泛红，无皮疹，舌淡红苔薄白，脉弦细略数。考虑为肝肾阴虚所致，立"补益肝肾、育阴清热"治之。小儿形气未充、脏腑娇嫩，乃温清并用，取二至意以女贞子、墨旱莲、枸杞子、生地黄滋阴，地骨皮、银柴胡、生白芍、白花蛇舌草、薜草、煅龙骨、煅牡蛎、浮小麦清退虚热、潜浮阳。

药后患儿手足心明显发热感减轻，随症加减治疗1个多月，激素等已减，仍以扶正、清退虚热为治。治疗约半年，患儿鼻出血一次，量少无不适，当时查PLT减少，自行加服血康口服液。

后泼尼松减至每日半粒，诊见面部红斑渐显，口周泛小疹，舌质偏红，苔薄白，脉细。考虑正气不足、瘀毒于中，于原方生黄芪，加潞党参以健脾益气养血。后患儿中断治疗。随访不详。

◆ 【跟诊体会】

朱师认为红斑狼疮为瘀毒结于中所致，小儿发病多由先天不足，在诸症已减，激素减量的情况下，症情反复。笔者考虑原因可能如下：①患儿体质较差，内在瘀毒未能完全清解，复感外邪、饮食及起居等因素诱发；②药稍偏寒凉，虽有黄芪等益气温养之品，但相较而言，凉药仍稍偏多。虽然因小儿反复发热手足心热等情况一直存在，凉药使用不可免之，但可否应该同时加大温补之力，需待进一步考虑。③鼻为肺窍，鼻出血情况能否从肺气不降的角度考虑？虽然患儿没有喘息、咳逆气上而不下等症状，但脏气不平的情况一直存在。以上只是笔者的几点思考。具体还需进一步体会。

## 案3　朱婉华教授辨治系统性红斑狼疮——肝肾不足，气血亏虚证

朱某，女，61岁。2011年10月12日初诊。

主诉: 颜面部红斑3年。

患者3年前无明显诱因出现两颧部红斑,界限清楚,约大拇指大小,无瘙痒、疼痛,就诊于当地医院,拟诊为皮肤病,具体用药不详,外涂药效果不显。后红斑渐多,颜面部共出现4处,皮肤色红,伴瘙痒、脱皮。后转诊于南通某医院,查抗核抗体阴性,血常规示: PLT $59 \times 10^9$/L,考虑为盘状蝴蝶斑。目前仍在外用激素软膏,口服羟氯喹每日1粒;白芍总苷,每次2粒,每日3次,已用1个月。双下肢瘀青斑,纳可眠安,大便日行2~3次,不成形,无腹痛腹胀,小便调,苔薄白,中部微黄,脉弦细。

今日辅助检查: 血常规WBC $2.91 \times 10^9$/L,RBC $4.11 \times 10^{12}$/L,HGB 128g/L,PLT $29 \times 10^9$/L。

中医诊断: 阴阳毒(肝肾不足,气血亏虚);西医诊断: 系统性红斑狼疮。

治法: 解毒,补益肝肾气血。

初诊处理: ①痹通汤,加青风藤30g,金刚骨50g,生黄芪30g,泽兰、泽泻各30g,拳参30g,忍冬藤30g,生地黄、熟地黄各20g,地肤子30g,白鲜皮30g,油松节30g,炙牛角腮30g,山萸肉20g,墨旱莲30g,女贞子20g。10剂。②扶正蠲痹1、2号,每粒0.4g,每次4粒,每日3次,口服。③饮食忌口。

二诊: 患者自觉服药后无不适,面部红斑无瘙痒疼痛,左手中指指间关节疼痛。纳眠佳,大便日行2~3次,成形,苔薄白边有齿痕,脉细小弦。续当清热解毒、消疹祛斑。处理: ①痹通汤,加青风藤30g,金刚骨50g,拳参30g,忍冬藤30g,赤芍、白芍各30g,凤凰衣8g,莪术8g,地肤子30g,白鲜皮30g。30剂。②金龙胶囊,每粒0.25g,每次4粒,每日3次,口服。

三诊: 患者诉诸症缓,左手中指关节疼痛已无,活动较前灵活,面部皮肤部分结痂,稍有瘙痒,无疼痛,纳眠皆可,口干,大便日行2~3次,成形,苔薄白,质淡红中有裂纹,脉弦。药既获效,率由旧章。处理: 守上方案。

【按语】

系统性红斑狼疮是一组累及关节、皮肤、肌肉、血管等组织的病,与自身免疫密切相关。其病机为阳气先虚,病邪乘虚袭踞,气血受阻、壅滞皮肤、肌肉、经脉等部位而成阴阳毒。朱教授从解毒、培补肝肾、益气血着手,取得较好的疗效。

## 【诊治思路】

此案例患者来诊时病史已3年,并出现双下肢瘀青斑。朱教授辨为肝肾不足、气血亏虚,以"解毒、补益肝肾气血"为法,以痹通汤加补益肝肾、养血通经之品,酌加清热解毒、泄化湿浊之药。服药10剂,患者面部红斑已无瘙痒,左手中指指间关节疼痛。继续前法加减30剂,患者左手中指关节疼痛已无,活动较前灵活,面部皮肤部分结痂,稍有瘙痒,无疼痛。守方继进,红斑消失,手指痛无。

## 【跟诊体会】

笔者肤浅体会:红斑狼疮辨治思想与痹证思路有相同之处,红斑狼疮"瘀浊毒蕴"稍多,治偏祛瘀泄浊、清解蕴毒,多以温凉并用,燮理阴阳;痹证多由阳虚、寒湿瘀阻,温壮肾督多用。两者都要注意饮食忌口,多休息,适当劳作。

# 其 他

## 案1 朱良春教授辨治雷诺病——寒凝经脉证

朱某,女,18岁。2004年4月10日初诊。

主诉:双手指色紫、苍白、冰冷4年。

患者诉多年来有上述现象,一直被误认为"冻疮",4年前在外院确诊为"雷诺病"。要求中医药调治,诊见双手指色紫苍白、冰冷,指腹水肿,呈冻疮状,局部得温则舒,纳谷欠馨,二便正常,苔薄白微腻,质红,脉细小弦。

中医诊断:皮痹(寒凝经脉);西医诊断:雷诺病,硬皮病。

治法:益肾蠲痹,温经散寒。

初诊处理:①痹通汤,加制川乌10g,川桂枝10g,熟附片10g,金刚骨50g,青风藤30g,生黄芪30g,生地黄20g,凤凰衣8g,莪术8g。7剂。②蝎蚣胶囊,每粒0.3g,每次5粒,每日3次,口服。

二诊:患者药后无不适,纳、眠、二便情况同前,舌脉同前。ENA系列( – ),Ig正常,CIC( – ),RF、ANA正常,CRP 6.7mg/L,ESR 4mmol/L。血常规:HGB 109g/L,WBC $4.2 \times 10^9$/L,RBC $3.5 \times 10^{12}$/L万,PLT $1.9 \times 10^9$/L。原法继图。处理:①上方加干姜3g,大枣6枚,14剂。②蝎蚣胶囊,每粒0.3g,每次

5粒,每日3次,口服。③扶正蠲痹1号,每粒0.4g,每次4粒,每日3次,口服。

三诊:患者诉药后双手雷诺现象明显好转,苔薄白微腻,质紫,脉细,药既获效,率由旧章。处理:①上方加姜半夏10g,30剂。②蝎蚣胶囊,每粒0.3g,每次5粒,每日3次,口服。③扶正蠲痹1号,每粒0.4g,每次4粒,每日3次。

续服上方案。症情一直平稳。

四诊:患者双手肿胀已释,雷诺现象未现,唯指温仍低,纳可,便调,舌质紫,苔薄白,脉细数。原法出入。处理:①痹通汤,加金刚骨50g,生黄芪30g,鹿角片12g,川桂枝8g,炙麻黄6g,阿胶珠15g,姜半夏10g,青皮、陈皮各6g,生地黄、熟地黄各12g,制川乌8g,鹿衔草20g,炒白芥子10g,凤凰衣8g。30剂。②益肾蠲痹丸,每粒4g,每日3次,口服。③扶正蠲痹1号,每粒0.4g,每次4粒,每日3次,口服。

五诊:患者诉药后无所苦,自感症情平稳,一直按上方案进行微调。9月7日始服中成药。当年冬季双手指未再发作红紫肿胀现象,唯肤温偏低。

六诊:患者双手雷诺现象又作,手指肿胀,手指红紫斑疹,纳可,二便正常,苔薄白,质红衬紫,脉细小弦。续当原法出入。处理:①痹通汤,加制川乌12g,川桂枝10g,熟附片12g,干姜3g,青风藤30g,金刚骨50g,生黄芪30g,凤凰衣6g,莪术8g,炙麻黄6g,生地黄20g,鹿角霜10g,生水蛭6g,生姜3片,大枣6枚。朱师会诊后,加入苍耳子15g,川芎10g。30剂。②益肾蠲痹丸,每粒4g,每日3次,口服。

续服上方案,患者痛苦渐减,同时天气转暖,雷诺现象明显减轻,停止服用汤药。至2007年患者冬季仅有一只手再发冻疮,手指转暖,至2008年始,冻疮未再发作。此后患者一直服用益肾蠲痹丸、寒湿痹冲剂。其后病情稳定一直服用扶正蠲痹1号。雷诺现象未再发作。

**【按语】**

雷诺病又称肢端动脉痉挛症,是由于支配周围血管的交感神经功能紊乱引起的肢端小动脉痉挛性疾病。女性多发。朱师治疗此病多从"温经养血散寒"着手,取得较好的疗效。

**【诊治思路】**

患者长年双手指色紫苍白、冰冷,指腹水肿,呈冻疮状,局部得温则舒,苔薄白微腻,质红,脉细小弦。此为"寒凝"之皮痹;究其原因为阳气亏虚、寒凝经脉、血虚不濡,治从"益肾蠲痹、温经散寒"立法,以痹通汤加制川乌、川桂枝、熟附片温经散寒、活血通脉,以金刚骨、生黄芪、青风藤、生地黄燮理阴阳、益气通络,并口服蝎蚣胶囊以通络止痛。

药服21剂,患者双手雷诺现象明显好转,继续温经散寒,并开结化浊药物3个月余,患者双手肿胀已释,后期着重温阳益肾、散寒通络、养血补血为治。患者一年未发作雷诺现象,但次年又作,手指肿胀,并手指红紫斑疹。朱师会诊后,原方加入苍耳子、川芎,并加益肾蠲痹丸口服。此后病未再发作。

### 【跟诊体会】

本案例取得临床完全治愈,值得细细体会。雷诺病多见于女性,与女性"以血为本""以血为用"有莫大关系。历代医家辨治本病多从脾肝肾阳虚、寒凝血瘀立法,多用黄芪桂枝五物汤、当归四逆汤、补阳还五汤等。

朱师认为本病固因血虚血寒,但其本莫不由于阳气亏虚、体质本寒,故从肾督立法,以"温经散寒活血、培补肾督"为治。

苍耳子为朱师治疗痹痛之寒证的经验用药,朱师云"《得配本草》称苍耳子能'走督脉',项背挛急乃督脉主病,用之既用引经作用,又有祛邪之力",而且《本经》言其主"恶肉死肌",盖风湿去而气血流畅、瘀而生新也。令人耳目一新。


## 案2 朱良春教授辨治自身免疫性溶血性贫血——肾精不足证

韩某,男,5.5岁。2011年7月30日初诊。

主诉:确诊为自身免疫性溶血性贫血3年余。

患儿2岁时,先后3个月曾发生左腋下淋巴结核,曾应用异烟肼抗结核治疗5个月,后出现中重度贫血,采用大剂量甲强龙冲击疗法,2008年5月于北京某医院确诊为自身免疫性溶血性贫血、IgM血症、高IgE血症,之后每年发作2次,用激素治疗3个月,已渐减量3个月,今年3月份发生咯血。现服用美卓乐。现症见激素面容,面色苍白,频繁发作茶色尿3年余,大便正常,日行一次。苔白腻舌紫,脉细。

检查: 2011年3月15日北京某医院复查IgA 4.64mg/L, IgM 0.27mg/L, IgE>500mg/L, $C_4$ 0.13g/L。2011年6月23日在烟台某医院查血常规示: WBC $4.33 \times 10^9$/L, RBC $3.2 \times 10^{12}$/L, HGB 101g/L, PLT $168 \times 10^9$/L。

中医诊断: 痿证(肾精不足); 西医诊断: 自身免疫性溶血性贫血。

治法: 益肾培本,扶正治之。

初诊处理: ①仙鹤草20g,炙黄芪30g,党参15g,甘杞子10g,油松节15g,牛角腮15g,鸡血藤15g,熟地黄10g,山萸肉15g,煅牡蛎15g,浮小麦20g,甘草4g。一剂药分2次服。②复方扶芳藤合剂,每次1支,每日3次,口服。

二诊: 患者电述双掌出现红点,嘱服用参三七末,每日3g。

三诊: 患者电述化验好转。HGB上升,继续服用首诊处方。

四诊: 患者症减,尿色转清,汗出如膏,皮肤发冷,夜间磨牙,纳食欠佳,大便日一行,苔薄白舌淡衬紫,脉细。血常规: WBC $4.4 \times 10^9$/L, RBC $3.12 \times 10^{12}$/L, HGB 105g/L, PLT $261 \times 10^9$/L。续予原法出入。处理: ①首诊方加瘪桃干15g,糯稻根15g。一剂药分2次服。②复方扶芳藤合剂,每次1支,每日3次,口服。③自购龙牡壮骨冲剂。

### 【按语】

自身免疫性溶血性贫血是由于体内免疫功能调节紊乱,产生自身抗体和/或补体吸附于红细胞表面,通过抗原抗体反应加速红细胞破坏而引起的一种溶血性贫血。中医以"血证"名之。朱师辨治本病多从气虚血亏、阴阳虚损着手。

### 【诊治思路】

本案为5岁男孩,出生后2岁多就在3个月内发生左腋下淋巴结核,曾应用异烟肼抗结核治疗后出现中重度贫血,采用大剂量甲强龙冲击治疗,后于北京某医院确诊为自身免疫性溶血性贫血。之后每年发作2次,用激素治疗3个月,其间曾发生咯血。来诊见激素面容,面色苍白,茶色尿,苔白腻舌紫,脉细。

朱师考虑患儿出生2年余即发作本病,与先天不足直接相关,当从"肾精不足"考虑,以"益肾培本、扶正"治之。乃以仙鹤草、炙黄芪、党参、甘杞子、油松节、牛角腮、鸡血藤等,以及补肝肾之品。方中的仙鹤草、黄芪,配伍油松节及大枣,朱师常用其治疗血小板减少性紫癜、过敏性紫癜,效果颇佳。而油松节、牛角腮、鸡血藤是朱师治疗气虚血亏之常用对药,对于机体气血亏虚、脏腑功能不足者,有很好的升高白细胞、血小板、红细胞作用。

二诊时,家属电述患儿双掌出现红点,嘱服用参三七末每日3g。三七具有活血化瘀,止血而不留瘀的特点,是朱师"通降散"主要组成成分。三诊时患儿家属电述化验指标好转。四诊患儿症状改善,血常规持续稳定,唯汗出如膏,皮肤发冷,夜间磨牙,纳食欠佳,大便日一行,苔薄白舌淡衬紫,脉细。续予原法出入,加瘪桃干、糯稻根补肝肾精血、敛汗。随访尚可。

### 【跟诊体会】

此种免疫类疾病临床颇为棘手。朱师从先天不足、肾精亏虚考虑,以补益肾精、气血阴阳为治,从几次复诊的情况及患儿症状来看,取得一定疗效。此类疾病机制不清晰,需进一步研究,借助于现代医学研究也许是一种方向。

# 心 肺 病

## 案1　朱良春教授辨治胸痹——痰瘀交阻证

陈某,男,36岁。2011年10月19日初诊。

主诉:反复心前区痛半年。

患者半年以来反复出现心前区绞痛,疼痛常牵掣至后背痛,持续几分钟后自行缓解,无胸闷。平素劳累后出现后腰疼痛,休息后可缓解;素畏寒怕冷。来诊要求中医药治疗。刻下:纳尚可,眠欠佳,偶多梦,二便自调,苔薄白,质红,脉细小弦。

既往:鼻炎史10余年,否认高血压病、DM病史。

中医诊断:胸痹(痰瘀交阻);西医:心绞痛。

治法:活血通络。

初诊处理:①紫丹参30g,薤白头10g,降香8g(后下),川芎10g,红景天10g,生水蛭8g,姜半夏10g,川厚朴10g,合欢皮15g,炙甘草6g。14剂。②复方丹参滴丸,每次10粒,每日3次,口服。③冬虫夏草胶囊,每次3粒,每日2次,口服。④阿司匹林肠溶片,100mg/片/日,顿服。

二诊:患者服药半月,胸痛发作有所减轻,虽有征兆但一直没有发作。近日有鼻塞情况,微恶风;口干欲饮,苔薄白质红有紫气,边有齿痕,脉细濡。守上处理。①上方加苍耳子15g,辛夷花10g,鹅不食草15g,珠儿参20g。14剂。②阿司匹林肠溶片,100mg/片/日,顿服。

三诊:患者药后诸症平稳,无胸痛发作,近日有鼻塞,无恶风等外感表现,平素饮水少,口干,夜眠时有烘热感,多汗,纳眠可,二便调。苔薄白,根微腻,脉细小弦。EKG示:HR 75BPM,窦性心律,TV$_1$直立(TV$_1$>TV$_5$),左心室高电压。续当原法出入,上方加瘪桃干20g,煅龙骨、煅牡蛎各30g。14剂。复方丹参滴丸,每次10粒,每日3次,口服。冬虫夏草胶囊,每次3粒,每日

2次,口服。阿司匹林肠溶片,100mg/片/日,顿服。

四诊:患者诉药后鼻塞胸痛缓解,出差停药后胸痛再作,服药后又缓解,唯左侧腹股沟区胀痛不适,近日头皮经常瘙痒。睡觉打鼾较明显,口干夜间烘热感、多汗好转,纳可,二便调,苔薄黄,质淡紫,脉细濡。复查EKG同前。查体:脊柱压痛(−),双"4"征左(＋),右(−),双直腿抬高试验(−),指地距5cm。X线示:腰椎轻度退变,腰椎间盘突出,骨盆关节轻度退变。续当原法出入。处理:①二诊方加赤芍20g,地肤子30g,炮山甲4g(分吞)。②复方丹参滴丸,每次10粒,每日3次,口服。③冬虫夏草胶囊,每次3粒,每日2次,口服。

五诊:患者药后症情渐释,左腹股沟隐痛发作一次,头皮瘙痒已释,苔薄黄,质淡红,脉细小弦。守上继进。处理:紫丹参30g,薤白头10g,降香8g(后下),川芎10g,红景天10g,生水蛭5g,姜半夏10g,川厚朴10g,苍耳子15g,辛夷花10g,鹅不食草15g,珠儿参20g,炮山甲5g(分吞),骨碎补20g,补骨脂20g。20剂。

### 【按语】

朱师治胸痹强调从整体辨识,认为冠心病有虚有实,即使实证,亦系本虚标实,实证当化瘀宣通,虚证必须扶正养营兼调气。若虚实不辨,一味化瘀,徒伤正气,于病无益。

### 【诊治思路】

本案胸痹患者为中年男性,因"反复心前区痛半年"来诊,患者半年以来反复出现心前区绞痛,疼痛常牵掣至后背痛,持续几分钟后自行缓解,无胸闷。患者诉平素劳累后腰痛,休息后可缓解。平素畏寒怕冷明显,眠欠佳,偶多梦,苔薄白,质红,脉细小弦。朱师考虑此胸痹乃因痰瘀交阻而致,故立"活血通络"为法,以紫丹参、薤白头、降香、川芎、红景天、生水蛭、姜半夏等加减。此为朱师治胸痹之经验方"川芎芪蛭汤"为基础,其中紫丹参、薤白头、降香、川芎为朱师治疗胸痹的经验药对,用治胸中阳气不足、血脉不通之胸痹临床有效,并以复方丹参滴丸、冬虫夏草胶囊、阿司匹林肠溶片口服以活血化瘀、温补肺肾。

药服14剂,患者胸痛有所减轻,仅有征兆。再服14剂,诸症平稳,无发作征兆,夜眠时有烘热感,多汗,综合考虑为阳虚不潜,乃于上方加瘪桃干、煅龙骨、煅牡蛎温肾精、潜浮阳以安神。再服前方,症情渐释。

**【朱师经验】**

**1. 通补结合, 标本兼治, 创川芎芪蛭汤** 朱师治疗胸痹尤其注重宣通胸中之气、畅达气机、温通胸阳及活血化瘀。朱师指出, 胸痹在《内经》即有"厥心痛, 痛如锥刺其心""真心痛, 手足青至节, 心痛甚, 旦发夕死, 夕发旦死"之记载, 张仲景指出"阳微阴弦"为其脉象, 即为阴乘阳位之病机也, 仲景所创"通阳散结"为主的治疗大法为后世之宗。后世医家多以"温通心阳、益气通心脉"为其治疗大法, 方如桂枝甘草汤, 或桂枝甘草龙骨牡蛎汤, 急救时所用参附汤、独参汤等皆以温通胸中之阳气为根本着眼点。朱师临证以紫丹参、薤白头、降香、川芎相伍, 以温通胸阳并下气通脉, 临证屡验有效, 并创"川芎芪蛭汤"(组成: 川芎、黄芪、水蛭、党参或太子参、麦冬、五味子、桂枝、黄精、檀香、丹参、蝉蜕、郁金、炙甘草等)治疗气阴两虚、脉络不通、胸阳不振之胸痹, 融益气养阴与活血化瘀、理气通阳诸法于一炉, 通补结合, 标本兼治。经门人弟子临床众多验证, 效果肯定。

**2. 五脏皆可致心痛** 朱师指出胸痹病在心, 但与其他诸脏有密切关系, 《内经》有"肾心痛""胃心痛""脾心痛""肝心痛""肺心痛"之说, 五脏皆可致心痛, 此不可不知也。《难经》有"损其心者, 调其荣卫"之法, 清代名医薛宝田先生引申其为"荣卫为血脉所生, 心为之主, 然荣卫起于中州, 肝肺脾肾实助其养, 养其四脏则心自安也", 其"养其四脏则心自安"实为所独见。此也是朱师临床用黄芪建中汤、桂枝汤及川芎芪蛭汤治疗胸痹之依据之一。

**3. 活血化瘀非治胸痹之通用法** 朱师指出活血化瘀非治胸痹之通用法, 不可因"心脉不通"过用活血化瘀, 而应当以辨证论治为前提, 须知冠心病有虚有实, 即使是实证亦是本虚标实证, 若虚实不辨, 一味化瘀, 徒伤正气。而且"胃之大络, 名曰虚里", 心悸甚者为宗气外泄也, 更须忌用活血化瘀药以更伤心气, 若必须活血化瘀则以生脉散合四君加桂枝、柏子仁等益心气、养心营、通心气、扶中气, 始能收佳效。

## 案2　朱建华教授辨治胸痹——气阴两虚, 胸阳不振证

陆某, 女, 67岁。2012年5月21日初诊。

主诉: 心悸、胸闷, 伴乏力1个月。

患者反复心悸胸闷30余年,近1个月加重,于4月17日住市医院心内科,给予抗血小板凝聚、稳斑、扩血管及改善心肌供血治疗后,心悸胸闷减轻,唯自觉乏力,较常人畏冷,觉寒自骨头向外发,纳食佳,大便干结,小便调,舌淡紫,舌体胖,边有齿痕,脉细少弦。来诊要求中医药治疗。

中医诊断:胸痹(气阴两虚,胸阳不振);西医诊断:冠心病,心绞痛,新功能Ⅱ级,浅表性胃炎,胆囊炎伴结石。

治法:温通心阳,宽胸通络。

初诊处理:生黄芪30g,生晒参8g,川桂枝8g,丹参20g,川芎15g,佛手片15g,制附片10g,全当归12g,淫羊藿15g,茯神20g,合欢皮30g,首乌藤30g,炙甘草6g。7剂。

二诊:患者服上药后胸闷及心悸减轻,仍有骨冷感,大便1~2日一行,舌淡紫,舌质胖,苔薄白均较前减轻,脉细少弦。治法:温通心阳,宽胸通络。处理:生黄芪30g,生晒参8g,川桂枝10g,丹参20g,川芎15g,佛手片15g,制附片15g,全当归15g,淫羊藿15g,茯神20g,合欢皮30g,首乌藤30g,炙甘草6g,全瓜蒌30g。7剂。

三诊:患者服上药后胸闷、心悸均减轻,舌淡紫,苔薄白腻均有减,唯胃脘胀、骨冷多年,小便次多,无尿急尿痛,脉细少弦。治守原意。处理:上方加高良姜10g,决明子10g,芡实30g。7剂。

四诊:患者服上方后,胸闷、心悸均明显减轻,唯尚有骨冷感,舌淡白,微紫,苔薄白,脉细少弦。治法:温通心阳,宽胸通络。处理:上方决明子加到15g,加生白术30g。7剂。

五诊:患者服上药后,胸闷、心悸减轻,尚有骨冷感,舌淡白,苔薄,稍紫,脉细少弦。治法:温通心阳,宽胸通络。处理:生黄芪30g,生晒参10g,制附片20g,川桂枝10g,丹参20g,川芎15g,佛手片15g,全当归15g,淫羊藿15g,茯神20g,合欢皮30g,首乌藤30g,全瓜蒌30g,薤白头15g,生白术30g,高良姜10g,生甘草6g。7剂。

六诊:患者服上药后,胸闷、心悸未再发,尚有骨冷感,舌淡白,苔薄,稍紫,脉细。治守原意。处理:上方加灵磁石(生)30g。7剂。

随访病情稳定。

◆【按语】

朱建华教授治胸痹以宣通胸中之气、畅达气机、温通胸阳及活血化瘀为法,临床治验颇多。

◆【诊治思路】

本案例为老年女性,反复心悸、胸闷30余年,近1个月加重。来诊前行抗凝抗聚、稳定斑块、扩血管及改善心肌供血治疗,胸闷减轻,自觉乏力,较常人畏冷,大便干结,舌淡紫,舌体胖,边有齿痕,脉细少弦。朱教授从"气阴两虚、胸阳不振"辨识本病,立"温通心阳,宽胸通络"法,以生黄芪、生晒参、川桂枝、丹参、川芎、佛手片、制附片、全当归、淫羊藿、茯神、合欢皮、首乌藤、炙甘草。取朱师"川芎芪蛭汤"加减培补肾精,以气阴双补、心肾同调。

前后治疗月余,患者诸证明显好转,唯尚有怯冷感,舌淡白,微紫,苔薄白,脉细少弦。继续"温通心阳,宽胸通络"为治,加强温通心阳、健脾益气。诸症持续稳定好转。

◆【跟诊体会】

胸痹因虚者多,如心阳不足不能温通心脉;心血不足不能濡养心神;肾阴亏虚,肾水不能上滋。心气、心阳不足,推动无力致血瘀痹阻则为发病关键,故胸痹其标为"实",本则"虚"。然朱师言:冠心病有虚有实,即使是实证,亦是本虚标实证,若虚实不辨,一味化瘀,徒伤正气。故治胸痹心悸不可见心治心,当从五脏相关整体考虑,首辨阴阳,阳虚者,宜温通心阳、通中兼补;用药如桂枝、甘草、鹿角霜、附片等,阴虚则须柏子仁、麦冬、玉竹、并地黄等。值得临证认真体会。

## 案3 朱良春教授辨治间质性肺炎——痰浊内蕴,脉络失养证

曹某,女,40岁。2010年12月6日初诊。

主诉:背部不适2个月余。

患者于2009年8月因"胸痛发热"在某医院住院查ds-DNA、ENA阳性;相关检查提示:右侧类肺炎胸腔积液,经治胸腔积液吸收,ds-DNA 396.6,

ANA阳性。遂回家带药间断服用,但后来渐觉胸痛加重,左胸痛延及背部,欲服中药治理。来诊:精神尚可,目前以背部不适为主,胸闷疼痛,舌淡苔薄白,脉细弦。

中医诊断:胸痹(痰浊内蕴,脉络失养);西医诊断:间质性肺炎。

治法:益气扶正,化湿通络。

初诊处理:①穿山龙40g,淫羊藿15g,炒白术20g,生黄芪30g,葶苈子30g,生薏苡仁15g,金沸草20g,怀山药30g(炒牛子10g,同打),甘草6g。14剂。②金荞麦合剂每次50ml,每日3次,口服。③龙血蝎胶囊,每次6粒,每日3次,口服。

二诊:患者药后症状较前改善,痰黏难出,纳眠可,大便偏烂,舌淡苔薄白,脉细弦。守法继治。处理:①上方葶苈减至15g,加北沙参15g,合欢皮15g。14剂。②中成药同上服用。

三诊:患者停药后背部不适又作,夜间盗汗,余症尚平,二便可,舌淡苔薄白,脉细弦。前法继治之,原方加减。处理:①穿山龙50g,潞党参15g,怀山药30g,甘杞子15g,全当归10g,浮小麦30g,糯稻根30g,甘草6g。14剂。②中成药同上服用。

四诊:患者后背部有不适感,不耐疲劳,舌质淡,苔薄,脉细弦。处理:①上方去浮小麦、糯稻根,加炙黄芪30g,淫羊藿15g,山萸肉20g,熟地黄20g。30剂。②中成药同上服用。

五诊:患者病情基本稳定,无咳嗽,胸痛减,自觉精神较前好转,偶尔有不耐疲劳情况、后背不适。二便调,舌质淡,苔薄,脉细弦。处理:①穿山龙50g,炙黄芪30g,全当归10g,怀山药30g,淫羊藿15g,甘杞子20g,山萸肉20g,首乌藤30g,熟地黄20g,甘草6g。30剂。②中成药同上服用。

六诊:患者胸背不适较前好转,自觉眼睑下垂,进食时易汗出,二便一般,舌淡,边有齿痕,脉细弦。ENA阴性,RF 32.3IU/ml,处理:①上方加煅牡蛎30g,浮小麦30g。20剂。②中成药同上服用。

七诊:患者半个月前因腹痛行B超检查示:胆囊炎。经治疗症状已消失,自觉眼睑浮肿明显,二便一般,舌淡边有齿痕,脉细弦。处理:①上方加生薏苡仁30g。20剂。②龙血蝎胶囊,每次6粒,每日3次,口服。

八诊:患者因过度劳累,背部不适明显,汗多,舌淡边有齿痕,脉细弦。处理:①穿山龙40g,生黄芪30g,红景天30g(另冲),补骨脂15g,鹿衔草30g,

炙蜂房10g,杜仲15g,功劳叶15g,淮小麦30g,浮小麦30g,葎草30g,炙甘草6g,熟地黄20g,淫羊藿15g。30剂。②龙血竭胶囊,每次6粒,每日3次,口服。

九诊:患者自觉病情稳定,眠欠佳,胸背不适少作,舌淡边有齿痕,脉细弦。复查ENA、RF、CRP、$C_3$、$C_4$、血常规均正常,ESR 6IU/ml。处理:①穿山龙50g,赤芍、白芍各15g,合欢皮15g,功劳叶15g,炒酸枣仁30g,丹参15g,茯神15g,刺五加15g,甘草6g。20剂。②.龙血竭胶囊,每次6粒,每日3次,口服。

十诊:已停药1个月余,查ENA系列均正常,背部无不适,眠欠佳,二便调,舌淡苔白,脉细弦。处理:上方加怀山药30g,金钱草30g。20剂。

随访良好。

## 【按语】

间质性肺炎西医病原学及病因学并不清楚,有因外感病毒感染所致,也有因风湿免疫性疾病等所致,多考虑为肺泡免疫炎性反应和受损肺泡纤维化修复为主要病理过程,以肺泡上皮的损伤直接导致肺的纤维化占主导地位。中医常归于"咳喘""肺胀"等范畴,《素问·痹论》曰"脏皆有所合,病久而不去者,内舍于其合也。……皮痹不已,复感于邪,内舍于肺,所谓痹者,各以其时重感于风寒湿之气也。"又云:"凡痹之客五脏者,肺痹者烦满喘而呕,淫气喘息,痹聚在肺……痹……其人脏者死"。本病反复发作,病久及于脾、肾,致肺、脾、肾三脏并损,则反复难愈。

朱师认为,"咳嗽总有痰作祟""久病必瘀",痰瘀搏结,肺失清肃,肺络失和,则有病程长、咳嗽反复发作、痰黏难咯或活动气短等临床特征。故始终从补虚、祛邪法,以补益肺肾、肃肺祛痰、活血通络为主。

## 【诊治思路】

本案中年女性,因"胸痛发热"在某医院住院查ds-DNA、ENA阳性,右侧类肺炎胸腔积液,渐觉胸痛加重,左胸痛延及背部,舌淡苔薄白,脉细弦。朱师考虑为痰瘀内蕴,以"益气扶正、化湿通络"立法处理,处以淫羊藿、生黄芪、炒白术、怀山药补肺脾肾、益气扶正气,葶苈子、金沸草逐痰湿、通肺络。加减治疗月余,患者症情改善,但不耐疲劳,考虑根本不固,乃加山萸肉、熟地黄以增补肾力度。其后根据病情变化,随症加减8个月余,患者病情获明显改善,以上方加怀山药调理善后。

【朱师经验】

朱师辨治此类疾病的思路:从肺、脾、肾三阴脏着手认识本病机,初病起者,邪尚浅,病在肺;病至中后期,邪入里,伤及脾肾,则须从三阴脏着手,以益气扶正、化痰浊、通血络为治之则。

朱师用药特色有二:一是每方必用穿山龙。本品为薯蓣科植物穿龙薯蓣的根茎,性苦、微寒,归肝、肺经,具祛风除湿、活血通络、清肺化痰之功。朱师认为本品是一味吸收了大自然灵气,对于扶正气、利肺络有一定作用,尤其适于间质性肺炎与风湿免疫性因素有关者,擅治风湿痹痛、热痰咳嗽及疮痈等。既能化痰,又能通络,既有肾上腺皮质激素样作用,却无激素样不良反应。二是擅用虫类药。例如蜂房能温肺益肾、疗带下清稀,既祛邪,又能增强体质,不仅能松弛气道,舒展肺络,改善循环,促进炎症的吸收,而且还含有蛋白质、微量元素等丰富的营养物质,起到了寓攻、寓补、攻补兼施的作用,非一般植物药物所能及。

## 案4 朱良春、朱婉华教授辨治间质性肺炎——肺络痹阻,肾虚失纳证

杨某,男,45岁。2011年2月16日初诊。

主诉:乏力、气喘2个月余。

患者2个月前无明显诱因下出现乏力,稍劳累则气喘甚,2011年1月3日于某医院诊断为双肺间质性疾病。CT示:双下肺间质性痰症,见小支气管形成纤维细胞栓及肺间质纤维灶。予以抗炎、激素加强抗炎治疗,症状无明显缓解,遂出院。出院诊断为间质性肺疾病,闭塞性细支气管炎,机化性肺炎。出院后予以口服尼松片,每次10mg,每日3次;碳酸钙片$D_3$,每次600mg,每日1次;雷尼替丁胶囊,每次150mg,每日2次治疗。病情反复、迁延。现症见乏力,动则气喘,既往夜间汗出,汗出湿衣被,头颈部汗出明显。近日略有咳嗽、少痰,痰色白略黄难咯。纳少,眠差,大便干,一日一行,梦多。苔薄白微腻,质紫,脉细濡。本院RF 50.5IU/ml,CRP 16.6ml/L,IgG 17.84g/L,ESR 112mm/h,CCP 79.6RU/ml。

中医诊断:喘证(肺络痹阻,肾虚失纳);西医诊断:间质性肺病,机化性肺炎。

治法：益肾蠲痹，益肺通络。

初诊处理：①痹通汤加青风藤30g，金刚骨50g，拳参30g，忍冬藤30g，金荞麦60g，鱼腥草30g，炙麻黄6g，杏仁15g，大贝母10g，川黄连3g，肉桂3g，首乌藤30g，灵磁石30g，降香8g（后下），薤白头8g，凤凰衣8g，莪术8g，生白芍30g。30剂。②益肾蠲痹丸，每次4g，每日3次，口服。③金龙胶囊，每粒0.25g，每次4粒，每日3次，口服。④维持患者原先的激素治疗方案。

二诊：患者药后盗汗较前好转，动则气喘，无乏力，喘咳嗽，无痰，但喉中痰鸣，夜晚睡中有小腿抽筋，眠浅易醒，多梦。二便自调，苔薄白微腻，质淡紫，脉细弦。处理：①上方加生白芍30g，山萸肉30g，蛤蚧1只。30剂。②益肾蠲痹丸，每次4g，每日3次，口服。③金龙胶囊，每粒0.25g，每次4粒，每日3次，口服。④协定5号，每次3g，每日2次，口服（饭前半小时）。

三诊：患者夜眠好转，盗汗明显减轻。小腿抽筋未再发作，气喘仍无缓解，上楼时喘加重。纳食可，二便调，仍服泼尼松，每次5mg，早2粒，中1粒，晚2粒。苔薄黄，质淡紫，脉细小弦。处理：上方+炙紫菀15g，金沸草15g。14剂。中成药同前。

四诊：患者药后稍感轻松，气喘较前减轻，活动后、上楼梯仍有气喘，干咳无痰，呼吸时胸闷并有刺痛感，夜眠可，上半身烘热，下半身发凉，盗汗基本已消失。纳可，口淡，二便调，现仍服泼尼松每次5mg，早2粒，中1粒，晚2粒。苔薄白腻，质衬紫，脉细濡。处理：①上方+生石膏10mg（先煎），生麻黄10mg，五味子10g。30剂。②益肾蠲痹丸，每次4g，每日3次，口服。③金龙胶囊，每粒0.25g，每次4粒，每日3次，口服。

五诊：患者近期病情反复，气喘尤速，咳嗽少痰，夜可平卧，出汗多，发热，苔薄白腻，质衬紫，脉细濡。处理：三诊方加姜半夏15g，生水蛭8g，鸡苏散1包。具体见下：①痹通汤加青风藤30g，金刚骨50g，拳参30g，忍冬藤30g，金荞麦60g，鱼腥草30g，炙麻黄6g，杏仁15g，大贝母10g，川黄连3g，肉桂3g，首乌藤30g，灵磁石30g，降香8g（后下），薤白头8g，凤凰衣8g，莪术8g，生白芍30g，炙紫菀15g，金沸草15g。②益肾蠲痹丸，每次4g，每日3次，口服。③金龙胶囊，每粒0.25g，每次4粒，每日3次，口服。④激素治疗方案按原方案，按疗程续减。

后患者收入院治疗，稳定后出院带药：①痹通汤加青风藤30g，穿山龙50g，青蒿10g，萆草30g，天竹子10g，金沸草20g，丹参20g，赤芍20g，桃仁10g，姜半夏15g,炒白芥子10g,鱼腥草30g,蔓荆子20g,黛蛤粉10g,代赭石10g,炙紫菀10g,炙款冬10g。30剂。②咳喘胶囊,每次1.5g,每日3次,口服。③金龙胶囊,每粒0.25g,每次4粒,每日3次,口服。

六诊:患者药后病情明显好转,咳嗽、发热已退,仍活动后气喘。守法继进,加用益肾蠲痹丸。

七诊:患者药后诸症好转,目前激素已减至每天4.5mg,睡眠时颈项枕部汗多,后背部寒凉感明显,纳可,眠可,二便正常;苔薄黄、燥,质淡红,衬紫,脉细小弦。药既奏效,率由旧章。处理:①出院处方去青蒿、葎草、黛蛤粉,加葛根20g,细辛3g,煅龙骨、煅牡蛎各30g,瘪桃干20g,山萸肉30g,沉香曲20g。30剂。②咳喘胶囊,每次1.5g,每日3次,口服。③金龙胶囊,每粒0.25g,每次4粒,每日3次,口服。

八诊:患者诸症好转,行走已无气喘,但行走快时仍有气喘,程度明显减轻,夜间喉间痰声明显,无咳痰,目前激素已减至每日3.5mg,近4天以来有牙痛,视物模糊,间有眼红,大便日3次,成形,小便可,苔薄黄,质淡紫,脉细小弦。处理:①痹通汤加青风藤30g,金刚骨50g,炙白苏子10g,山萸肉30g,墨旱莲20g,女贞子20g,鱼腥草30g,金荞麦60g,金沸草20g,沉香曲20g。30剂。②中成药同前服法。

九诊:患者症情平稳,牙痛已解,快走或上楼梯时仍有气短,自述夜间喉间痰声明显,视物模糊,视物久则流泪,右上腹胀痛无压痛,泼尼松已减至每天2.5mg,眠可,二便调,苔薄黄质有紫气,脉细小弦,续当原法出入。处理:上方加莱菔子15g,葶苈子15g,枸杞子、菊花各10g,龙胆3g。具体如下:①痹通汤加青风藤30g,金刚骨50g,炙白苏子10g,山萸肉30g,墨旱莲20g,女贞子20g,鱼腥草30g,金荞麦60g,金沸草20g,沉香曲20g,莱菔子15g,葶苈子15g,枸杞子、菊花各10g,龙胆3g。30剂。②中成药同前服法。

十诊:患者药后症情平稳,神清,可行走2公里,劳累后眼球充血发红,喉中仍有痰,吐痰欠畅,泼尼松已减至每天2mg,纳眠可,大便日行2~3次,小便调,苔薄白质紫,脉细小弦,续当原法出入。处理:①痹通汤,加穿山龙40g,赤芍、白芍各15g,丹参15g,桃仁、红花各10g,枸杞子15g,合欢皮15g,功劳叶15g,胆南星8g。30剂。②中成药同前服法。

随访患者已正常工作、生活。

### 【按语】

本案例为严重间质性肺炎案例,经坚持治疗、终获全效。

朱师长于辨治疑难症,朱婉华教授很好地继承了朱师学术思想及临证经验,即如本案例从"益肺肾、通络痹"辨治间质性肺炎,无论是从病机辨识,还是区别"标本"施治,都取得很好效果,颇值得临床推广应用。

### 【诊治思路】

患者为中年男性,病起2个月,多方求治,叠用激素、抗生素等治疗,症状无明显缓解。诊时见乏力,动则气喘,夜间汗出湿衣被,头颈部汗出明显。笔者跟随朱师诊查此患者时,见其面色黯滞,稍动即呼吸困难,汗出多,短气不足息。朱师考虑肺络痹阻、肾虚失纳,喘促重症,从"急则治其标"为则,以"益肾蠲痹,益肺通络"法,以痹通汤加青风藤、金刚骨、拳参、忍冬藤、降香、薤白头、通络利肺,金荞麦、鱼腥草、大贝母解肺中郁积,并灵磁石重镇潜阳,并益肾蠲痹丸、金龙胶囊益肾蠲痹通络扶正。

药服30剂,患者乏力、盗汗较前好转,仍动则气喘,原方加生白芍、山萸肉、蛤蚧补益肺肾、纳气归肾。随症加减治疗月余,患者病情明显好转,咳嗽、发热已退,仍有活动后气喘;激素渐减。守法继进,诸症渐解,激素显减。前后共治疗约8个月,患者病情进一步改善,恢复正常工作生活。

### 【跟诊体会】

"冰冻三尺,非一日之寒",疑难病的形成亦如此,取效亦非朝夕之功,辨治过程中,朱师把握根本病机,应机而施,得认真体会。

笔者对朱师辨治肺系疾病从肺肾两脏进行整体调治,坚持"持重"与"应机"结合,随症灵活加减的学术思想,深有体会。如患者经治诸症改善的同时,出现睡眠时颈项枕部明显大汗,后背部寒凉感明显;苔薄黄、燥,质淡红,衬紫,脉细小弦。考虑背部经腧不利乃足太阳膀胱经、督脉精气亏虚,正气虽渐复而未充,原方去青蒿、萆草、黛蛤粉,加葛根、细辛、煅龙骨、煅牡蛎、瘪桃干、山萸肉、沉香曲以温补肺肾扶助正气,助伏邪外透。

方中细辛颇值得回味,盖其为交通少阴与太阳之药也,既可为使,本身既为温补之性,《本经》归之于上品大有深意,后人却畏之如蝎,甚有终身不敢一用,殊为可惜!笔者认为细辛被误解颇深,有诸多原因,若不正本清源、还其本来面目,则一味上好之药,将永远蒙尘。故笔者对细辛的源流进行系统回顾,并结合临证体会进行思考,撰写"细辛临证剂量思考"一文,公开发表,期同道共同探讨。

## 案5 朱良春、朱婉华教授辨治类风湿关节炎并发间质性肺炎——寒湿入络,经脉痹阻,郁热损络证

葛某萍,女,55岁。2011年6月10日初诊。

主诉:发热、四肢多关节肿痛1个月。

患者于2011年5月7日始出现发热,腋温为37.2℃,伴双膝关节肿痛,下蹲欠利,自服阿司匹林每天2粒,症情有所缓解,渐出现手腕、肘、肩、踝等多关节肿痛,发热在37~38℃。患者于2011年6月3日至蚌埠某医院查血常规:WBC $9.1 \times 10^9$/L, N% 682%, PLT $371 \times 10^9$/L, HGB 103g/L, ESR 120mmol/L, RF( - ), ASO( - ), CRP( + ),肾功能可。X线示:双肺纹理增多,提示间质改变,双腕关节结构正常。要求中医药治疗。刻下:精神尚可,四肢多关节肿痛灼热,晨僵>3小时,乏力,低热,略有咳嗽,晨起咯咖啡色痰,纳谷一般,眠差,偶有头痛,二便尚调,苔腻微黄,质淡紫,脉细小弦。

中医诊断:尪痹(寒湿入络,经脉痹阻,郁热损络);西医诊断:类风湿关节炎、间质性肺炎。

治法:益肾蠲痹通络。

初诊处理:①痹通汤,加青风藤30g,穿山龙50g,忍冬藤30g,姜半夏15g,生黄芪30g,川桂枝10g,生白芍30g,凤凰衣8g,莪术8g,金荞麦30g,鱼腥草30g,桃仁、红花各10g。②浓缩益肾蠲痹丸,每粒4g,每日3次,口服。③蝎蚣胶囊,每粒0.3g,每次5粒,每日3次,口服。④忌口,清淡饮食。

二诊:患者药后症情平稳,咳嗽缓解,咳痰减少,色偏黄,易咯出,无畏寒发热,无明显胸闷胸痛,体温控制在36.7~37℃,午后37.3℃左右,已停用阿司匹林、布洛芬缓释胶囊。四肢关节肿痛减,关节处有灼热感,手指关节疼痛,晨僵>3小时,至午后可渐缓。纳可眠安,苔白腻,无口干口苦。守法继进。处理:上方炒子芩10g,炙麻黄6g,杏仁15g,生石膏10g(先)。中成药同前。

三诊:患者电述,服药1个月后咳嗽已无,体温正常,四肢肿痛略减,但

关节有沉重感,下蹲困难,肘伸不直,关节受寒则痛剧,得温则舒,晨僵时间有所缩短,但手心易发热,燥热盗汗,口苦无口干,纳可眠安,二便调,苔薄黄腻,近日复查ESR 9mm/h。要求续前药。处理:上方加制川乌10g,炒山栀10g,萆草20g,地骨皮30g。30剂。

四诊:患者电子邮件示:其间未正规服药,咳嗽咳痰无再发作,关节肿痛较前明显缓解,各关节肿胀有轻度热感,余无不适,纳可眠安,二便自调,舌淡红苔薄黄。ESR 48mm/h。续服前药治疗。

随访患者参加工作,没有时间复诊。

【按语】

本案例涉及两个方面的问题,其一是间质性肺炎,其二是类风湿关节炎。本案主要以间质性肺炎为主要矛盾来诊。间质性肺炎在中医属于"肺痹""肺痿"范畴,为风寒湿邪痹阻肺络,致气血不通,络脉瘀阻,肺叶萎弱不用而成坏证。朱师认为本病的根本原因当责之肺肾气虚、络阻不通。

【诊治思路】

朱师从病机根本着手,立"益肾蠲痹通络"法,以痹通汤加生黄芪、川桂枝温通肺肾,青风藤、穿山龙、忍冬藤、姜半夏、蝎蚣胶囊以宣痹通络,并针对肺气不宣郁而生内热的病机特点,使用生白芍、金荞麦、鱼腥草、桃红以清解通络,并服浓缩益肾蠲痹丸。

二诊时,患者四肢关节肿痛减,咳嗽缓解,咳痰减少,体温控制基本正常,已停用解热镇痛西药;合麻杏石甘汤意宣畅肺络、使邪从皮毛而解。服药1个月患者体温降至正常,晨僵时间有所缩短,四肢肿痛略减。唯手足心热、盗汗、关节沉重感受寒则剧、得温则舒等寒热并存明显,乃原方加制川乌、炒山栀、萆草、地骨皮以温清并用。药后患者四肢关节肿痛较前明显缓解。

该案例治疗虽未完全取效,但阶段性效果明显。

## 案6　朱良春、朱婉华教授辨治间质性肺炎——卫表气虚,湿热蕴肤,肺络受损证

林某,男,63岁,太仓人。2011年6月22日初诊。

主诉:气急气喘5年,加重2个月。

患者5年前始出现气急气喘,未予以重视,近2月来气急加重,偶伴夜间端坐呼吸,咳嗽痰少难咯。2011-6-3于太仓市中医院查B超:脂肪肝,胆囊内胆固醇结晶。尿常规:(-),血常规示:嗜酸细胞10.3%,肝肾功能示UA521.3μmol/L,甘油三酯:1.67mmol/L。胸片示:两下肺多发小囊状透亮影。胸部CT示:1.两肺下叶间质性炎症改变,2.双肺上叶泡性气肿。刻下症:神清,精神可,气急喘急,纳可,夜晚眠不能平卧,二便自调。苔薄白,质红衬紫,脉细小弦。来诊BP:140/90mmHg。

患者既往有高血压病10余年,服缬沙坦胶囊80mg,日1次。控制可。有"慢性荨麻疹8年",每次须抗过敏药(具体不详),有"高尿酸血症"4年。

中医诊断:喘证(卫表气虚、湿热蕴肤,肺络受损),西医诊断:间质性肺炎。

治法:益气固表、清利湿热、益肺蠲痹。

初诊处理:①痹通汤,生黄芪50g,炒防风10g,炒白术30g,金荞麦50g,鱼腥草30g,炙麻黄6g,杏仁15g(打),石膏10g(先),赤芍20g,地肤子30g,白鲜皮30g,丹皮20g,炒子芩10g,蛇蜕10g,徐长卿15g,紫草15g,蝉蜕8g,生白及10g,马勃10g。14剂。②金龙胶囊,每粒0.25g,每次4粒,每日3次,口服。③协定5号,每次3g,每日2次,口服(饭前半小时)。④合理饮食。

二诊:患者药后气急气喘减轻70%,夜眠可平卧,咳嗽减轻,咳痰黄能咯出,无明显胸闷胸痛,晨起胃脘疼痛不适。持续数小时到上午10点,全身散在细小红疹,瘙痒,约于服药1周后皮疹渐消退。纳可,两便如常,苔薄白,质衬紫,脉细小弦。续当原法佐以凉血消瘀、护胃之品。处理:①上方加紫草15g,蝉蜕8g,生白及10g,马勃10g。②金龙胶囊,每粒0.25g,每次4粒,每日3次,口服。③协定5号,3g,每日2次,口服(饭前半小时)。

三诊:患者自诉药后气急气喘已愈90%,咳痰少,痰黄易咯出,偶有胸闷,全身散在小红疹频作,伴瘙痒,劳累后胃脘部疼痛不适,纳可,眠安,二便调。苔薄白,脉细濡。药既合拍,率由旧章。处理:①痹通汤,消疹止痒方,炙麻黄6g,杏仁15g,生石膏10g(先煎),金荞麦60g,鱼腥草30g,蒲公英30g,生白及10g,马勃10g,生白芍30g。15剂。②金龙胶囊,每粒0.25g,每次4粒,每日3次,口服。③新协定5号3g,每日2次,口服。④痛风Ⅱ号,1包,每日2次。

四诊:患者家属电述,药后症状明显好转。处理:守前治疗方案。

五诊：家属电述患者气喘已消，唯腹泻，日4~5次，质稀，甚至水样，上午为主，胃脘阵痛不适，略有咳嗽，夜间明显，咳痰色黄，近来天气潮湿，全身小红疹频作，瘙痒，纳可眠安，小便尚调，余症同前。处理：①上方加炒子芩10g，干姜3g。②金龙胶囊，每粒0.25g，每次4粒，每日3次，口服。③新协定5号3g，每日2次，口服。

随访已无上证，唯间有疹发。

### 【按语】

此为间质性肺炎临床治愈案例，如前案所述，本病多由正气不足、风寒湿诸邪侵袭、缠淹难去所致。朱师治从其本、兼顾其标，立"益肾蠲痹、通络利肺"治之，获效甚佳。

### 【诊治思路】

老年男性，病发5年，见症气急气喘，夜间端坐呼吸，咳嗽痰少难咯。胸部CT示两肺下叶间质性炎症改变，双肺上叶泡性气肿。考虑为肺肾两虚、肺络不通为根本病机，发作当下是为卫表气虚、湿浊内蕴致肺气宣肃失常。当"急则治标"，乃以痹通汤加生黄芪、炒防风、炒白术、炙麻黄、杏仁、石膏、赤芍取"玉屏风散"益气固表，"麻杏石甘汤"意以宣肺发表、解表之湿浊，并以金荞麦、鱼腥草、炒子芩以解蕴热，以地肤子、白鲜皮、丹皮、蛇蜕、徐长卿、紫草、蝉蜕等利络祛风止痒，合金龙胶囊、协定5号扶正散结。

药服14剂，患者气急气喘减轻70%，夜眠可平卧，咳痰色黄能咯出，但有晨起胃脘疼痛不适，并全身散在细小红疹、瘙痒，约于服药1周后皮疹渐消退，守方继进。皮疹考虑为邪有托透之象，原法继进。三诊时，病情较初诊减轻90%，加减再服30剂，诸症渐平。

### 【朱师经验】

此间质性肺炎案例与前几案例相较，不同在于偏于攻邪。该病虽病起5年，痰瘀交蕴于肺、肺失宣肃为当下病机关键，区别标本、分阶段施治是朱师辨治疑难病的原则。笔者整理病案过程中已多有述及，今仅择其一论述。

### 1. 通利、扶正治慢病

朱师辨治慢性久病，十分注重两个方面：一为"通利"，二为"扶正"。"扶正"为本，"通利"为用。

"扶正"为朱师治疗慢性、疑难重症根本大法，朱师认为，慢性病多由正气不足，不能抵抗邪气、复不能驱邪外出。此"伏邪"久留不但胶固不解，更伤正气，尤须扶正，欲驱邪外出，恒非"通"不用。

笔者在总结朱师学术体系时，在治痹证专书中专门就"通"字一法对朱师的学术思想进行了总结。盖气血阴阳非"通"不能输达，气机非"通"不能升降出入，不"通"则"四塞"而诸病起。病之初起，各由所合之邪所伤，如风伤皮毛，所合为肺，寒伤营、筋，所合为脉、肝，湿伤肌肉四肢，其所合为脾也。感受外邪，若不及时驱邪外出，自然就会发生"病传"，由其所合进而入脏腑，损伤脏腑功能，病久脏腑功能亦"不通"。病初，邪犯尚浅，攻之可也；邪入于中，扶正攻邪并用；邪深入脏，半死半生之际，当以扶正为先。正气足，则驱邪有力；驱邪外出，就需解决另外一个问题：不通。"邪之来路，即邪之去路"，据其病邪特点及所合之脏腑，或温养、或凉降、或化瘀、或祛湿，目的就是疏通诸邪壅堵的道路，以利于伏邪外排。

### 2. 经验用药

（1）生白及：朱师认为白及治疗咳，盖与其"涩中有散，补中有收"的双向调节的特性有关。涩则敛肺，散则逐瘀，顽咳久咳尤为宜，曾拟白及、百部、黄精、䗪虫、葎草等组成基础方和"保肺丸"（亦为朱师经验方）治疗肺结核病，即取白及补肺清热、敛肺止咳、逐瘀生新、消肿生肌之功，效果十分明显。朱师治疗慢性咳嗽反复不愈者，随症加入白及，皆取得效果。

（2）马勃：此为师祖章次公先生经验，马勃长于清肺利咽、解毒止血，既能止痛，又可疗疮，移治脾运失健、胃气阴不足、郁热于中，胃络失濡而痛之胃痛，多以马勃配伍凤凰衣以护膜止痛，收效甚好。

# 肾 病

## 案1 朱良春教授辨治肾病综合征——卫表气虚,精微失摄证

王某,女,7岁。2010年10月20日初诊。

主诉:原发性肾病综合征3年。

患儿3年前感冒后出现双眼睑、双下肢浮肿,尿少,尿色混浊,遂至上海某医院儿童医学中心以"血尿、尿蛋白查因"收入院,诊断为原发性肾病综合征(肾炎型),经入院治疗,病情好转。此后分别于2008年6月、7月,2009年6月,及2010年7月因上呼吸道感染诱发。2008年7月始服泼尼松6粒/天,至2010年5月停用。2010年8月底病情复发,一直服用中药治疗,未使用激素。2010年9月20日因感冒后尿蛋白异常,诊断为肺炎,入院治疗后尿蛋白异常至今,2010年10月18日查24小时尿蛋白定量为3 588mg。

刻下:晨起眼睑浮肿,尿量正常,色呈茶色,泡沫状,面色无华,纳减,大便正常,眠安,苔薄黄,中根黄腻,质淡衬紫,脉细。

中医诊断:水肿(卫表气虚,精微失摄);西医诊断:原发性肾病综合征。

治法:益气固表,固摄精微。

初诊处理:①穿山龙15g,生黄芪15g,仙鹤草15g,白槿花6g,土茯苓15g,六月雪10g,扦扦活10g,僵蚕6g,红枣5枚,淫羊藿6g,蝉蜕6g,蜂房5g,金樱子6g,甘草3g。20剂。②玉屏风口服液1支每日3次,口服。③咳喘胶囊,每次2粒,每日3次,口服。

二诊:患儿药后症平,10月27日复查24小时蛋白尿118mg,近来因复感外邪,鼻塞流清水鼻涕,于11月5日复查蛋白尿3 569mg。查:咽喉不肿,纳香,二便正常,苔薄白中根白厚腻,脉细,续当原法出入。处理:①上方加苍

耳子6g,杏仁6g,前胡6g,14剂。②玉屏风口服液,每次1支,每日3次,口服。

三诊:药后诸症均缓,近日小便量、色均正常,面色转佳,无晨起眼睑浮肿,纳眠佳,大便调,11月16日复查尿蛋白定量60mg,苔薄白,脉细。续前法巩固之。处理:①初诊方加党参8g,熟地黄10g,30剂。②玉屏风口服液,每次1支,每日3次,口服。

四诊:患儿药后无明显不适,唯晨起有喷嚏,无咳嗽流涕、无眼睑浮肿及双下肢浮肿,小便量可,纳眠可,苔薄白,质红,脉细软。今晨复查尿蛋白(-),尿潜血(+),尿红细胞0~3/HP。续当原法出入。处理:①上方加茜草炭8g,白茅根15g,30剂。②咳喘胶囊0.3g,红绿各半,每次3粒,每日3次,口服。

五诊:患儿药后症情平稳,感冒症状消失。苔薄白,脉细。尿蛋白(-)。续当原法出入。处理:守上治疗方案。

六诊:患儿近日感冒,无畏寒发热,无咳嗽咳痰,唯晨起打喷嚏、流涕,精神尚可,纳食可,大便调,矢气臭,小便调,夜眠安,眠中后背、颈部汗出湿衣。苔薄白根微腻,脉细,续当原法出入。复查尿常规(-)。处理:①上方加瘪桃干6g,炙鳖甲8g,30剂。②咳喘胶囊0.3g,红绿各半,每次3粒,每日3次,口服。③玉屏风冲剂,1包,每日2次,口服。

七诊:患儿精神可,偶有咳嗽,鼻塞流清涕,无畏寒发热,自行服用维C银翘片后症状缓解,纳谷不香,眠安,夜间头汗出明显,微汗,大便日行一次,通畅,小便调。苔薄白,脉细软。药已见效,守法继进。处理:上方加煅龙骨、煅牡蛎各15g。中成药同前。

八诊:患儿药后诸证平稳,纳眠可,二便调,唯夜间汗出湿衣,量少,苔薄白根白腻,脉细软。连续几月复查尿常规(-),蛋白未见。处理:①穿山龙30g,生黄芪30g,仙鹤草30g,白槿花8g,土茯苓30g,六月雪20g,扦扦活20g,僵蚕6g,红枣5枚,淫羊藿8g,蝉蜕8g,蜂房8g,金樱子8g,甘草3g,党参10g,熟地黄10g,茜草炭10g,白茅根15g,瘪桃干15g,炙鳖甲10g,生薏苡仁、熟薏苡仁各15g,豆蔻2g,煅龙骨、煅牡蛎各30g,糯稻根20g。40剂。②咳喘胶囊0.3g,红绿各半,每次3粒,每日3次,口服。

【按语】

肾病综合征的根本病机为脾肾不足,复由风寒湿等外邪诱发所致。急性期或慢性期急性发作,多呈现湿热下注,或瘀热蓄于膀胱,阻滞气化、下窍不利,而引起小便频数淋沥,茎中急痛或尿血等症状,治疗必须清化下焦湿热,或伍泄热化瘀之品,始奏速效。

### 【诊治思路】

本案肾病综合征患者为7岁女孩,病已3年,反复因上呼吸道感染诱发,服激素药治疗。来诊前查24小时尿蛋白定量为3 588mg,晨起眼睑浮肿,尿量正常,色呈茶色,泡沫状,面色无华,纳减,苔薄黄,中根黄腻,质淡衬紫,脉细。朱师辨其为"水肿"病,因卫表气虚、精微失摄所致,立"益气固表、固摄精微"法,以穿山龙、生黄芪益气固表、通利络道,仙鹤草、红枣、淫羊藿、金樱子培补肾精,白槿花、土茯苓、六月雪、扦扦活清解热毒,僵蚕、蝉蜕清气分之热透邪外出,蜂房温肺肾利水。并以玉屏风口服液、咳喘胶囊口服固肺止咳。

20剂后复查24小时蛋白尿已降到118mg,但患儿复感外邪,1周后复查蛋白尿再增至3 569mg,苔薄白中根白厚腻,乃以上方加苍耳子、杏仁、前胡通窍升阳、祛风利肺。药服14剂后诸症均缓,小便量、色均正常,面色转佳,无晨起眼睑浮肿,复查尿蛋白定量为60mg,前法巩固,予以初诊方加党参、熟地黄补益脾肾。连续几个月复查尿常规正常,以初诊方加减巩固,患者一直平稳。

### 【跟诊体会】

朱师指出,肾病综合征的急性期虽用清解之法,但不可久用,尤其注意不可过用清泄、苦寒,一易伤脾胃,二者易冰伏邪气不得外透,成为慢性病的基础,必须把握属实、属热之病机,方为恰当。慢性久病尤其是体弱患者,多年反复感染,正虚之象较著者,朱师以甘淡通利,益气养阴滋肾为大法,治疗重在扶持正气,调理阴阳,护其本也。

## 案2 朱胜华、朱婉华教授辨治肾病综合征——肾虚瘀阻证

王某,男,21岁。2010年7月1日初诊。

主诉:眼睑、双下肢浮肿7个月。

患者2010年1月因感冒后出现眼睑、双下肢浮肿,入住某医院检查尿常规示:蛋白(+++),结合肾活检后确诊为肾病综合征,予以泼尼松,每日12粒治疗,浮肿改善,复查尿蛋白转阴,渐减泼尼松为每日6粒。今来本院进一步治疗。激素面容,无眼睑、双下肢浮肿,纳眠可,二便调。苔薄白,脉弦。

中医诊断:肾痹(肾虚瘀阻);西医诊断:肾病综合征。

治法:益肾健脾利水。

初诊处理:①生地黄20g,仙鹤草30g,扦扦活20g,生地榆20g,淫羊藿15g,泽兰、泽泻各30g,僵蚕15g,鱼腥草30g,山萸肉20g,生薏苡仁、熟薏苡仁各30g,茯苓15g,凤凰衣8g,炙甘草6g。14剂。②协定5号,每次3g,每日2次,口服(饭前半小时)。

二诊:药后症情平稳,泼尼松已由每日30mg减至25mg,复查尿常规正常。苔薄白微腻,质红,脉细小弦。处理:①上方加六月雪30g,萆薢30g。14剂。②协定5号,每次3g,每日2次,口服(饭前半小时)。

三诊:泼尼松已减为每日20mg,复查尿常规正常。眼睑、双下肢浮肿未见。近日纳眠可,二便调,舌苔薄白,质偏红,脉小弦。处理:续当原法出入。处理:①上方生地黄改为30g,15剂。②协定5号,每次4g,每日2次,口服(饭前半小时)。

四诊:药后泼尼松已减至每日10mg,偶有晨起眼睑浮肿,近日纳眠均佳,二便自调,苔薄白,舌尖红,脉细弦。复查尿常规阴性。续当原法出入。处理:守上治疗方案。

五诊:无眼睑浮肿、双下肢水肿,无不适,纳可,二便自调,苔薄白脉弦。泼尼松已减到每日5mg。尿常规(-),肾功能(-)。守原法继治。中成药改为6g/日。

六诊:患者于9月15日停服泼尼松,无眼睑、下肢浮肿,无其他不适,纳眠可,二便调,舌红苔薄白,脉弦。复查尿常规(-)。宗原法继治。处理:①上方加炒知母15g,15剂。②协定5号,每次4g,每日2次,口服(饭前半小时)。

七诊:无不适,纳眠均佳,二便调,苔薄白,脉细弦。查尿常规(-)。守上治疗方案。

八诊(2010年12月9日):患者自我感觉良好,1周前流涕,头痛,无发热，今复查尿常规(++)，余阴性，纳可，二便自调，眠佳，舌质红，苔薄白，脉弦。守原法继治。处理：①上方去泽泻，加金樱子20g，玄参30g。15剂。②协定5号，每次4g，每日2次，口服(饭前半小时)。

九诊：患者稍有流涕，无咳嗽发热头痛，无眼睑、下肢浮肿，纳眠可，小便量可，唯小便有泡沫，大便调。苔薄白，质红，脉弦。尿蛋白仍(++)。守原法继治。处理：①上方加石斛20g，生黄芪30g，防风10g。15剂。②协定5号，每次4g，每日2次，口服(饭前半小时)。

十诊：患者咽红面肿，苔薄白质红，脉弦细小。BP 120/80mmHg。复查尿常规(+++)。原法出入。处理：①金银花、连翘各10g，蝉蜕10g，僵蚕15g，羌活6g，五爪龙50g，板蓝根30g，生黄芪30g，广地龙15g，扦扦活10g，六月雪30g，土茯苓60g，积雪草30g，甘草6g，牛蒡子15g，山萸肉20g，生地黄、熟地黄各15g，金樱子15g。14剂。②新协定5号，每次4g，每日2次，口服(饭前半小时)。

十一诊：患者无自觉症状，纳可眠安，二便调，苔薄白，脉弦细。复查尿常规：蛋白(+++)。宗原法继进。处理：①上方加穿山龙50g，菟丝子20g，20剂。②新协定5号，每次4g，每日2次，口服(饭前半小时)。

十二诊：患者胃肠辘辘有声，无腹痛，纳可，大便日行1~2次，质偏稀，余无不适，小便量可，眠安，今日复查尿常规：尿蛋白(-)，处理：守上治疗方案。

十三诊：患者纳可，皮肤稍有瘙痒，眠佳，大便日行2次，质偏稀，苔薄白，脉稍弦。尿常规：尿蛋白(-)，守法继进。处理：①上方去银翘，加山萸肉30g。14剂。②新协定5号，每次4g，每日2次，口服(饭前半小时)。此后多次复查尿常规(-)。

十四诊：患者情况良好。中药续服。但一剂药服2天。多次进行检查皆正常。

随访情况良好。

【按语】

肾病综合征归于中医"水肿病"，病因病机复杂，脾肾两虚为起病根本。朱师标本兼顾，补泄并施，立益气化瘀、通腑泄浊为法，创"益气化瘀补肾汤"将活血化瘀、益气补肾结合起来，共奏培补肾阳、利水化瘀、恢复脏腑气机之效，颇有临床指导意义。今以案例结合分析之。

### 【诊治思路】

本案患者多次因感冒诱发肾病综合征,出现眼睑、双下肢浮肿,西医以泼尼松每日12粒控制。朱教授考虑为"肾虚瘀阻"所致,立培补肾阳、益气健脾利水治之,以生地黄、仙鹤草、扦扦活、生地榆、淫羊藿、泽兰、泽泻、僵蚕、鱼腥草、山萸肉、生薏苡仁、熟薏苡仁、茯苓、凤凰衣、炙甘草。并以炮山甲粉饭前冲服以扶正、化瘀解毒。

药服14剂,患者泼尼松已由每日30mg减至25mg,守方继进,治疗约3个月,患者完全停用服泼尼松,维持补益肺肾,一直无不适反应。后虽再次因感冒复发,经治很快恢复正常。多次复查尿常规(-)。停用中药,各种检查正常。

### 【朱师经验】

朱师认为,肾病综合征其根本病机为脾肾不足。肾者,为水火之脏,内寄元阴元阳;脾为后天之本,气血生化之源。肾病综合征患者之所以出现水肿、蛋白尿等情况即由于脾肾两本亏虚,化气行血失常,致水瘀浊毒留积形成水肿;肾气不固,失其封藏之职,精微外泄而致蛋白尿。延至后期多导致阴阳俱损,阳虚温煦推动无力、血脉凝泣不行,而成血瘀之证。故朱师立益气化瘀补肾汤以温补脾肾、化浊毒外排。朱师治疗肾病综合征强调培补正气,但不忽视对浊瘀之毒的处理,重视浊毒外排。朱师认为本病的发生,本标互为因果、相互作用,水毒、浊瘀不除,脾肾两本必不能固。故温肾健脾同时必须配合化湿利水毒、泄浊瘀之品,始能有利于危机之解除。

# 脾 胃 病

### 案1  朱良春教授辨治萎缩性胃炎——气阴不足，脾胃失濡证

徐某，男，62岁，张家港人。2011年9月12日初诊。

主诉：胃脘不适2年，加重半年。

患者2年前始出现胃脘不适，饥饿时尤甚，以胀为主，无嗳气、反酸和胃中烦热，纳可，大便干结，小便余沥，舌苔腻，中剥，脉细弦。胃镜示：慢性、中度萎缩性胃炎。有前列腺炎病史。

中医诊断：胃痛（气阴不足，脾胃失濡）；西医诊断：慢性、中度萎缩性胃炎。

治法：益气养阴，护膜止痛。

初诊处理：①太子参15g，怀山药30g，刺猬皮12g，玉蝴蝶8g，徐长卿15g，决明子15g，蒲公英30g，甘松10g，甘草6g。14剂。②胃力康颗粒，每次1包，每日3次，口服。

二诊：患者服药后尚平稳，偶有胃部不适，二便正常，舌质偏红，苔中剥，脉小弦。复查胃镜示糜烂性胃炎。病理示胃窦慢性、中度糜烂性炎症，轻度炎性活动性，肠化（＋），淋巴小结增生。前法继进。处理：①上方加莪术10g，白花蛇舌草30g，猫爪草20g。14剂。②胃力康颗粒，每次1包，每日3次，口服。

三诊：患者胃部症状消失，仍有小便余沥不尽，舌质偏红，苔中剥，脉小弦。处理：①上方加刘寄奴20g。20剂。②龙血蝎胶囊，每次6粒，每日3次，口服。

随访良好。

**【按语】**

此为慢性萎缩性胃炎临床治愈验案。朱师治疗本病指出须遵"滋而不腻,温而不燥,补而不壅,攻而不峻"四大要点。以例述之。

**【诊治思路】**

老年男性,恙起2年,以胃脘胀、饥饿时明显为主要临床表现,大便干结,舌苔腻,中剥,脉细弦。此为胃阴不足,胃失濡润而致,立"益气养阴、护膜止痛"法,以太子参、怀山药以养胃阴;刺猬皮以软坚散结、护膜;玉蝴蝶虽擅养阴清肺。但朱师认为本品还有补虚宽中之效,有消除慢性炎症、促进食欲之功;脘胀甚者,加用徐长卿以行气消胀、缓急止痛;甘松温养中焦并疏中焦滞气,蒲公英清胃定痛。

14剂后,患者病情平稳,偶有胃部不适,大便已正常,舌质偏红,苔中剥,脉小弦。结合检查示胃窦慢性、中度糜烂性炎症,轻度炎性活动性,肠化(+),淋巴小结增生。遂以上方加莪术、白花蛇舌草、猫爪草,以益气化瘀、散结消癥。再进14剂。患者胃部症状基本消失,原方加减巩固治疗。

**【朱师经验】**

兹结合案例论述朱师治疗萎缩性胃炎的辨治思路和独特的用药经验。

**1. 蒲公英** 蒲公英味甘苦,性寒,能化热毒、擅疗疔疮、恶肿、结核,又能疗喉痹肿痛,王洪绪《外科证治全集》载其:"炙脆存性,火酒送服,疗胃脘痛"甚佳。朱师认为本品虽寒,炙后火酒送服,仅存其定痛之用。且章次公先生治胃溃疡病,对于诊断为小建中汤者,恒以蒲公英30g加入。盖胃溃疡本为寒热夹杂之病,实为既治整体之虚,兼治胃黏膜充血、水肿、溃疡之局部病灶,辨证与辨病相结合而立方也。朱师对其别有体会,认为"蒲公英的镇痛作用不仅在于它能清胃,还在于它能消瘀,凡胃脘因瘀热作痛,用其最为相宜,可奏养胃消瘀、镇痛医疡之功"。此外,朱师延伸前贤所论本品具清肝泻火之用而"达肝郁"之说,本品生于春初,得少阳之气,饶有生发之性,与苦寒沉降之品有间,清肝兼可达郁,此其之长也,朱师进一步指出"凡肝寒而郁者,用桂枝;肝热而郁者,宜用蒲公英"。朱师临证不但以之清肝热,兼以利胆,对于胆囊炎、胆囊炎急性发作,以"胆胀"而痛者,认为其病机总因于气滞、郁火、湿痰、瘀血互阻,致胆失通降也,朱师恒以化痰行瘀为法,因此多用蒲公英清肝解郁。

**2. 刘寄奴** 《本草从新》载其能"除癥下胀",朱师认为其所以能"下胀"者,盖其味苦能泄、性温能行也。朱师经验证明本品对"血癥""食癥"等证均可应用,萎缩性胃炎为"食癥"兼有"血癥"也,因饮食不节、脾胃亏损、邪正相搏、积于腹中而成。朱师以本品配合白术、枳壳等,见功甚速。除治中焦之用外,朱师认为刘寄奴对下焦有"利水"之功,推其本于《大明本草》:"水胀、血气",而后《辨证奇闻》记"返汗化水汤"以之配茯苓、猪苓之载,朱师从中悟出本品当有良好的化瘀利水之效,可用于治疗瘀阻溺癃证,还认为本品尤其适用于前列腺肥大引起溺癃,以刘寄奴配黄芪以益气化瘀,效果明显。此实为朱师对本草的一大贡献。

## 案2 朱良春教授辨治肝功能异常——肝气郁滞证

邵某,女,44岁。2010年10月11日初诊。

主诉:胁痛1个月余。

患者因胁痛来诊时行全身检查。肝功能提示AST 388U/L, ALT 254U/L, LDH 289U/L,腺苷脱氢酶24U/L。尿常规: 蛋白( ± ),尿胆原: 1。院外护肝治疗半个月,效果不明显,来诊要求中医药治疗。诊见精神可,自觉乏力,无黄疸或其他不适,纳可,二便尚可,舌淡,苔薄,脉细。

中医诊断: 胁痛(肝气郁滞); 西医诊断: 肝功能异常(查因)。

治法: 清热解毒,护肝利胆。

初诊处理: 柴胡10g,郁金15g,茵陈30g,蒲公英30g,土茯苓30g,垂盆草30g,田基黄30g,生薏苡仁30g,绿萼梅10g,甘草6g。14剂。

二诊: 患者自觉目糊乏力,颈部不适作胀。纳一般,大便干结,小便调,舌质偏红,苔薄,脉细弦。服药后复查肝功能示: AST 107U/L, ALT 80U/L,处理: 上方加枸杞子、菊花各15g,决明子15g,全瓜蒌30g,首乌藤30g。14剂。

三诊: 患者近来又有鼻部不适,时有颈部头胀痛,视物模糊,烘热,舌质淡红苔薄,脉细弦。口干便难。守前法继进之。处理: 枸杞子、菊花各12g,决明子15g,川石斛20g,谷精珠15g,苍耳子15g,地骨皮15g,女贞子20g,桑椹20g,生首乌20g,甘草6g,刺五加15g。14剂。

四诊: 患者药后症状缓解,无颈项痛,唯左颌下作胀不适,大便2日一行,小便正常,舌淡苔薄,脉细。前法继进。处理:上方加生地黄30g,全瓜蒌30g,14剂。

随访良好。

【按语】

此案例属内科疑难杂证,患者因胁痛就诊外院,因检查肝功能发现肝功能异常,院外护肝治疗半个月效果不明显,要求服中药治疗。朱师从疏理肝气着手,兼调肝肾获效。

【诊治思路】

患者人到中年,诸多不顺,压力颇大,思虑郁怒伤肝滞气,影响肝胆疏泄,郁而化热致诸证。朱师考虑胁痛主要由肝气郁滞所致,乃以"清热解毒、护肝利胆"法,初诊以柴胡、郁金、茵陈、蒲公英、土茯苓、垂盆草、田基黄、生薏苡仁、绿萼梅组方。方中柴胡、郁金疏肝气,茵陈、蒲公英、垂盆草、田基黄利胆除湿退黄解郁滞之毒,土茯苓、生薏苡仁、绿萼梅化湿泄浊以利络道。

药服14剂,患者虽自觉目糊乏力,颈部不适作胀,大便干结,舌质偏红,苔薄,脉细弦,但复查肝功能明显好转。患者目糊乏力、颈部作胀不适原因考虑为肝气郁滞有疏解,肝肾阴精不足,目窍失养,阴精气血不足,肝气上行无力,《素问·五脏生成》"目冥耳聋,下实上虚,过在足少阳厥阴,甚则入肝",肝开窍于目,肝肾阴血虚于下,经气不能上通而目瞑,正气虚于上,致动视而昏冒摇掉也。见效继进,加枸杞子、菊花、决明子、首乌藤养肝肾精血不足、清利头目。后更入川石斛、谷精珠、女贞子、桑椹、生首乌、刺五加养肝肾之阴精气血。诸症缓解,无颈项痛,唯左颌下作胀不适,舌淡苔薄,脉细。前法继进,适当加减。

【跟诊体会】

**"疏肝、养肝"治肝病** 朱师治疗肝脏自病以"疏肝、养肝"为基本大法,临证根据不同情况施用。肝为刚脏,体阴而用阳,其经脉络胆、职司疏泄,喜条达而善调气机。肝阴血充足,则肝体不燥、疏泄有度;若肝阴不足、肝血失充,则调畅之功能受阻,易郁易滞而变生他病。朱师治肝脏自病,常以柴胡疏肝散加减。另外,朱师治疗肝阴不足者,多从"肝肾同源"考虑,取高鼓峰"疏肝益肾汤"化裁,去方中山萸肉防其助温阳之弊,加女贞子、墨旱莲以清润、养肝肾。再者,患者若有胁痛、纳减,"肝胃不和"者,则加用健脾和胃之品。朱师指出,肝所胜者脾也,肝气郁滞或湿热或其他原因导致肝疏泄不能、升发不畅,易犯脾胃而致受纳运化失常。

朱师临证致力于开拓药物的潜能,如本案例的苍耳子。《中医内科学》载其味甘苦、性温,善通鼻窍、祛风湿,以长于治鼻渊、风疹、痹痛。朱师对本品另有体会:一曰通督升阳,以解项背挛急,认为外邪袭于背俞,脉痹不通而有颈项强急,多以之配合葛根以疏筋解肌,盖《得配本草》言苍耳子"走督脉"是也,既解肌又能引经。二曰祛风解毒,多以之治外感,能透窍发汗、祛风解毒之用。三曰疗湿胜濡泄。本品为风药,盖风能胜湿,湿去则清气上行,浊邪下趋。

## 案3 朱良春教授辨治胃炎、失眠——中虚气滞,痰瘀互结证

印某,女,扬州市。2011年8月24日初诊。

主诉:胃脘饱胀1年余。

患者于1年多前出现胃脘饱胀感,进食后更为明显,饥饿时亦胃胀,伴微痛,间中嗳气反酸。近年来消瘦明显,体重下降30斤,眠差,甚至彻夜难眠,便秘,大便4日一行,小便黄,尚可,苔白厚腻,质紫,脉细软。

胃镜检查示:低酸性胃炎、十二指肠憩室;有乳腺增生史,肝囊肿病史。

中医诊断:胃痛(中虚气滞,痰瘀互结),失眠(中虚气滞,痰瘀互结,心肾不交);西医诊断:胃炎。

治法:补中行滞,化痰和瘀,交通心肾。

初诊处理:①蒲公英30g,生黄芪30g,莪术10g,刺猬皮10g,川黄连2g,肉桂3g,姜半夏15g,生水蛭6g,甘松10g,鸡内金10g,徐长卿15g,凤凰衣8g,生谷芽、生麦芽各30g,豆蔻5g(后下),甘草6g,乌梅8g,北秫米15g。14剂。②扶正消瘤散30g,每次2g,每日3次,口服。③通便胶囊,每粒0.3g,每晚服1次,每次服0.9g。④清淡饮食。

二诊:患者服药后脘胀满较前减轻,无嗳气反酸,无胃痛,口干,但因出现全身红疹,伴瘙痒,灼热感,故自行停药,停药后红疹渐退,瘙痒、灼热感

亦减,目前红疹只集中于右上臂内侧,遇热痒甚。服"通便胶囊"后大便如稀水样,故也停服,目前大便仍秘,3~4日一行,纳可,眠欠安,整夜不眠。小便黄中量,苔淡黄薄腻,脉细。守原法继治。处理:①上方去生水蛭,加地肤子30g,白鲜皮30g。11剂。②暂停扶正消瘤散,如无反应再加服之。

三诊:患者觉服药后胃脘饱胀感明显减轻,唯服药后全身泛发红疹,瘙痒灼热感明显,并出现口唇红肿,遂自行停药,红疹渐消退,口干口苦,眠改善明显,纳可,大便已正常,小便自调,苔白腻,质紫,脉细小弦。处理:①初诊方去刺猬皮、生水蛭,加紫丹参30g。14剂。②新协定5号,每次3g,每日2次,口服。

四诊:患者诉胃脘饱胀感再次出现,尤以进食后明显,自觉剑突下胸闷,深呼吸后好转,怯冷喜暖,仍有口干,身上红疹瘙痒已释,口唇红肿已释,眠佳,服通便胶囊后大便每日一次,但偏干,停药后大便复又3日一行。纳眠可,二便调,苔薄白,质淡紫,脉细小弦。处理:①上方加当归12g,淫羊藿15g,蜂房15g。30剂。②通便胶囊,每粒0.3g,每晚服1次,每次服0.9g。③扶正消瘤散30g,每次2g,每日3次,口服。④清淡饮食。

五诊:患者面色红润,精神亦振,纳谷香,药后胃脘饱胀感仍有,进油腻之食则脘腹胀加重,剑突下胸闷感改善但未已,服扶正消瘤丸后再发红疹、瘙痒,停药后好转,伴脱屑。怯冷得温则舒,眠佳,二便调,苔薄白微腻,质紫,脉细小弦。药既合拍,守上处理:①蒲公英30g,生黄芪30g,莪术10g,川黄连2g,肉桂3g,姜半夏15g,甘松10g,鸡内金10g,徐长卿15g,凤凰衣8g,生谷芽、生麦芽各30g,豆蔻5g(后下),北秫米15g,乌梅8g,紫丹参30g,当归12g,淫羊藿15g,甘草6g;30剂。②通便胶囊,每粒0.3g,每晚服1次,每次服0.9g。③清淡饮食。

六诊:患者药后脘胀,剑突下胸闷感,通便胶囊服后大便日行一次,停药后同前,干结难出,如羊屎状。2011年12月21日因事务烦恼停服我院中药至今。刻下:进食油腻荤腥后脘胀加重,畏寒怯冷,夜眠佳。当地B超:乳腺增生较前未见增大,肝囊肿较前略有增大。苔白薄腻,质紫,脉细小弦。续当原法出入。处理:①上方加金钱草30g,广郁金20g,桃仁15g,苍术、白术各10g,川桂枝10g,细辛3g,熟附片10g,干姜3g。30剂。②通便胶囊,每粒0.3g,每晚服1次,每次服0.9g。③扶正消瘤散30g,每次2g,每日3次,口服。④清淡饮食。

七诊：患者症情稳定，不食油腻荤腥则无脘胀，怯冷亦有缓解，纳可眠安，口干，饮后缓解，大便日行一次，成形，小便尚调，苔薄白根微腻，质紫，脉细小弦。处理：①上方加川石斛15g，生黄芪改为80g。30剂。②通便胶囊，每粒0.3g，每晚服1次，每次服0.9g。③扶正消瘤散30g，每次2g，每日3次，口服。④清淡饮食。

随访：复因事务繁忙，间中停药。

## 【按语】

朱师辨治慢性胃炎从"久病多虚""久病多瘀"考虑，虚实兼顾，理气不耗阴、补而不滞、滋而不腻。在此思想指导下创制的"胃安散"对于慢性胃炎尤其是萎缩性胃炎有很好的治疗作用。

## 【诊治思路】

本案例为老年女性，病起1年多，胃脘饱胀，空腹及进食后明显，伴微痛，消瘦明显，眠差甚至彻夜难眠，便秘，苔白厚腻，质紫，脉细软。朱师考虑中虚气滞、痰瘀互结所致胃痛及失眠，立"补中行滞，化痰和瘀，交通心肾"为法。以"胃安散"为基础方加减，方中蒲公英、生黄芪、莪术、刺猬皮、鸡内金、徐长卿、凤凰衣、生谷芽、生麦芽等益气护胃、养阴生津，乌梅、川黄连、肉桂，合半夏秫米汤以开中焦之滞、引心火下以温肾水，水火既济，则心神得安；更以甘松温中焦，生水蛭活血止痛，扶正消瘤散扶正。

药服14剂，患者脘胀满减、胃痛止，无嗳气反酸，口干，大便仍秘，3~4日一行，因出现全身红疹，瘙痒，灼热感自行停药。考虑为水蛭过敏所致，故去之，并加地肤子、白鲜皮以清利止痒。药后患者胃脘饱胀感进一步减轻，但再次出现红疹、瘙痒灼热，并出现口唇红肿。结合二诊时亦出现类似情况，不排除虫类药过敏引起，遂去全部虫类药，并加紫丹参以凉血解毒。患者虽过敏已除，然胃脘饱胀感再次出现，考虑与患者体质虚寒关系较大，原方加强补肝肾、益肾阳处理后，患者症情明显改善，面色红润，纳谷香，剑突下胸闷感较前改善但未已，进食油腻食物则脘腹胀加重。继续守方案予加强温肝肾、散寒处理，虽后来患者因事务繁忙反复停服中药，然病情基本稳定，随访情况尚可。

**【跟诊体会】**

朱师辨治疑难病,强调辨证明确,切中病机,切忌见病治病。在朱师临证中绝少见到一病而变用多方的情况,治疗痹证、肿瘤如此,治疗消化系统疾病,尤其是萎缩性胃炎、慢性胃炎亦如此。笔者已在多篇案例提及。

多个案例中,朱师辨治失眠多用半夏配夏枯草、秫米等引起笔者兴趣。

半夏能治失眠首见于《灵枢·邪客》"不眠"指胃中有邪,阳跷脉盛,卫气行于阳而不交于阴者。那么,为什么胃中有邪会导致阳跷脉盛、卫气行于阳而不交于阴、进而出现失眠呢?盖气血在体内运行多因素作用,关键是中焦戊己土斡旋有力,若中土不足,土不伏火,相火上扰君火,而出现不寐。此种失眠治疗要从厚土伏火、促阳明以降着手。半夏者生于夏之半,为大自然阴阳交会之时,其开结散滞之用,能引阳入阴,秫米味甘入中土、厚土而伏火,故此治疗失眠常以两药相伍。朱师多以半夏配伍夏枯草,认为夏枯草能清泻郁火,半夏能交通阴阳,两药合用,而治郁火内扰,阳不交阴之候。朱师指出,久治不愈而苔垢腻者,用量宜15~20g,而且生者尤良。

笔者后来看黄煌教授治疗失眠重用半夏安神,认为适用半夏体质的患者大多营养状况较好,目睛有光彩,肤色滋润或油腻,或黄黯,或有浮肿貌,缺乏正常的光泽;形体以肥胖者居多;主诉较多而怪异,情感丰富而变化起伏大,容易出现恶心感、咽喉异物感、黏痰等,脉象大多正常,或滑利;舌象多正常,或舌苔偏厚,或干厚,或滑苔黏腻,或舌边有两条由细小唾液泡沫堆积而成的白线,或有齿痕等,则"浊腻壅堵"似为半夏主证,也证明了半夏为化浊祛痰、开结散滞之功。

## 案4 朱良春、朱胜华教授辨治肝炎后肝硬化——肝经疫毒,血瘀气滞证

孙某,男,44岁。2012年4月10日初诊。

主诉:反复乏力6年。

患者于2006年检查发现"乙肝大三阳",肝功能示转氨酶升高,未予正规治疗。2008年患者出现乏力,检查肝胆B超示:肝硬化、脾大、少量腹水,予以"甘利欣、干扰素"等治疗,效果欠佳。查肝功能各项均异常,HBV定量＞$10^3$/L。患者时有腹胀乏力,渐出现消瘦,血糖升高,2010年12月出现

下肢水肿,甚至昏迷。诊为肝炎肝硬化失代偿期,自发性腹膜炎,肝性脑病3期,2型DM(台州医院)。予以退黄、抗感染、抗肝脑治疗,患者病情缓解。2011年1月10日开始予以"恩替卡韦"每日1粒抗病毒治疗。刻下:患者神清,肝病面容,口苦口黏,右上腹略有胀痛,纳可,下肢乏力,多梦,大便日1次,成形,小便黄,苔薄白,脉弦细。

有DM病史,现在用RI白天短效14U,日3次,皮下注射,夜间长效RI 16U,每晚1次。其父、姐有肝炎病史。

检查:服药1个月后,HBV-DNA$<1\times10^3$/L。唯肝功能异常,AFP(−),WBC$<4\times10^{12}$/L,曾服中成药治疗后查B超:慢性肝病表现,左肝小囊肿、脾大,后停中药,只服恩替卡韦。2012年2月7日查血常规:WBC $2.9\times10^9$/L,PLT $65\times10^9$/L,HGB 143g/L,肝功能AST 45U/L,ALT 40U/L,TBIL 38.7μmol/L,DBIL 12.9μmol/L,UA 160μmol/L。近期B超示:肝硬化伴肝内多发结节,左肝小囊肿(7mm×6mm),脾大(厚约41mm,长径约127mm),AFP 7ng/L,HBV-DNA$<1\times10^3$/L。

中医诊断:肝积(肝经疫毒,血瘀气滞);西医诊断:乙型肝炎肝硬化,2型DM。

治法:清热解毒,活血消积。

初诊处理:①半枝莲30g,白花蛇舌草30g,赤芍、白芍各10g,石见穿30g,广郁金20g,炙鳖甲20g,垂盆草30g,三七粉5g(分冲),怀山药20g,鬼箭羽30g,茵陈30g,山栀子10g。20剂。②复肝胶囊,每粒4g,每次3粒,每日3次,口服。

二诊:患者电诉,症情平稳,药后口干、口苦已不明显,但乏力、胁痛、嗜睡。复查肝功能:AST 37U/L,TBIL 30.8μmol/L,DBIL 9.7μmol/L。血常规:WBC $3.2\times10^9$/L,PLT $68\times10^9$/L,宗原法继治。处理:①上方加炒延胡索30g,徐长卿15g,天花粉20g,鸡血藤30g,炙牛角腮30g。14剂。②复肝胶囊,每粒4g,每次3粒,每日3次,口服。

三诊:患者来电述,晨起眼睛干涩、眼周发青,纳可,两便自调,眠可。处理:①上方加生黄芪30g,密蒙花15g,谷精珠15g。15剂。②中成药同前。

四诊:患者电述,眼周发青无改善,纳可,二便调,眠安。处理:①茵陈30g,山栀子10g,广郁金20g,赤芍、白芍各10g,紫丹参20g,金钱草30g,泽漆15g,海金沙30g(包),生黄芪30g,当归12g,天花粉20g,鬼箭羽30g,枸杞子

15g。14剂。②复肝胶囊,每粒4g,每次3粒,每日3次,口服。

五诊:患者服药后症情如前,疲劳,纳可,眠安,二便调,X线示:C$_{4\sim7}$椎体前缘轻度骨质唇样改变,小关节部分欠清,颈椎退变。肝功能:TBIL 39.1μmol/L,DBIL 14.1μmol/L。苔薄白,舌紫气,脉弦。宗原法继治。处理:①痹通汤,加补骨脂20g,生黄芪20g,泽兰、泽泻各30g,枸杞子、菊花各15g,川芎10g,灵磁石30g,当归10g,赤芍、白芍各15g,金钱草30g,凤凰8g。14剂。②复肝胶囊,每粒4g,每次3粒,每日3次,口服。③浓缩益肾蠲痹丸,每粒4g,每日3次,口服。

六诊:患者诉药后自我感觉良好,眼周发青,时重时轻,纳可,两便自调,眠安,要求电邮中药。处方:①上方加茵陈30g,14剂。②中成药同前。

七诊:患者诉药后无明显不适,眼周青色未退。食欲平平,纳少,大便稀,日行2~3次,排便欠畅。处理:①生黄芪30g,全当归10g,炒白术30g,广郁金20g,赤芍、白芍各15g,茵陈20g,茯苓30g,鸡内金15g。14剂。②中成药同前。

八诊:患者上方续服,但一直眼周青色,请示朱师后考虑为肾虚所致。遂在上方加狗脊20g,川续断20g。14剂。中成药同前。

九诊:患者药后精神可,眼周青色已无,食纳可,时犯困,眠可,便调,2013年3月5日查CT示:肝硬化、脾大伴胃周脾门后腹膜静脉曲张,左肝可疑结节,肝内多发钙化灶,后腹膜多发淋巴结显示。血常规:WBC 4.4 × 10$^9$/L,PLT 68 × 10$^9$/L,CEA 2.6。肝功能:AST 33U/L,ALT 29U/L,TBiL 21.4μmol/L。苔薄白,脉弦,宗原法继治。处理:①生黄芪30g,全当归10g,生白术30g,广郁金20g,石见穿20g,紫丹参20g,川黄连12g,鬼箭羽40g,蒲公英30g,川续断20g,狗脊20g,生薏苡仁、熟薏苡仁各30g,赤芍、白芍各12g,茵陈20g,茯苓30g,鸡内金15g。14剂。②中成药同前。

随访良好。

【按语】

肝炎后肝硬化是广泛肝细胞损害及结缔组织增生的慢性进行性疾病。朱胜华教授区别标本虚实、在气在血而施治,取得肯定效果。

【诊治思路】

本案患者为中年男性,6年前发现"乙肝大三阳",抗病毒治疗欠佳,曾出现肝性脑病。诊见肝病面容,口苦口黏,右上腹略有胀痛,乏力,多梦,苔薄白,脉弦细。白细胞偏低。考虑为肝经疫毒、血瘀气滞所致,立"清热解毒、活血消积"为法。以半枝莲、白花蛇舌草、赤芍、白芍、石见穿、广郁金、炙鳖甲、垂盆草、三七粉、怀山药、鬼箭、茵陈等处理,并复肝胶囊口服以益气活血解郁。

患者药后口干、口苦已不明显,血常规趋向正常。原方增益气养血、通络止痛为治。后患者来电述,晨起眼睛干涩、眼周发青,请示朱师考虑为肾虚所致,遂在上方加狗脊、川续断后上症皆消。复查血常规、肝功能皆好转。续前处理,患者症情进一步改善。

### 【跟诊体会】

朱师辨治肝病从疏肝解郁、活血理气,兼调肝肾,皆获明显效果,已在多篇案例中讨论,不一一详解。本案辨治过程中有一处甚有特点,即是患者眼周青色反复一直不退。初起考虑为肝郁不舒所致,加入相应药物,但无明显效果,后请示朱师,根据五脏五色五官窍究与五脏相关性,考虑为肝肾阴精不足、目窍失养所致,加狗脊、川续断以养肝肾之精。果然取得明显效果。叹服朱师临证经验丰富之余,亦提示不可忽视五色望诊的重要作用,古圣"望而知之谓之神,闻而知之谓之圣,问而知之谓之工,切而知之谓之巧",望诊切切不可忽视。

另外,本案所用复肝胶囊,对肝功能异常的肝硬化患者有明显治疗作用,具有攻不伤正、补不壅中功效,能潜移默消而促使肝脾病变改善和恢复。该药已通过临床和科研设计验证,期待早日扩大应用。(其组成:红参须、土鳖虫、紫河车、三七、姜黄、郁金、山甲珠、鸡内金、虎杖、石见穿、糯稻根等。)

### 案5 朱建华教授辨治胆囊炎——肝阴不足,肝经郁滞证

姚某,男,47岁,启东市人。2012年6月4日初诊。

主诉:右胁肋部伴左侧肩背不适16年余。

患者自觉右胁肋不适、胀满16年余。发作不定时,无规律,发作有时伴有右侧肩背不适感,气候变化发作明显,双下肢有酸胀,行走不利,纳眠可,二便调,舌红苔薄,脉弦。2012年5月1日,某医院查肝功能:总胆红素

60.7μmol/L,直接胆红素17μmol/L,转氨酶正常。腹部B超:胆囊稍粗,肝脾未见异常。既往有慢性乙肝病史十余年。

中医诊断:胁痛查因(肝阴不足,肝经郁滞);西医诊断:胆囊炎。

治法:清肝利胆,蠲痹通络。

初诊处理:金钱草30g,海金沙30g(包),生内金20g,广郁金20g,川楝子15g,炒延胡索30g,炙土鳖虫15g,炒柴胡15g,炒赤芍、白芍各20g,茯苓20g,合欢皮30g,柏子仁、酸枣仁各15g,首乌藤30g,生甘草6g。7剂。

二诊:患者诉药后较前舒适,唯右胁下不适即泛恶,气上冲则心悸,不能行走,片刻心悸除,但仍不能行动,纳食及二便调,舌红,苔薄黄腻,脉细稍弦。查心电图:窦性心律。心脏彩超:各心腔大小未见异常。彩色血流未见异常。B超:双下肢动静脉未见异常。治守原意。上方去柏枣仁各15g,加旋覆花10g(包),代赭石30g(先),灵磁石30g,丹参20g。7剂。

三诊:患者诉服上药后,泛恶已除,气上冲感已除,唯活动后气喘,较常人畏冷。心悸即不能行走的情况已明显减轻,舌嫩红,苔薄,脉细稍弦数。治以补气温阳、疏肝和络。药用生黄芪30g,党参15g,淫羊藿15g,旋覆花10g,代赭石30g,灵磁石30g,炒柴胡15g,炒赤芍、炒白芍各20g,广郁金20g,炙土鳖虫15g,合欢皮30g,首乌藤30g,生甘草6g。7剂。

随访良好。

### 【按语】

肝为刚脏,体阴而用阳,胆主决断,《素问·六节藏象论》"凡十一脏取决于胆"。肝胆为脏腑之应,肝气郁滞或湿热或阴虚不足等皆可致肝失疏泄而影响胆汁之排泄。反之亦然,故治宜以疏泄肝胆、调畅气机为要。

### 【诊治思路】

本案胁痛患者来诊时已有16年病史,以右胁肋部伴左侧肩背不适为主,气候变化则发作明显,伴双下肢酸胀、行走不利。朱建华主任考虑为肝阴不足、肝经郁滞所致胁痛,立"清肝利胆、蠲痹通络"为法,以金钱草、海金沙、生内金、广郁金、川楝子、炒延胡索、炙土鳖虫、炒柴胡、炒赤芍、炒白芍等清肝利胆、调畅气机。

7剂后患者诉较前舒适,唯右胁下不适即泛恶,气上冲则心悸、不能行走，舌红，苔薄黄腻，脉细稍弦。此为中虚、胃气上递所致，上方去柏子仁、酸枣仁，加旋覆代赭汤意加减以降胃逆。服药剂，诸症大减，患者阳气不足之本底显露，乃以补气温阳、疏肝和络善后，收效良好。

### 【跟诊体会】

本案收效甚好。综合来看，患者整体表现以气机疏泄失畅、正气不足为根本，病发时以气机失畅为病机关键。首先清肝利胆以通络，次以补气温阳、疏肝和络为法。治疗分阶段、分步骤有序进行，收效明显，尤其是后期治疗从"乙癸同源"考虑，以淫羊藿、灵磁石等温肾潜阳，合欢皮、首乌藤滋阴养血，遵从"在下之精水为全身之本"，既有整体观又有局部辨病，充分体现了"辨证与辨病相结合"的整体辨治思路。

方中多处体现朱师专病专药、经验对药。如初诊的金钱草、海金沙、生内金、广郁金，是朱师辨治肝气郁滞的常用对药，伍以炒柴胡、炒赤芍、炒白芍、川楝子、炒延胡索以治肝气郁结不舒或肝气横逆太过，收效甚好。患者气滞既解，肝郁已达，遂着手加强温养肝肾之力，以生黄芪、灵磁石、淫羊藿以温补潜敛虚阳，合欢皮、首乌藤以养心安神，旋覆花、代赭石降胃逆等亦是朱师常用对药。

## 案6 朱建华教授辨治食管癌术后腹泻——脾阴不足，湿浊中阻证

陈某，男，63岁，南通市人。2011年12月26日初诊。

主诉：腹泻6个月余。

患者6个月前出现腹泻，水样便，呈赤白黏液，夹较多泡沫，伴肠鸣，嗳气时作，口干。腹泻以凌晨首发，至上午约3次。约1个月前于某医院行胃肠镜检查示：结肠多发息肉（腺癌性息肉？）。约1周后行手术摘除。刻下：精神可，纳眠便可，舌红苔中黄厚腻，脉左弦右滑尺弱。20年前行食管上段癌根治术。

中医诊断：泄泻（脾阴不足，湿浊中阻）；西医诊断：结肠多发性息肉，食管癌根治术后。

治法：养脾阴，化湿浊。

初诊处理：太子参15g，怀山药30g，炒白术30g，仙鹤草30g，黄连8g，淡吴萸6g，煅瓦楞30g，炒薏苡仁30g，茯苓20g，诃子肉20g，乌梅炭20g，焦山楂、焦神曲各15g。7剂。

二诊：患者药后肠鸣、便稀有改善，胃中时有泛恶、反酸，大便日行1~2次，舌红苔黄腻，脉弦双尺弱。治守原意。处理：上方去楂曲，加代赭石30g(先)，旋覆花10g(包)，补骨脂30g，黄连改10g，淡吴萸改为8g。14剂。

三诊：患者药后便稀、肠鸣均好转，大便日行一次，唯尚不成形，受寒即加重，时有嗳气，仍予养脾阴、化湿浊。处理：太子参15g，怀山药30g，炒白术30g，炒扁豆30g，仙鹤草30g，淡吴萸5g，黄连8g，煅瓦楞30g，炒苡仁30g，代赭石30g，旋覆花10g(包)，茯苓20g，乌梅炭20g，八月札20g，诃子肉20g，炒谷芽、炒麦芽各20g，补骨脂30g，生甘草6g。7剂。

四诊：诸症改善，纳食佳，肠鸣亦少，大便已日行一次，唯尚欠成形，时矢气，舌红苔薄黄，脉细少弦，双尺弱。仍予养脾阴、化湿浊、降胃逆。处理：太子参15g，怀山药30g，仙鹤草30g，炒白术30g，旋覆梗15g，代赭石30g，黄连6g，淡吴萸6g，煅瓦楞30g，炒薏苡仁30g，茯苓20g，炙刀豆子15g，补骨脂30g，乌梅炭15g，诃子肉15g，槐花炭15g，王不留行30g，生甘草6g。7剂。

五诊：患者药后觉舒，唯大便尚欠成形，日行一次，大便前轻度腹痛，舌红苔薄黄，脉细小弦，双尺弱，治守原意。处理：太子参15g，怀山药30g，仙鹤草30g，炒白术30g，炒赤芍、炒白芍各20g，旋覆梗10g，代赭石30g，煅瓦楞30g，炙海螵蛸30g，炒薏苡仁30g，茯苓20g，补骨脂30g，炒谷芽、炒麦芽各20g，炒防风10g，五方草30g，生甘草6g。7剂。

六诊：患者服上药后胃脘反酸已除，唯大便仍不成形，日行2次，口干，舌红苔薄黄，脉细小弦。仍予养脾阴、化湿浊、降胃逆。处理：太子参15g，怀山药30g，炒赤芍、炒白芍各20g，仙鹤草30g，煅瓦楞30g，炙海螵蛸30g，诃子肉15g，炒防风10g，茯苓20g，五方草30g，补骨脂30g，炙土鳖虫15g，川石斛10g，生甘草6g。7剂。

七诊：患者服上药后大便情况较前改善，日行一次，尚觉口干，受寒后即有肠鸣，舌红苔薄黄，脉细小弦，双尺弱。治守原意，处理：上方去诃子肉，加生黄芪30g，赤石脂15g。7剂。

八诊：患者服上药后大便成形，日行一次，腹泻除，反酸止，偶有吞酸，仍有口干，舌红苔薄黄，脉细小弦，双尺弱。仍予养脾阴、化湿浊、降胃逆。

处理：上方加天花粉10g，炙刀豆子10g，7剂。

九诊：患者服上药后，反酸已除，偶有嗳气，大便近日偏稀，日1~2行，舌红苔薄，脉细小弦。仍予以上法。处理：太子参15g，怀山药30g，炒白术30g，仙鹤草30g，炒赤芍、炒白芍各20g，煅瓦楞30g，川石斛10g，茯苓20g，炒防风10g，补骨脂30g，莪术8g，赤石脂20g，生黄芪20g，炙内金20g，五方草30g，生甘草6g。7剂。1剂药服2天。

十诊：患者服上药大便已成形，日一次，偶有嗳气。舌红苔薄腻，脉细小弦。治守原意。处理：太子参15g，炒白术30g，仙鹤草30g，怀山药30g，茯苓20g，炒防风10g，补骨脂30g，莪术8g，生黄芪30g，炙内金20g，五方草30g，赤石脂30g，生甘草6g。7剂。

十一诊：患者服上药后腹部觉舒，大便基本正常，唯左眼时有不适，眼科5月3日检查未见网脱，颅内未见异常。舌红苔薄黄，脉细小弦。仍予以养脾阴、化湿浊、降胃逆。处理：太子参15g，炒白术40g，怀山药30g，仙鹤草30g，炒赤芍、炒白芍各20g，炙刀豆子15g，煅瓦楞30g，川石斛10g，茯苓20g，炒防风10g，补骨脂30g，莪术8g，生黄芪30g，五方草20g，炙内金20g，赤石脂15g，生甘草6g。另备枸杞子20个每日嚼服。7剂。

随访患者情况良好。

### 【按语】

朱建华教授为朱师学术思想继承人，中医理论功底深厚，临床经验甚为丰富，对各系统疾病皆有造诣，尤其在脾胃病方面颇多建树。笔者跟师学习期间曾跟随朱建华教授门诊学习，对朱教授临证思路印象深刻。即如辨治本案患者过程中，腹泻反复发作并伴有其他消化道症状，但朱教授紧抓脾阴不足、湿滞于中的关键病机，以淡养脾阴、清化湿浊为法，肝脾兼调，后期则以温养脾肾收功，颇值得后学体会。

### 【诊治思路】

本案患者为肠癌术后出现反复腹泻水样便，赤白黏液，夹较多泡沫，嗳气时作，口干，伴肠鸣。腹泻以凌晨首发，舌红，苔中黄厚腻，脉左弦右滑尺弱。朱教授辨为脾阴不足，又有湿浊内阻，养脾阴有助湿之弊，化湿浊则有伤阴之虞，从温清并用、肝脾同调入手，以太子参、怀山药、炒白术、仙鹤草、黄连、淡吴萸、煅瓦楞、炒薏苡仁、茯苓、诃子肉、乌梅炭、焦山楂、焦神曲。方取仙桔汤合并左金丸之意加减以补脾淡渗利湿,诃子肉、乌梅炭、焦山楂、焦神曲温敛肝气。

药服7剂,患者肠鸣、便稀有改善,胃中时有泛恶、反酸,大便日行1~2次,舌红苔黄腻,脉弦双尺弱。考虑中焦虚滞、中气不降,加代赭石、旋覆花降逆止呕,补骨脂温补肾气。14剂后,患者便稀、肠鸣均好转,大便日行一次,尚不成形,受寒加重,时有嗳气。原方加用炒扁豆、八月札、炒谷芽、炒麦芽温脾祛湿、疏肝理气止痛。其后随症加减,患者病情稳定缓解,腹泻、泛恶、反酸等未再发作。宣告临床治愈。

### 【朱师经验】

**1. 清肠必兼苏胃,养阴当避滋腻,培土不用温燥,剔垢仅取轻疏**　朱师对泄泻有自己的见解,认为:"久患泄泻,胃土已虚,清气在下,厥阴肝风振动",主张:清肠必兼苏胃,养阴当避滋腻,培土不用温燥,剔垢仅取轻疏。朱师曾拟"仙桔汤"治疗慢性过敏性结肠炎及慢性痢疾经常发作。该方即在此思想指导下创立。只要辨证准确,效验可观。

对于伴发呕逆诸症,朱师认为脾胃为后天之本,人身赖中气的滋养、运化,脾虚则升清无力,胃气不降,或清气在下不得升振而濡养,致中焦气机升降失常,则腹泻、腹胀、嗳气、反酸作矣。故当以在培固中气的基础上,调畅中焦气机、促脾升胃降。方取《伤寒论》旋覆代赭汤为基础,取其下气、降逆止呕之用。朱建华教授治疗脾胃病,如本案之腹泻皆承朱师之学术思想,灵活运用,效果明显。

**2. 药对——黄连、吴茱萸**　对于脾阴不足,而又有郁热在中者,朱师以清肝和胃法疏导其滞,取《丹溪心法》左金丸用意,以黄连入中焦,清热降火,可引火下行(交泰丸即为降火并清心火),吴茱萸入肝经,而有温燥性,二药相伍治疗寒热错杂证,临床区别寒热轻重而用量不同。

## 案7　朱建华教授辨治浅表性胃炎——脾虚气滞证

刑某,男,62岁,南通市人。2012年6月8日初诊。

主诉:反复胃脘疼痛10余年,加重1个月。

　　患者因饮食不规律,反复胃脘疼痛10余年,经当地医院治疗症状缓解,近来因饮食不规律,再次发作胃脘隐痛,空腹及受凉后疼痛明显,进食及保暖后可缓解,伴嗳气,反酸不明显,口干。现服中草药(具体不详)及铝碳酸镁片、舒胆胶囊治疗,效果欠佳。纳可,大便每日一行,质稀软,不成形,舌红苔少,脉细弦。

　　辅助检查:空腹血糖6.7mmol/L。2011年11月10日胃镜(本院):浅表性胃炎。2012年5月12日腹部B超(中医院):胆囊壁毛糙,胆囊赘生物,肝脾胰未见异常。

　　中医诊断:胃痛(脾虚气滞);西医:浅表性胃炎,胆囊炎。

　　治法:健补脾阴,疏肝利胆。

　　初诊:太子参15g,怀山药30g,炒白术15g,炒赤芍、炒白芍各20g,川石斛10g,炒扁豆20g,金钱草30g,广郁金20g,川楝子15g,炒延胡索20g,炒薏苡仁30g,藤梨根30g。10剂。

　　二诊:药后觉舒,胃脘疼痛明显减轻,口干乏力亦减轻,大便较前成形,唯晨起口中有异味,舌红苔薄少,脉细弦。续予补益脾阴、疏肝利胆。处理:上方川石斛改为15g,加泽漆10g,茯苓20g。10剂。

　　三诊:患者胃脘疼痛减轻,晨起口中有异味亦减轻,大便成形,舌红苔薄白,脉细少弦。治以补益脾阴、疏肝利胆,处理:太子参15g,石斛15g,怀山药30g,炒赤芍、炒白芍各20g,炒白术15g,金钱草15g,广郁金20g,海金沙30g(包),川楝子15g,炒延胡索20g,炒薏苡仁30g,泽漆10g,生内金20g,茯苓20g,蒲公英15g,生甘草6g。10剂。

　　四诊:患者胃脘疼痛已除,口中异味亦除,唯负重后左侧臂腿牵掣痛,舌嫩红,苔白,脉细少弦。治守原意。上方加鸡血藤30g,伸筋草30g,川楝子改为10g。10剂。

　　随访良好。

【按语】

　　该浅表性胃炎案例临床痊愈。浅表性胃炎的病机有气滞、血瘀、湿阻、热郁、气虚、阴虚、脾肾虚等,不外"虚""瘀""痰"三因,治当虚实兼顾,补而不滞、滋而不腻是朱师辨治此类疾病的学术特点。

### ◆【诊治思路】

本案例老年男性,因长期饮食不规律,反复胃脘疼痛10余年。本次发作以胃脘隐痛为主,伴嗳气,空腹及受凉后疼痛明显,进食及保暖后可缓解,反酸不明显,口干,大便每日一行,质稀软,不成形,舌红苔少,脉细弦。朱主任辨其病机为脾虚气滞,立"健补脾阴、疏肝利胆"为法,处以太子参、怀山药、炒白术、炒赤芍、炒白芍、川石斛、炒扁豆、金钱草、广郁金、川楝子、炒延胡索、炒薏苡仁、藤梨根。患者药后胃脘疼痛明显减轻,口干乏力亦减轻,大便较前成形,原方继治,诸症悉除。

### ◆【跟诊体会】

朱师辨治消化系统疾病重视肝胆与脾的关系,盖与肝脾升降相因、气机同调有关。通过调畅肝之疏泄、条达其气机以助脾升清;反之亦然。朱建华教授继承朱师学术思想并有所发展,对于脾阴不足者,以"淡养脾阴"佐以疏肝利胆治之,取得很好治疗效果。即如本案健脾益气、养阴解郁同用,共奏理气而不伤阴、滋阴而不碍气之效。全程用药多为炒制品,防止寒凉伤脾碍胃。

方中多处体现朱师用药经验,如泽漆,味苦,微寒,无毒,能利痰水、消胀肿。朱师经验多以泽漆、佩兰(省头草)配伍治疗口中异味、臭秽。多效。

## 案8　朱胜华教授辨治乙肝大三阳——疫毒蕴肝,脾失健运证

闫某,女,21岁。2008年7月5日初诊。

主诉:发现乙肝大三阳1年余。

患者于2007年在单位行健康体检时发现乙肝大三阳,当地医院予恩替卡韦、灵芝等治疗,病情反复不愈。2008年6月21日检查肝功能示:ALT 221U/L, AST 93U/L, GGT 104U/L, HBV-DNA处于正常下限。现症:肝区隐痛不适,下午有发热感,易汗,神疲乏力,多梦,口苦,晨起明显,经常口腔溃疡,牙龈出血,大便日行3~4次,质稀,小便尚可,舌红,苔微黄腻,脉小弦滑。

曾行B超示:脂肪肝。

中医诊断:肝着(疫毒蕴肝,脾失健运);西医诊断:乙肝大三阳。

治法：清肝解毒，助脾健运。

初诊处理：①柴胡6g，当归12g，郁金20g，赤芍20g，人中黄10g，墨旱莲20g，女贞子20g，垂盆草30g，田基黄30g，五味子10g，羚羊角粉0.6g（分吞），半枝莲30g，甘草6g。②复肝胶囊，每粒0.4g，每天服3次，每次服1.2g，口服。③劳逸结合，注意休息。

二诊：患者服上药后，诸症明显减轻，精神振作，唯晨起腹泻，大便日3次，舌苔薄黄，质紫，脉细小弦。续当原法出入。处理：①上方加炒白术30g，云茯苓20g，陈皮6g。②复肝胶囊，每次0.4g，每日3次，口服。

三诊：患者复查肝功能指标示略有改善（具体未见验单），大便烂溏如水样，每日5~6次，无腹痛，偶有腹胀，肝区不适，矢气多，现仍有口腔溃疡，胃纳差，眠多，舌红苔薄黄，脉细弦。续当原法出入。处理：上方加炒谷芽、炒麦芽各30g，车前子10g（包）。中成药同前。

四诊：患者略感肝区不适，晨起口苦，易汗，大便较前改善，日行3次，质稀，口腔溃疡，纳可，眠安，小便调，苔薄微黄，中裂，脉细小弦。某医院查肝功能：ALT 184U/L，AST 70U/L，GGT 106U/L，HBS-Ag＞225。药既合拍，率由旧章。处理：①柴胡6g，当归12g，郁金20g，赤芍20g，人中黄10g，墨旱莲20g，女贞子20g，垂盆草30g，田基黄30g，五味子10g，羚羊角粉0.6g（分吞），半枝莲30g，炒白术30g，云茯苓20g，陈皮6g，甘草6g。②复肝胶囊，每粒0.4g，每天服3次，每次服1.2g，口服。

五诊：病情平稳，未诉肝区不适，偶有晨起口苦，偶有口腔溃疡，大便质稀，5~6次，纳眠可，舌薄黄中裂，脉细小弦。华山医院查：ALT 108U/L，AST 50U/L，GGT：71U/L。处理：上方加石见穿20g，中成药同前。

六诊：患者诉肝区稍有隐痛不适，晨起口苦，略有口干，口腔溃疡仍有，每日大便2~3次，质稀色黄。肝功示：ALT 118U/L，AST 52U/L，GGT：63U/L，HBS-DNA：正常。余正常。舌红苔薄黄苔中裂，脉细小弦。续当原法出入。处理：①川楝子15g，赤芍、白芍各15g，郁金20g，当归12g，人中黄10g，生地黄30g，石见穿30g，垂盆草30g，羚羊角粉1.2g（分吞），五味子10g，蒲公英30g，桔梗10g，白槿花10g，仙鹤草10g，半枝莲30g，生白术30g，云茯苓30g，焦山栀6g，甘草6g。②复肝胶囊，每粒0.4g，每天服3次，每次服1.2g，口服。

七诊：患者晨起口苦，口腔溃疡好转，右肝区隐痛，大便日行4次，间中成形，纳可眠尚安，舌苔薄白苔中裂，脉平。近期复查肝功：AST 106U/L，余正常。续当原法出入。处理：上方改炒白术，垂盆草加至40g。中成药同前。

八诊：患者目前偶有右胁下隐痛，口苦减而未已，身体温度偏低，自觉无明显怕冷，纳眠可，大便2~3次/日，质稀，舌淡苔薄黄，脉弦。肝功示：ALT: 92U/L，AST: 39U/L，GGT: 63U/L，余正常。处理：上方加熟附片6g，干姜1.5g。中成药药前。

九诊：患者近日咽痛咽部有异物感，口腔有多个小结节，牙龈出血较为频繁，口腔溃疡减而未已，近一个月口腔溃疡10天后痊愈，阴雨天爬楼时左膝痛，右胁下无隐痛，纳眠可，大便日3次，质稀，时夹有不消化食物。苔薄白质淡，脉细小弦。续当原法出入。处理：①六诊方去生白术，加炒白术40g。②复肝胶囊，每粒0.4g，每天服3次，每次服1.2g，口服。③协定5号3g，每日2次，口服。

十诊：患者近几日肝区不适，夜间刷牙时有牙龈出血，偶有口苦，大便4次/日，质稀，夹有泡沫，纳香眠安，舌淡苔薄白，脉细小弦。复查ALT：111u/L，AST: 66U/L。续当原法出入。处理：守上治疗方案。

十一诊：患者药后精神振，肝区隐痛基本消失，牙龈出血、乏力感减轻，口干苦，大便仍溏，2~3次/日，小便可，舌淡红苔薄黄中裂，脉细小弦。ALT: 152U/L，AST: 67U/L。处理：①川楝子15g，郁金20g，生赤芍、白芍各15g，当归15g，炒白术40g，石见穿40g，生地黄30g，蛇舌草30g，羚羊角粉1.2g(分吞)，平地木30g，垂盆草40g，半枝莲30g，蒲公英30g，银花、连翘各15g，人中黄10g。②中成药同上服用。

十二诊：患者自我感觉良好，牙龈渗血，苔薄腻，脉细弦。复查ALT：128U/L，AST: 59U/L。此为肝经疫毒已久，前法继进。处理：①茵陈20g，柴胡12g，郁金20g，丹参20g，垂盆草40g，田基黄30g，豨莶草30g，土茯苓50g，生薏苡仁40g，甘草6g。②中成药同上服用。

十三诊：感觉良好，时口苦，牙龈出血，大便成形，小便黄，舌质暗红，苔黄腻，脉弦。复查ALT：138U/L，AST: 50U/L。前法继进。处理：①加甘杞子20g，垂盆草改为50g，煨草果10g。②中成药同前。

十四诊：精神振，口腔溃疡转好，晨起口干苦减，牙龈出血减少，两便调，舌淡苔薄白，脉平。复查ALT：115U/L，AST: 48U/L。病情趋向缓解，前法继进。处理：上方加生白术20g。中成药同前。

十五诊：患者近来乏力、盗汗，不易入睡，小便泡沫较多，牙龈出血在秋分时较明显，量多时如血块状，纳尚可，大便质稀2~3次/日，不成形，便后有后重感，眠欠佳，苔净，脉细弦。前法继进。处理：①柴胡12g，赤芍、白芍各15g，郁金20g，茵陈30g，垂盆草40g，田基黄30g，土茯苓30g，五味子8g，甘杞子20g，炒白术20g，首乌藤30g，甘草6g。②复肝胶囊，每粒0.4g，每天服3次，每次服1.2g，口服。

十六诊：患者牙龈出血减少，乏力、盗汗改善，复查ALT：82U/L，AST：44U/L。处理：守上方案。

十七诊：患者药后病情稳定，精神振，唯近期上呼吸道感染后牙龈红肿，纳眠可，两便调，苔薄淡黄，脉弦。宗原法继治。处理：上方加黄芩6g，平地木20g。复肝胶囊，每粒0.4g，每天服3次，每次服1.2g，口服。

十八诊：患者自觉精神好，牙龈渗血极少，口腔溃疡已愈。无盗汗，眠佳，大便2-3次/日，苔薄白脉稍弦。复查ALT：23U/L，AST：22U/L。原法继治。处理：上方甘杞子10g，加蛇舌草30g。中成药同前。

此后患者复查肝功均正常，口腔溃疡偶有出现，牙龈渗血几乎无再发作，盗汗基本消失。一直服用基本方如下：柴胡12g，赤芍、白芍各15g，郁金30g，茵陈30g，垂盆草40g，田基黄30g，土茯苓30g，五味子8g，甘杞子20g，炒白术30g，甘草6g。

治获痊愈，随访无不适。

### 【按语】

本案例为肝着患者，坚持治疗获得痊愈。

慢性肝炎由于肝脾俱病或气血亏虚、正虚邪恋，治疗难度颇大。朱胜华教授准确把握病机，"持重"与"应机"灵活变通，终获全效。

### 【诊治思路】

患者为年轻女性，来诊一年前体检发现乙肝大三阳，予以抗病毒治疗，病情反复不愈，肝功能损伤明显。来诊见肝区隐痛，午后发热感，易汗，神疲，多梦，晨起口苦，经常口腔溃疡，牙龈出血，大便日行3~4次，质稀，舌红，苔微黄腻，脉小弦滑。朱教授辨为"疫毒蕴肝、脾失健运"，以"清肝解毒、助脾健运"为治，拟柴胡疏肝散加减以疏肝理气、畅达气机。垂盆草、田基黄、五味子、羚羊角粉为朱师清肝解毒经验药对，并人中黄、墨旱莲、女贞子以养肝阴引虚火下行；并嘱患者劳逸结合，注意休息。

药服30剂，患者诸症明显减轻，精神振作，唯晨起腹泻，加炒白术、云茯苓、陈皮以健脾渗湿。后续服28剂过程中，患者大便烂溏如水样，矢气多，口腔溃疡，纳差，眠多，舌红苔薄黄，脉细弦。然而患者精神可，泻后反觉舒。考虑为正气渐复、祛邪外出反应，原法出入，随症加减。

后续治疗过程中，患者大便性状渐改善，口苦、口腔溃疡好转；前后治约1年时，患者精神振，肝区隐痛基本消失，自觉良好。正气已复，增强攻邪之力。共治约18个月，患者精神明显好转，牙龈渗血极少，口腔溃疡已愈，眠佳，复查肝功已正常。其后患者一直服用上方加减，病情稳定好转。

### 【跟诊体会】

此患者治疗时间长，过程曲折，终获理想效果，体现了朱胜华教授辨证、用药精准，充分展现了朱师治疗慢性肝炎的学术思想及临证经验。

关于朱师学术思想已多篇论述，本案仅举朱师的用药经验。如①解毒活血之垂盆草、田基黄、五味子、羚羊角粉等，朱师长期临证经验表明有较好的清解肝经郁毒、进而降肝酶的效果，尤其对于肝郁毒蕴明显、泄化不利者疗效好。②施治过程中加减使用的蒲公英清解肝热，与肝寒而虚的桂枝区别使用。③柴胡与川楝子在治疗肝脏自病中虽皆为疏肝，但朱师对两者的辨用有微细区别：柴胡性升疏，而川楝子功在泄降。若肝气郁结，阴伤不著者，取柴胡；若肝郁化热、肝阴已伤，则取川楝子。当然治疗慢性肝炎还要区别在气在血、在经在络，此不一一多述。读者可细参其他医案。

# 妇 科 病

## 案1　朱建华教授辨治阴痒——肾虚湿热证

岳某,女,67岁。2012年4月19日初诊。

主诉:阴痒反复发作2年。

患者2年以来反复出现阴痒,曾用西药治疗后痒止,今阴痒又作,舌红苔薄黄腻,脉小弦。

中医诊断:阴痒(肾虚湿热);西医诊断:阴痒(查因)。

治法:益肾清利。

初诊处理:知母15g,黄柏10g,熟地10g,炒赤芍、炒白芍各20g,地肤子30g,白鲜皮15g,苦参15g,山萸肉15g,炙土鳖虫15g,炙僵蚕15g,蝉蜕10g,大血藤30g,醋贯众15g,生甘草6g。7剂。

二诊:患者阴痒已明显减轻,唯手指间、双目间尚有痒感,大便不畅,舌红苔薄黄腻,脉细小弦。仍予以清利湿热。处理:知母15g,黄柏10g,生地黄20g,牡丹皮15g,蝉蜕15g,炙僵蚕15g,地肤子30g,苦参30g,白鲜皮20g,炙土鳖虫15g,大血藤30g,生地榆15g,徐长卿20g,茯苓20g,生甘草6g。7剂。

三诊:患者阴痒减轻,大便通畅,唯指间、眉毛尚有痒感,舌红苔薄黄腻,脉细小弦。仍予以清利湿热。处理:知母、黄柏各15g,炒山栀10g,龙胆6g,淡子芩10g,蝉蜕10g,僵蚕15g,地肤子30g,苦参30g,白鲜皮20g,大血藤30g,白槿花15g,生地榆15g,茯苓20g,徐长卿20g,生甘草6g。7剂。

随访已愈。

【按语】

此案例为湿热阴痒,病发2年已止,后阴痒又作,朱教授从其肾虚湿阻辨治,2次即获痊愈。

**【诊治思路】**

患者为老年女性,阴痒不已,舌脉所见为阴虚、湿热内蕴之象,邪入阴分而有伏热不去。朱教授辨其由"肾虚湿热"所致,立"益肾清利"为法,以知母、黄柏、熟地黄、炒赤芍、炒白芍、地肤子、白鲜皮、苦参、山萸肉、炙土鳖虫、炙僵蚕、蝉蜕、大血藤、醋贯众等。方取青蒿鳖甲汤意,无热而去青蒿,养肾阴虚、去留伏之湿热,以熟地易生地合炙土鳖虫、山萸肉以补肝肾之虚;炒赤芍、炒白芍、地肤子、白鲜皮、苦参为活血祛风、除湿热之常用配药。方中炙僵蚕、蝉蜕相伍值得称道,二药本为治温病之外感风湿、内有蕴毒聚肌。清代温病家杨栗山盛赞蝉蜕"轻清灵透,为治血病圣药",邹澍在《本经疏证》中曰:以其疏泄,故"阴中清阳既达,裹缠之秽浊自消",有祛风胜湿、涤热解毒之功。朱师认为,僵蚕能散风降火、化痰软坚、解毒疗疮,蝉蜕体气轻虚而性微凉,擅解外感风热,二药气味俱薄,浮而升,阳也,可拔邪外出,发散诸热。在此处既清内伏之虚热,又有助利湿之用;醋贯众合大血藤清热解毒利湿、凉血止血。全方合为清虚热、利湿浊之用。

7剂后,患者阴痒已明显减轻,唯手指间、双目间尚有痒感,大便不畅,舌红苔薄黄腻,脉细小弦,仍予以清利湿热。处理:上方苦参、白鲜皮加量,并加生地榆、徐长卿、茯苓以清热利湿止痒。再服7剂,患者阴痒减轻,继续清利肝胆湿热为治,患者基本痊愈。

**【跟诊体会】**

朱建华教授辨治疑难杂证,用药轻灵、顾护其本,治湿热以清利祛风兼温补,起攻邪而不伤正之效。方中以僵蚕配蝉蜕,赤芍、白芍、地肤子、白鲜皮、苦参为朱师治湿热内蕴之常用配伍。苦参为大苦大寒之品,纯阴沉降,传统认为其有杀虫之用,如时珍云"湿生虫,故能治风杀虫",为皮肤病要药,对湿疹功效尤显。朱师常以之配白鲜皮、徐长卿、牡丹皮、蝉蜕、黄柏等治疗急性、亚急性湿疹。现代药理证实,多种皮肤真菌有抑制作用。而蝉蜕、僵蚕不但有疏风散热,且能解毒抗过敏之用,徐长卿、白鲜皮具祛风止痒、抗过敏作用。朱师对单味、对药及小品方皆有独到的认识和研究,用药简而不繁杂,效果明显而不遗留他证。朱建华教授系统掌握了朱师学术思想体系,临证颇多发挥,值得认真体会学习。

## 案2  朱建华教授辨治痛经——肝郁肾虚,冲任不调证

张某,女,32岁。2012年4月7日初诊。

主诉:经行腹痛5个月。

患者16岁月经来潮,月经周期28~29天,每次行经5~6天,近5个月经行2、3次并下腹胀痛,经色红,常夹少量血块,经前无乳胀,末次月经2012年3月25日。平素带下正常,纳可,便调,舌衬紫边,少见齿痕,苔薄白,脉细。

中医诊断:痛经(肝郁肾虚,冲任不调);西医诊断:月经不调。

治法:益肾疏肝,调理冲任。

初诊处理:生黄芪30g,刘寄奴15g,熟地黄12g,炒柴胡10g,川桂枝8g,艾叶6g,炒赤芍、炒白芍各20g,蜂房10g,橘核、荔枝核各10g,炙土鳖虫15g,炙僵蚕15g。

二诊:患者症情无明显改善,诉有痛经史,舌淡胖,脉细,治守原意。处理:生黄芪30g,当归10g,熟地黄12g,炒柴胡10g,川桂枝8g,艾叶6g,炒赤芍、炒白芍各15g,川芎12g,刘寄奴15g,蜂房10g,橘核、荔枝核各10g,炙土鳖虫15g,炙僵蚕15g,炒延胡索20g,木蝴蝶10g,徐长卿15g,莪术9g,生厚朴6g。

三诊:患者服上药后每次行经腹痛剧烈,舌淡胖,苔薄,脉细。予以疏肝通络,补益气血。方用生黄芪30g,当归10g,熟地黄12g,炒柴胡10g,川桂枝8g,艾叶6g,炒赤芍、炒白芍各15g,川芎12g,刘寄奴15g,蜂房10g,橘核、荔枝核各10g,炙土鳖虫15g,炙僵蚕15g,炒延胡索20g,玉蝴蝶10g,徐长卿15g,莪术9g,生甘草6g,益母草30g。

四诊:患者经行规律,痛经明显减轻,舌淡胖,苔薄,脉细。治守原意,上方加炙土鳖虫12g。

随访效果良好。

【按语】

"经水出诸肾",月经病不但与肾功能有关,而且与脾、肝、气血、冲脉、任脉、子宫相关。月经病的原因主要有两种:一是虚证,即"不荣则痛",是由于气血虚弱或肝肾亏损不养所致;二是实证,即"不通则痛",由气血运行不畅所致。本案例为肝肾亏虚而郁,朱建华教授采取益肾疏肝、调冲任法,获得明显效果。

### 【诊治思路】

本案患者经行以胀痛为主,经色红,常夹少量血块,经前无乳胀,舌衬紫边,少见齿痕,苔薄白,脉细。朱教授考虑为肝郁肾虚、冲任不调所致,治以"益肾疏肝、调理冲任"为法,以生黄芪、刘寄奴、熟地黄、炒柴胡、川桂枝、艾叶、炒赤芍、炒白芍、蜂房、橘核、荔枝核、炙土鳖虫、炙僵蚕。方取四物汤、黄芪建中汤益气健脾养血,柴胡疏肝为调理气机,生黄芪、蜂房、炙土鳖虫、炙僵蚕益气补肾解痉止痛。服药14剂,患者行经痛剧,考虑瘀去郁解之象,继续疏肝通络、补益气血,加炒延胡索、徐长卿、莪术、失笑散、益母草活血通络止痛。再服7剂腹痛明显减轻,舌淡胖,苔薄,脉细。治守原意,继以上方缓补肾虚。

### 【跟诊体会】

痛经之本多责之肝肾。"女子以血为本""以血为用"。血对于女性而言不仅是濡筋骨、利关节,而且是维护女性生理功能的根本,是经、带、胎、产、乳全部生理功能活动的基础。肝藏血,为体阴用阳之脏,肝阴肝血不足易致肝郁肝阳上亢,肾为水火之宅,肾中阴阳相互依存,相互制约,以维系女性体内阴阳平衡和功能正常。虽然痛经亦有血瘀、血寒等引起,但肝肾功能不足是引起血瘀、血寒之根本原因。无论从生理还是病理方面,痛经皆与肝肾有密切关系。补肾精之虚、养肝血不足、畅达肝气是为辨治本病之关键。

## 案3　朱建华教授辨治月经不调——肺脾气虚证

亢某,女,35岁。2012年4月20日初诊。

主诉:月经先期,伴汗出、气短1年。

患者1年以来月经不调,先期而至,色暗量少,少量血块;平素常自觉疲乏,感冒后更觉乏力,易汗出,动则气短。纳食、二便调,睡眠佳,舌淡红,苔薄,脉细。

中医诊断:气虚证(肺脾气虚);西医诊断:月经不调,内分泌失调。

治法:益气固卫。

初诊处理:生黄芪30g,太子参15g,炒白术30g,炒防风10g,龙骨、牡蛎各30g,炙僵蚕15g,浮小麦30g,糯稻根须30g,茯苓20g,丹参15g,川芎15g,生甘草6g,合欢皮30g。

二诊:患者服上药后症状明显好转,已无汗出,稍觉乏力,动则气短,纳食,二便调,睡眠佳,舌淡红,苔薄,脉细,治守原意。生黄芪30g,炒白术30g,炒防风10g,丹参15g,川芎15g,阿胶10g(烊),熟地黄10g,茯苓20g,合欢皮30g,焦山楂、焦神曲15g,炒薏苡仁30g,生晒参8g,生甘草6g。

三诊:患者服上药后觉舒,尚有乏力,舌淡红,苔薄,脉细。治守原意。上方加阿胶15g,生晒参为10g。

四诊:患者服上药后觉舒,乏力有减,舌淡红,苔薄,脉细。仍予补益气血。生黄芪30g,生晒参10g,炒白术30g,炒防风10g,丹参15g,川芎10g,阿胶10g,熟地黄10g,炒薏苡仁30g,茯苓、茯神各15g,合欢皮30g,柏子仁20g,首乌藤30g,生甘草6g。

五诊:患者服上药后乏力已消失,唯乳房胀痛,左下腹疼痛,届经前期,舌淡红,苔薄,脉细。治守原意。上方加橘核、荔枝核各10g,红花30g。

六诊:月经5月25日行,乏力、气短未再作,唯经行稍有腹痛。舌淡红,苔薄,脉细。治予补益气血。上方加炒柴胡12g,炒赤芍、炒白芍各15g。

七诊:患者乏力、气短减,月经先期,舌淡红,苔薄,脉细。治守原意。上方加败酱草20g。

八诊:患者乏力、气短有减,舌淡红,苔薄,脉细,治守原意。上方加紫河车10g,青皮10g。

九诊:患者面色红润,乏力、气短已不著,月经前期,舌淡红,苔薄,脉细,治疗仍予补益气血,疏肝调经。生黄芪30g,生晒参10g,炒白术30g,炒防风10g,丹参15g,川芎10g,阿胶15g,熟地黄10g,炒薏苡仁30g,茯苓、茯神各15g,合欢皮30g,柏子仁30g,首乌藤30g,生甘草6g,橘核、荔枝核各10g,紫河车10g,炒柴胡12g,炒赤芍、炒白芍各15g,青皮10g。

十诊:月经周期正常,经量正常,乏力、气短已少,唯大便不成形,日1行,舌淡红,苔薄,脉细。治疗仍予补益气血,疏肝调经。上方柏子仁改为15g,去橘核、荔枝核各10g,青皮10g。

十一诊:患者药后觉舒,舌淡红,苔薄,脉细。治守原意。

随访效果良好。

**【按语】**

月经不调多与气血不足、冲任不调有关。本案例月经不调以气虚、汗出、腹胀痛等来诊,朱建华教授予以益气补血、调理冲任,取得很好的效果。

**【诊治思路】**

患者平素常自觉疲乏,感冒后更觉乏力,易汗出,动则气短,舌淡红,苔薄,脉细。朱教授辨证为"肺脾气虚",治以"益气固卫",生黄芪、太子参、炒白术、炒防风、龙骨、牡蛎、炙僵蚕、浮小麦、糯稻根须、茯苓、丹参、川芎、生甘草、合欢皮。方取玉屏风散意,加敛汗、潜阳、化瘀、固卫之品。

药服7剂,患者症状明显好转,已无汗出,稍觉乏力,加阿胶、熟地黄、合欢皮、焦山楂、焦神曲等脾肾双补、养血安神。患者服上药后觉舒,尚有乏力。续服前方,患者乏力、气短明显减轻,唯易生气、情绪波动,舌淡红,苔薄,脉细。考虑患者久病,肝肾亏虚、气机郁滞未解,乃加紫河车补肾精,并炒柴胡、炒赤芍、炒白芍、青皮理气解郁。药后患者面色红润,乏力、气短已不著,唯月经前期,续补益气血、疏肝调经,月经先期情况完全改善。

此月经不调患者以气虚为先期症状,责之肺、脾、肾,先从肺脾着手治其气虚,后期加入培补肾精之品。如此则根本得固、痼疾得去。

## 案4 朱建华教授辨治闭经——气血两虚,冲任不足证

王某,女,22岁,2012年2月10日初诊。

主诉:月经不调1年余。

患者月经不调1年余,以闭经为主,近半年依赖黄体酮治疗,末次月经1月27日,经量正常,纳食、二便调,舌淡红苔薄,脉细。

既往有肝功能异常2年,HBV-DNA升高,在服西药(具体不详)。

中医诊断:闭经(气血两虚,冲任不足);西医诊断:月经不调。

治法:补益气血,调理冲任。

初诊处理:生黄芪30g,党参15g,炒柴胡10g,炒赤芍、炒白芍各20g,全当归15g,川芎15g,熟地黄15g,炙土鳖虫15g,桃仁、红花各10g,莪术10g,淫羊藿15g,紫石英30g,干姜3g,甘草6g。7剂。

二诊:患者末次月经为1月27日,苔薄白,脉细。仍予以补益气血、调理

冲任。处理：生黄芪30g,党参20g,炒柴胡15g,炒赤芍、炒白芍各20g,全当归15g,熟地黄15g,川芎15g,炙土鳖虫10g,桃仁、红花各10g,淫羊藿15g,紫石英30g,三棱、莪术各10g,艾叶10g,川牛膝10g,生甘草6g。14剂。

三诊：月经未至,苔薄白,苔淡红,脉细弦,治守原意。处理：生黄芪30g,生晒参10g,炒柴胡15g,炒赤芍、炒白芍各20g,全当归15g,熟地黄15g,川芎15g,炙土鳖虫15g,桃仁、红花各10g,三棱、莪术各15g,淫羊藿15g,仙茅15g,紫石英30g,川桂枝8g,艾叶8g,怀牛膝12g,炒枳壳8g。7剂。

四诊：患者述月经已至,但经量少,自从服中药已停用黄体酮,舌嫩红苔薄,脉细小弦。仍予以补益气血、调理冲任。处理：生黄芪30g,党参20g,炒柴胡15g,炒赤芍、炒白芍各20g,全当归15g,熟地黄15g,川芎15g,淫羊藿15g,仙茅10g,紫石英30g,刘寄奴20g,炙土鳖虫15g,川桂枝10g,茯苓20g,艾叶8g,生甘草6g。14剂。

五诊：患者服上药觉舒服,届经前期,舌嫩红苔薄,脉细。仍予以补益气血、调补肝肾、活血调经。处理：生黄芪30g,党参20g,炒柴胡15g,炒赤芍、炒白芍各20g,全当归15g,川芎15g,熟地黄15g,三棱、莪术各12g,土鳖虫15g,淫羊藿15g,仙茅10g,刘寄奴20g,紫石英30g,川桂枝10g,艾叶10g,丹参20g,生甘草6g,川牛膝12g。14剂。

六诊：患者述月经基本如期而至,4天即净,但经量较前有增,舌淡红苔薄,脉细。治宜补益气血、疏肝调经。处理：黄芪30g,党参20g,炒柴胡10g,炒赤芍、炒白芍各20g,全当归15g,熟地黄15g,丹参20g,淫羊藿15g,紫石英30g,艾叶10g,鸡血藤30g,山萸肉12g,刘寄奴15g,甘草6g,紫河车3g(分两次)。14剂。

七诊：患者述月经4月18日行,周期已基本正常,经量较前增多,舌淡红苔薄,脉细。仍予以补益气血、疏肝调经。处理：上方14剂。

随访闭经未再出现,嘱注意生活调摄。

【按语】

此闭经案例治疗效果满意。朱教授从气虚血亏、冲任不调着手,治分三步,先调冲任、补气血,后期则以活血化瘀,兼脾肾并补为治。试结合案例述之。

### ◆【诊治思路】

王某闭经已有1年余,依赖黄体酮治疗,舌淡红苔薄,脉细。朱教授考虑本病由气血两虚、冲任不足所致,立"补益气血、调理冲任"为法,以当归补血汤、四物汤加减以补益气血,以炙土鳖虫、淫羊藿、紫石英、干姜以活血温肾益精,桃仁、红花、莪术活血化瘀以生新。患者7剂未明显变化,考虑病久气血双亏、脾肾不足、瘀阻明显,乃加强补元气之力,加二仙(仙茅、淫羊藿)以阴阳双补,桂枝茯苓丸以活血化瘀生新,调和气血,温经散寒、调理冲任。再调月余,患者月经如期而至,经期正常,量较前有增;继续补益气血、疏肝调经、条达肝气为治,患者闭经完全恢复正常。

### ◆【跟诊体会】

闭经患者为在校学生,体质稍差,朱教授辨其病机为气血亏虚,取得明显效果。胞脉者,属心而络于胞宫,冲、任、督一源三歧,其根源皆由肾精不足所致。肾者先天之本,由后天脾气化气血以养之,脾气亏虚,脾虚气血生化乏源,肾精不足。肾精不足导致后果有二:一者肾阳虚不能温养胞宫,而有寒凝瘀阻、血脉瘀阻;二者肾精不足,天癸推迟来临,或天癸虽至而不能正常发挥功能。《素问·生气通天论》:"女子二七,天癸至,任脉通、太冲脉盛,月事以时下。"天癸虽至而不充盛,则月事闭而不如期。故此类月经不调当从补益气血、调理冲任着手。

另外,此案例辨治过程也提示:治疗此类疾病,非一味地偏补,亦不可一味化瘀,如果血虚于中,化瘀有何用? 但若瘀血不去,新血恐难生。故治须分阶段进行,初以补益气血为主;气足血充,则益气化瘀并重;后期治其本。

# 杂 病

## 案1 朱良春教授辨治喉部囊肿——阴津不足，喉部不利证

邵某，女，43岁。2010年10月11日初诊。

主诉：咽部不适5天。

患者因咽部不适，咽干痛，气管镜检查发现喉部囊肿，要求服中药治疗。诊见：精神尚可，纳一般，咽干痛，大便干，小便尚调，舌红苔薄，脉细。

中医诊断：喉痹（阴津不足，喉部不利）；西医诊断：喉部囊肿。

治法：养阴散结。

初诊处理：玄参20g，辛夷花15g，苍耳子15g，僵蚕12g，苦丁茶15g，决明子15g，麦冬20g，甘杞子20g，全蝎粉4g（分冲），大贝母15g，甘草6g。14剂。

二诊：药后左侧颈部胀感，会厌囊肿，咽干，大便干燥，舌红苔薄腻，脉弦细。前法继治。处理：上方去苦丁茶，加生石膏30g（先），细辛3g，夏枯草10g，钩藤10g（后）。7剂。

三诊：患者药后症状缓解，近又感咽部阻塞，口干，眼糊，大便干燥，纳食一般，舌质红苔薄少，脉细。考虑：阴虚火旺、气机郁结，宜滋阴降火为主，不可寒凉伤阳。处理：珠儿参20g，枸杞子、菊花各12g，川石斛20g，决明子15g，辛夷10g，紫背天葵15g，赤芍、白芍各20g，全瓜蒌30g，蜂房10g，僵蚕12g，玉蝴蝶8g，甘草6g，绿萼梅10g，挂金灯10g。14剂。

四诊：患者诉服药期间饮食减少，遂停药数天，但咽喉阻塞又起，咽痛，后背疼痛，左颌下胀，舌红苔薄，脉细。前法继进，原方加夏枯草以清肝火、消瘰疬，生牡蛎、昆布、海藻、大贝母、金果榄以散结消囊。具体处方：珠儿参15g，玄参20g，夏枯草15g，生牡蛎30g，昆布12g，海藻10g，大贝母10g，金果榄10g，玉蝴蝶8g，全瓜蒌20g，陈皮8g。14剂。

五诊：患者诉咽痛已瘥,唯感颈部作胀,牵及胸胁,大便正常,舌淡苔薄,脉细。予以养阴柔肝理气为治。处理:柴胡10g,赤芍、白芍各15g,葛根20g,枸杞子、菊花各15g,决明子15g,夏枯草15g,金果榄10g,大贝母15g,僵蚕10g,玉蝴蝶8g,娑罗子15g,绿萼梅10g。14剂。

随访患者基本已愈,以清淡食养。

### 【诊治思路】

此为喉部囊肿案例,患者因咽部不适,咽干痛,行气管镜检查发现喉部囊肿来诊,舌红苔薄,脉细。朱师考虑其为肝肾阴亏、痰火内郁,结而成核;立"养阴散结"法,处以玄参、辛夷花、苍耳子、僵蚕、苦丁茶、决明子、麦冬、甘杞子、全蝎粉、大贝母。此即为朱师验方"消瘰丸"为基础组方。朱师曾取僵蚕、贝母、全蝎,合夏枯草、玄参创制"消瘰丸",对于瘰疬、核肿硬未化脓者,起到很好的化痰通络、散结消核之功。方中用决明子、麦冬、甘杞子,一则因患者阴津不足、燥结之象明显;二则处于更年期女性,肝肾冲任失调,阴阳失燮,用之以治本。

服药21剂后患者症状缓解,后出现咽部阻塞,口干,眼糊,大便干燥,纳食一般,舌质红,苔薄少,脉细。此阴虚火旺、气机郁结所致,遂以清降虚火、调理阴阳着手,予珠儿参、枸杞子、菊花、川石斛、决明子、辛夷、紫背天葵、赤芍、白芍、全瓜蒌、蜂房、僵蚕等,获效。

### 【跟诊体会】

此案例治疗,朱师始终抓住几个要点:①情志因素,更年期女性,肝肾失调,阴阳不和的病机特点,灵活辨证。②针对具体病灶,以消结散瘀为着眼点,贯穿始终。③固护正气,慎用苦寒之品,确须要用,亦多在温补基础上,酌加寒凉之品,如二诊用生石膏的同时还要先煎,夏枯草以清热散结同时加用细辛。

## 案2　朱良春教授辨治不明原因发热——气虚血滞证

周某,男,40岁。2011年2月27日初诊。

主诉:间歇性发热4年。

　　患者近4年来反复出现间歇发热,约30天发作一次,每次持续4~5天,体温达40.2℃,发热前曾有伴恶寒,无鼻塞流涕、咳嗽咳痰,仅时有头痛,发热时无明显的时间区间,缓解和加重的因素也不明显。初未在意,其后症状渐加重,曾住院检查血常规、肝肾功能、免疫蛋白、ENA系统、CRP、甲状腺系统、PET-CT等,均未发现异常。外院检查骶髂关节CT示:双侧骶髂关节面稍欠光整。颈部淋巴活检排除了TB。患者服用了多种西药,包括抗生素、激素类及其他药物(具体不详),发热没有明显缓解。2010年下半年起发热时出现双下肢皮疹,色淡红,不痛不痒,持续1天后消退(未特殊处理)。患者发热反复,甚为所苦,特来求朱师诊视。2011年2月3日再次发热。

　　来诊时见:神疲,精神一般,体形稍胖,暂未见发热,诉髋关节发酸,时有踝关节、膝关节酸软微痛;口稍干饮水不多,无口苦咽痛,纳眠可,二便调;舌质红,舌苔薄腻,脉弦细。查体未见皮疹、关节红肿、环形红斑,全身浅表淋巴结未见结块肿大等阳性体征。

　　否认既往有乙肝等特殊病史。否认其他不良接触史及感染疫毒病史。

中医诊断:内伤发热(气虚血滞);西医诊断:发热(查因)。

治法:调气血,化瘀滞,缓图效机。

初诊处理:穿山龙50g,赤芍、白芍各15g,全当归10g,生地黄、熟地黄各15g,青风藤30g,蜂房10g,土鳖虫10g,土茯苓30g,猫爪草30g,萆草30g,白薇15g,甘草6g。14剂,煎服,配以益肾蠲痹丸以扶正通络。

　　二诊:患者诉服药后未再发热,距末次发热至今已40天未再发热。现有少许恶心,仍觉膝、踝关节酸软,乏力、易疲劳,夜眠口水多,口干,纳欠佳,二便尚调,舌红,苔腻微黄,脉弦细。药既奏效,守法继进。

　　加减:患者脚膝酸软无力、少许恶心,苔腻微黄,提示患者肝肾不足、湿热缠绵,故于原辨证处方中加宣木瓜、生姜以祛湿活络、止呕和胃;加用怀牛膝以强腰膝、补肝肾,益智仁补脾肾以摄涎唾。续煎服20剂,继续配益肾蠲痹丸内服。

　　三诊:患者诉服药后症状缓解,乏力症状有所改善,2天前曾有似发热的症状,但测体温无改变,亦无明显感觉不适,未做特殊处理,2天即瘥。目前症状以两腿微酸乏力为主,伴口干,舌淡红,苔薄微剥,脉细。

　　朱师分析:患者经治发热情况已明显改善,诸症已缓,前法继进,局部微调:患者筋骨酸软无力,究其本为久病肝肾亏虚、挟湿浊内郁,患者口干、苔微剥、脉细等症状,也反映机体阴津气血不足,故治疗仍滋阴养血,兼清补肝肾。白薇性微寒而偏于清虚热,于补肝肾之力度稍欠,故改用鹿衔草、千年健以清虚热、壮筋骨。续服20剂,余药同前。

四诊:患者症状进一步改善,诉曾于5月2日发热,体温39.1℃,4天后热退,第5日恢复正常,发热期间无头痛等不适。刻下易疲、乏力症状较前改善,关节微酸,口干,舌红质略紫中有裂纹,脉弦细。

朱师分析后指出:患者距此前2月3日发热已有3个月,虽间断有两次发热,但症状已明显改善,表现在两个方面:一为发热的峰值下降,由原来体温40.2℃,降至39.1℃;二是无热区间拉长,由30天发作一次,至今已有近3个月。这反映了从调气血、化郁行滞,兼顾补肝肾思路正确,效不更方。上方加柴胡10g,川石斛20g以清热、滋阴,余药不变,丸药配知柏地黄丸以滋清肝肾。

随访患者暂无不适反应,未见发热再作。

【诊治思路】

朱师认为本案不明原因发热起病较缓而病程较长,病久气、血、水湿瘀滞阻遏或气、血、阴、阳的亏损失调占本病机的重要部分,气滞、血瘀、湿郁或气血两虚、阴阳俱损的症状临床并不少见。因此,治疗不可拘泥于成方成药,宜据其具体的病因病机辨证施治。

结合本案例,朱师指出辨治本病要注意以下几个方面。

**1. 明确外感、内伤**　这是辨治一切发热的原则。原因未明的反复发热要注意发病的诱因、持续时间、伴随症状等。本案例发热初起伴有恶寒、头痛等外感症状,推测患者起病之初可能由外感所致,但由于失治误治,或治不及时,致外邪入里、缠绵不去,耗气伤津,损及脏腑阴阳。患者就诊时已无外感症状,仅有发热、乏力、腰酸腿软等津气耗伤、肝肾受损之症。此为病邪已深入气血、阴阳,损及脏腑的表现。骶髂关节CT示"双侧骶髂关节面稍欠光整"也从侧面说明了本病已损及筋、骨。肝主筋、肾主骨生髓,肝肾功能受损直接影响筋、骨、髓的功用,并通过肢体关节的运动变化表现出来。

**2. 久病伤气耗血**　朱师认为缠绵不愈之久病都存在"久病多虚""久病多瘀""久痛入络""久必及肾"的"四久"情况。本病患者反复发热4年有余,病邪深入、伤气耗血是当下的重点病机,而来诊时神疲、乏力等不但反映气血不足,肝肾损伤的表现也是一个不可忽视的方面。根据气血阴阳的互根关系,"气为血帅",气行则血行、气郁则血停。因此,调理气血、化郁行滞,兼调脏腑,从其根本调治,方可根除。

**3. 抓主症,专病专药** 在上述分析病机的基础上,朱师认为,治疗此类疾病,固然要从治疗发热着手,但是要明确导致发热的原因,在使用针对发热的药物同时,必须使用固本培正之品。

(1)穿山龙: 朱师认为,穿山龙刚性纯厚,力专功捷,是一味吸收了大自然灵气和精华的良药,具扶正、活血、通络之功,而现代药理研究也表明此药有类似甾体激素样作用,但无激素的不良反应,具有抑制过敏介质释放、消炎止痛等作用,特别在治疗免疫受损方面作用突出。此外,朱师体会,该药的用量须用至40g以上奏效方始明显。

(2)赤芍、白芍: 朱师治疗气滞血瘀常用的药对,关于二者的区别,在《本草求真》讲得甚为详细:"白者味酸微寒无毒,功专入肝经血分敛气。……赤则能于血中活滞",朱师通常赤芍、白芍同用,同时加当归、生地黄、熟地黄补虚行气祛瘀,四药相合,共奏活血补虚、化瘀不伤正之功。

(3)其他常用药: 青风藤功擅祛风湿、通经络,猫爪草具化痰散结、解毒消肿,土茯苓通利关节、解毒除湿,对湿邪内阻,关节活动不利者,具有除湿、通利关节之用;而萆草功擅除蒸散结、通络利水,能治久病入络之虚热。这些都是朱师治疗气血瘀滞类疾病的常用药物。

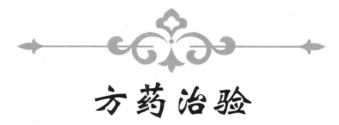

方药治验

# 效 验 方

## 脑胶质瘤方

【药物组成】天麻、黄芪、丹参、枸杞子、菊花、当归、制首乌、肉苁蓉、阿胶、天葵子、重楼、蛇六谷、杜仲、炙甘草等。

【功　　效】益气扶正消瘤,化痰散结止痛。

【适 应 证】该方为朱师治疗神经系统肿瘤的经验方,能有效抑制瘤体生长和复发,改善患者神经功能受损症状,提高生活质量,对脑、脊髓等神经系统的肿瘤俱有较好疗效。朱师在临床经过多例验证,效果确切,尤其对于胶质瘤初发者疗效可靠。

## 复肝丸

【药物组成】红参须、参三七各40g,土鳖虫、紫河车、炮山甲、广姜黄、广郁金、鸡内金各100g。共研极细末,另用虎杖、石见穿、糯稻根各250g煎取浓汁,与上药粉泛丸如绿豆大或轧成药片。每服3g,日两次,餐前服。

【功　　效】益气活血,化瘀消癥。

【适 应 证】早期肝硬化肝功能损害,肝脾大,或仅肝大,胁痛固定不移,伴见脘闷腹胀,消瘦乏力,面色晦滞,红丝血缕或朱砂掌,舌暗红或有瘀斑,脉象弦或弦细等症。

## 蕲冰散

【药物组成】蕲蛇30g,冰片3g。研细末,用麻油或菜油调为糊状,外用。

【适 应 证】治带状疱疹剧烈疼痛者,效果佳。

## 降压洗脚方

【药物组成】桑叶30g,桑枝30g,茺蔚子30g。煎汤外洗,每晚泡脚15~30分钟,1周左右。

【适 应 证】对于以舒张压高为主者,具有很好的降压效果。

## 川芎芪蛭汤

【药物组成】川芎、黄芪、水蛭、党参或太子参、麦冬、五味子、桂枝、黄精、檀香、丹参、蝉蜕、郁金、炙甘草等。

【功　　效】益气养阴,活血化瘀,理气通阳。

【适 应 证】本方治疗气阴两虚、脉络不通、胸阳不振之胸痹,熔益气养阴与活血化瘀、理气通阳诸法于一炉,以益气养阴、扶正固本为主,以活血化瘀、理气通阳治标为辅,通补结合,标本兼治。经门人弟子临床众多验证,效果肯定。

## 胃安散

【药物组成】莪术50g,红参45g(党参)、生黄芪、怀山药、蒲公英、枸杞子各90g,鸡内金、炮刺猬皮、生蒲黄、五灵脂、徐长卿各60g,炮山甲、玉蝴蝶、凤凰衣各45g,甘草30g。

【功　　效】理气化瘀,行气消胀。

【适 应 证】慢性胃炎,溃疡病。症见胃痛,吞酸,脘闷,嗳气纳呆等。

## 仙桔汤

【药物组成】仙鹤草30g,桔梗8g,木槿花9g,白术9g,白芍9g,木香5g,槟榔1.2g,乌梅炭1.5g,白头翁10g,秦艽10g,炙甘草4.5g。

【功　　效】升清降浊,补脾敛阴,清化止泻。

【适 应 证】慢性痢疾,结肠炎,属脾虚夹湿热者之慢性泄泻。

## 灼口饮

【药物组成】黄芪20~30g,淫羊藿15g,仙茅15g,枸杞子15g,石斛30g,赤芍20g,人中白20g,凤凰衣10g,木蝴蝶10g,酸枣仁30g,甘草8g。

【功　　效】燮理阴阳,和络护膜。

【适 应 证】灼口综合征。

# 临床用药经验

## 一、单味药

### 猫人参

朱师早年以之配牡蛎、夏枯草、守宫、僵蚕、石见穿等治疗腮腺肿瘤患者，效果非常好。本品用于结节性红斑，随症配伍用于痰浊阻塞之气管炎，皆取得较好疗效。对于有痰浊结块类表现，朱师用之多效。

### 半夏

朱师多用生半夏治疗皮里膜外之痰核，认为其病顽缠，非生半夏不为功。或有人质疑其毒，朱师认为"有故无殒亦无殒"也，不可胶固于其所谓"毒性"畏而不用，甚为可惜。朱师体会：生半夏久煮，则生者变熟，何害之有?! 传统的半夏经繁多程序加工后有效成分大量散失，药效大减，用于轻病尚可有效，用于重病，如何能建功?

### 肿节风

朱师长期临证发现本品因剂量不同，功用亦有区别。小剂量（<15g），有扶正作用，而大剂量（>30g）则以清热解毒、散结化瘀为长，多用于免疫性疾病活动期。为此，朱师指出，肿瘤同风湿免疫类疾病有共同的发病机制，正气不足、免疫力低下是本病的根本成因。所以，肿节风在治疗肿瘤、风湿类疾病时朱师多用之，当是二者皆有正气不足的内因所在。

### 徐长卿

朱师长期临证发现本品尚有理气镇痛（治脘腹疼痛）、痹痛，解毒消肿及治疗毒蛇咬伤、祛风止痒之效。

对于腹胀腹痛患者，尤其是慢性久病者，朱师喜用本品配伍乌梅或补脾药治之，以调整机体的适应性，促进肠胃的消化吸收。

### 仙鹤草

仙鹤草有强壮之功,别名"脱力草",在江浙民间用此品治疗脱力劳伤。朱师认为本品不得以收涩止血视之,其具有止血而不留瘀、瘀血去则新血生,能治痈疽结毒。在肿瘤治疗中,辨证加用本品甚有妙用。

### 紫菀

治疗咳嗽而大便不通之证,朱师颇喜用之。紫菀所治之二便不利,必有肺气不宣之见症,非一切二便不利皆可治之气。那么杏仁具有清金润肺、消痰降气之用,应当亦有此功效。

### 六轴子

使用六轴子止痛乃朱师经验。本品对于风寒湿痹、历节疼痛及跌打损伤、痈疮疔毒有著效,尤长于定痛。朱师常以本品1.5~2g入汤药,配合延胡索等效果明显。

### 制南星

对于肿瘤疼痛,朱师亦常用制南星,认为本品性燥烈,专走经络,为开结闭、散风痰之良药,专治痰瘀阻于经络之肢体关节疼痛、麻木,功专止骨痛。朱师对南星的经验经我院肿瘤科参用,明显减少了麻醉药的使用量。

### 穿山龙

穿山龙刚性纯厚,力专功捷,是一味吸收了大自然灵气和精华的祛风湿良药,故朱师治疗顽痹等疑难杂症包括肾炎、顽固性咳嗽、胸痹等以本品配以相应辨治,皆收效明显。盖与其扶正、活血、通络不无关系。

### 葛根

朱师治疗骨痹强调益肾蠲痹通络为大法,临证亦重视有针对性的药物使用,如葛根,朱师认为本品善治项强,有较强解肌舒筋之效,能扩张心脑血管。因此,对于颈椎病除"益肾督"之品外,必加葛根,且用量至少30g,多者可加至45g。

### 乌梅

朱师认为,乌梅具有养血、柔肝、安神和荣筋舒络止痛之效,对于肝阴血不足、血虚夹瘀者,常见夜眠下肢酸痛、麻木肿胀,伴有心烦、失眠,最是佳药。朱师治疗肝血虚或郁而化火者,多加用之。

## 二、药对、药组

**甘杞子、油松节、炙牛角腮** 朱师常用升高白细胞的药组。

**垂盆草、田基黄、茵陈** 朱师治疗肝郁气滞血瘀所引致黄疸的必用品,其利湿退黄之可观疗效屡验不爽。

**楮实子、萹蓄子** 消臌胀腹水专药,为治疗肝硬化腹水的常用药对。朱师认为此二味具有"养阴化瘀利水"之功,对于阴虚瘀积水停之证有可靠疗效,对于肝硬化腹水之阴虚水停之证,颇为合拍。朱师长期的经验,萹蓄子15g、楮实子30g量即可,随证制宜。

**黄芪、莪术** 朱师治疗胃部癥瘕积聚常用药对,对于慢性胃疾、癥瘕积聚等疗效较好。朱师进一步发挥,以生黄芪30g,莪术6~10g为主,治疗慢性萎缩性胃炎、消化性溃疡、肝脾大,以及肝或胰癌肿者有明显效果。

**紫丹参、薤白、降香、川芎** 朱师治疗胸痹的经验药组,用治胸中阳气不足、血脉不通之胸痹临床有效。

**生地黄、穿山龙** 二药大剂量配伍应用为朱师治疗燥痹不润、不充、不荣者的关键药对。

**黄芪、地龙** 黄芪日用量30~60g,地龙10~15g。黄芪能充养中气,调整肺、脾、肾三脏之功能,促进全身血液循环,提高机体免疫能力,同时兼有利尿作用;而地龙为化瘀要品,能走窜通络、利尿降压。两者相合,共同益气开瘀、利尿消肿、降低血压。当然临床应用有所加减,以患者具体病情为依据(慢性肾炎)。

**金钱草、海金沙、生内金、广郁金** 朱师辨治肝气郁滞的常用药组。

**仙鹤草、黄芪配合油松节、大枣** 朱师治疗气血虚弱之小品方,用于治疗血小板减少性紫癜、过敏性紫癜效果颇佳。

**油松节、鸡血藤、牛角腮** 朱师治疗气虚血亏之常用小品方,对于升高白细胞、血小板、红细胞屡试不爽。

**半夏、夏枯草** 二药同用,既取降其气、敛其阳之理,又取二药和阳养阴之用。朱师谓:"若加珍珠母30g,入肝安魂,则立意更为周匝,并可引用之治疗多种肝病所致之顽固失眠。"而对于胃中湿痰阻滞而卧不得安者,则加薏苡仁助半夏和胃除痰,使胃和则心神安。

指导老师意见（对继承人进行总体评价、是否尊师重道、跟师学习的表现如何、对结业论文质量的看法，明确是否同意继承人参加结业考核）

广东省恒俭医院某某一直重视基层继续教育在社区岗位工作，并取得显著成效。两年前派往党红梅主任来跟师研修，在四期向该院尊师重道，勤奋学习，能学以来温习经典著作，对本人的学术思想和实践经验认真刻意认真体悟，侍诊时能认真观察，有疑而同时翻阅，除参予查房诊疗工作外，普通按序写同仁日记，撰写普论文6篇（其中4篇在核心杂志发表），系统整理本以既往运用200余效身心得体会，在研修研修以以水平上得到提高。结业论文时我认为思想和临床经验上比较定想的处理，并对病例的成因追引出基础探讨，从"此部"辨证，或从缩往病程，提之疗效，防止续发，以起具意论意义，值得进一步深究。所写论文身论述有4据以我意。基本达到预期之目标，同意参加结业考核。希望今后继续学习回馆学习医德，或求求证本善会求进一步为扬光恒药之术优德及更贡献发！

指导老师（签名）朱某某　　　2013年6月9日

笔者跟师结业评语（朱老亲笔）